collection
PACES

4e édition

Manuel de statistiques

avec exercices et QCM corrigés

Gérard FORZY

Professeur

Ancien doyen de la faculté de médecine et maïeutique de Lille

ellipses

Retrouvez tous les titres de la collection ***PACES***
sur http://www.editions-ellipses.fr

ISBN 9782340-034273

32, rue Bargue 75740 Paris cedex 15

www.editions-ellipses.fr

« Les statistiques sont des dénombrements de sujets, d'objets, d'événements dans des populations ou des sous populations.

La statistique est une méthode permettant de recueillir, de traiter et d'interpréter les données que l'on rencontre dans divers domaines et tout particulièrement dans les sciences de la vie, du fait que ces données présentent une caractéristique essentielle : la variabilité. »

(Daniel Schwartz, le jeu de la science et du hasard)

Cet ouvrage est conçu autour d'un exercice qui sert à illustrer chaque chapitre ou test statistique présenté. Le titre de cet exercice est « facteurs de risque et pathologie cardiovasculaire ». Ne seront évoqués ici que des tests de la statistique univariée, c'est-à-dire permettant l'analyse de variables prises isolément.

Le texte de cet exercice, écrit comme un article scientifique, couvre l'essentiel des données présentées dans les différents chapitres. Une série de QCM et questions relatives à cet exercice et des QCM plus généraux sont proposés à la fin de chaque chapitre. Pour certaines questions, la méthodologie de résolution est détaillée comme proposée dans le chapitre de généralités. Les QCM sont corrigés à la fin de l'ouvrage. Le contenu de chaque chapitre ainsi qu'une partie des exercices sont orientés préparation à la lecture critique d'article notamment les articles sur les essais thérapeutiques.

A la fin de l'ouvrage sont présentées les tables statistiques utiles pour ce cours (elles ont été recalculées avec le tableur Excel de Microsoft). Les graphiques ont été réalisés avec le logiciel Statistica 10.0 de Statsoft.

Cette quatrième édition est aussi l'occasion d'un grand merci à mes compères et complices de l'UE4 : Marie Laure Charkaluk, Thomas Develter, Bruno Lenne, Franck Ammeux et Jean Paul Niguet

Table des matières

1. Quelques noms de la statistique

Pearson, Karl (1857-1936), est un mathématicien et philosophe britannique. Il a mis au point les principales techniques statistiques modernes et les a surtout appliquées aux questions de l'hérédité.

Il est né à Londres et est diplômé de l'université de Cambridge en 1879. Il effectue ensuite de brèves études de droit, mais, en réalité, consacrera par la suite toute sa carrière à l'enseignement des mathématiques, des mathématiques appliquées et de la science à l'University College de Londres.

Au début du XXe siècle, Pearson s'intéresse aux travaux du Britannique sir Francis Galton sur la transmission des caractéristiques biologiques entre générations. Par ses recherches, Pearson pose les bases de la théorie statistique moderne, définissant les notions de corrélation, d'analyse de régression et d'écart-type. Promoteur du darwinisme social, il vise par ses recherches à l'amélioration de l'espèce humaine. Auteur prolifique, il a écrit notamment « the Grammar of Science » en 1892, livre sur les méthodes scientifiques.

Gosset William Sealy (1876-1937) est connu sous le pseudonyme « student » : avec Pearson ils ont défini l'écart-type, paramètre essentiel en théorie de la mesure ; il est utilisé comme référence standard et échelle de mesure dans les tests d'hypothèse et dans la définition des intervalles de confiance. Il a aussi développé des méthodes d'analyse statistique adaptées aux petits échantillons et en particulier des tests basés sur la distribution t. Il distinguait l'écart-type, noté S, évalué sur un échantillon prélevé dans la population considérée, et l'écart-type σ associé à la population entière.

Spearman, Charles (1863-1945), est un psychologue anglais, connu pour ses travaux sur l'intelligence. Dès 1907, date de ses débuts dans la carrière universitaire, il s'intéresse vivement aux méthodes de mesure de l'intelligence humaine au moyen de tests non verbaux. Utilisant expérimentalement la méthode des corrélations mise au point par ses prédécesseurs dans la psychologie quantitative comme Thomson, Burt, Galton et Pearson, il constate l'existence de corrélations positives entre plusieurs variables et exploite la signification de ces corrélations. Par la suite, Spearman affinera sa méthode d'analyse factorielle en y ajoutant les facteurs de groupe. Ses travaux ont contribué à asseoir la validité des tests psychologiques sur les modèles théoriques qu'il a mis au point.

Laplace, Pierre Simon, marquis de (1749-1827), astronome, mathématicien et physicien français qui émit l'hypothèse de la « nébuleuse primitive » sur l'origine du Système solaire. Pierre Simon, marquis de Laplace est né en Normandie, où il fit ses études. En 1767, il devint professeur de mathématiques à l'École royale militaire et, en 1783, il fut élu membre de l'Académie des sciences. Les travaux scientifiques majeurs de Laplace concernent la mécanique céleste et le calcul des probabilités. Dans sa Théorie analytique des probabilités (1812), qui contient des calculs très élaborés d'approximation de grands nombres, Laplace indiqua les principes et les applications de la géométrie du hasard. Il fut à l'origine de la loi de Laplace-Gauss, ou loi normale, très utilisée en probabilités. Il donna la fameuse équation de Laplace, équation différentielle de forme $\Delta f = 0$, où f est une fonction deux fois dérivable et Δ l'opérateur appelé laplacien. Il fit de nombreux travaux sur la chaleur spécifique, la capillarité et l'électromagnétisme (loi de Laplace).

Gauss Carl Friedrich est un mathématicien, astronome et physicien allemand né à Brunswick (1777-1855). Il sera surnommé le "Prince des mathématiciens". Il a 19 ans lorsqu'il découvre la construction à la règle et au compas d'un polygone à 17 côtés. C'est le seul pas important accompli dans la théorie euclidienne des polygones réguliers depuis deux mille ans. Ce théorème ne sera communiqué au public qu'en 1801 dans son traité d'arithmétique *Disquisitonesarithmeticae* dont il a achevé la rédaction en 1798 alors qu'il est toujours étudiant à l'université de Göttingen. En 1799, il soutient une thèse devant l'université d'Helmstedt sur le théorème fondamental de l'algèbre : *Tout polynôme entier sur le corps des nombres complexes a au moins un zéro*. Son nom reste essentiellement attaché au domaine des probabilités avec la loi de Laplace-Gauss et sa courbe de répartition en cloche dite «loi normale ».

Gauss s'est aussi intéressé au magnétisme et il a imaginé le magnétomètre, dont il formule la théorie mathématique dans son ouvrage *Théorie générale du magnétisme terrestre* (1839). C'est pourquoi l'unité d'induction magnétique porte aujourd'hui son nom.

Kolmogorov Andreï (Moscou 1903-1987) ; fils d'un agronome statisticien, Andreï Kolmogorov est certainement un des mathématiciens les plus importants du XXe siècle. Son nom est associé à la Théorie des Probabilités, à la Théorie des Systèmes dynamiques, à la Théorie de l'Information et à la Topologie. Il a formalisé la théorie des *probabilités* dans l'article « *Grundbegriffe der Warscheinligkeitsrechnung* » *(*Les fondements du calcul des probabilités) en 1933. Il développe notablement cette théorie à propos des processus de **Markov** (nommés d'après Andreï Markov, 1856-1922).

Il travaille dans de nombreux domaines : la *topologie*, ou il développe la théorie de l'homologie et de la cohomologie, la *théorie des systèmes dynamiques* où il propose avec Arnol et Moser la théorie KAM, la théorie de *l'Information* où il développe le concept de "suite n'obéissant pas à une loi", en utilisant le concept d'algorithme, ou plutôt d'absence d'algorithme. Il fait aussi intervenir le concept d'*entropie* dans ce domaine de recherche.

Il a résolu en partie le Sixième problème de Hilbert (l'axiomatisation des Probabilités) mais aussi totalement le treizième problème.

Cohen Jacob Psychologue et statisticien a beaucoup travaillé sur les notions de puissance statistique et de taille d'effet. En plus d'être un partisan de l'analyse de l'ampleur de l'effet, Cohen a critiqué la fiabilité et le manque de compréhension des procédures des tests de signification utilisées dans les statistiques, en particulier les malentendus sur les tests de signification des hypothèses nulles. En particulier, il a identifié la " mauvaise interprétation quasi universelle de p comme étant la probabilité que H_0 soit faux, la mauvaise interprétation que son complément soit la probabilité d'une réplication réussie, et l'hypothèse erronée que si l'on rejette H_0 on affirme ainsi la théorie qui a conduit au test. (Cohen, J. (1994). The earth is round ($p < .05$). *American Psychologist, 49*(12), 997-1003)

2. Glossaire

Les termes contenus dans ce glossaire sont ceux nécessaires à la compréhension du cours qui va suivre

Ajustement *:* au moment de l'analyse d'un essai, subdivision de la population selon des critères pronostiques pour augmenter la puissance du test. Il permet d'étudier la liaison existant entre deux variables en tenant compte d'une troisième.

Aléatoire *:* caractère ou paramètre dont la détermination n'appartient pas à l'expérimentateur (voir contrôlé).

Appariement **:** Technique permettant de rendre comparables deux ou plusieurs groupes, en particulier par rapport à certains facteurs de confusion déjà connus dont on veut neutraliser les effets.

Biais *:* erreur systématique. Plus communément, on dit qu'une étude est "biaisée" lorsque les groupes ne sont pas comparables au moment de l'analyse (à cause d'un nombre trop important de perdus de vue, par exemple).

Biais de classement **:** Biais dans la mesure du facteur de risque ou dans la certitude de la maladie. Cette erreur est quasi inévitable puisqu'aucun outil de mesure (interrogatoire, examen, test) n'est parfait. *Exemple : un comportement à risque minimisé par le malade, ou simplement non recherché dans le questionnaire.*

Biais de confusion **:** Biais provoqué par un facteur de confusion interagissant avec le facteur de risque étudié dans l'étude du lien entre ce facteur et la maladie.

Biais de sélection : Biais dans la constitution de l'échantillon, qui va se retrouver non représentatif de la population générale pour des facteurs liés au problème étudié (d'où le biais).

Biais de mémorisation : Type de biais de classement lorsque l'information sur l'exposition a été obtenue a posteriori après que le diagnostic des cas a été établi (cas-témoin).

Bilatéral : (test) test dont la zone de rejet de l'hypothèse nulle est située à l'extérieur et de part et autre d'un intervalle. On cherche à répondre à la question A est-il différent de B.

Contrôlé *:* caractère ou paramètre dont la détermination appartient à l'expérimentateur (voir aléatoire).

Corrélation *:* liaison entre deux variables quantitatives lorsqu'elles sont toutes deux aléatoires (voir régression).

Degré **de signification** : c'est la probabilité que la différence observée entre deux groupes de sujets soit due aux seules fluctuations d'échantillonnage, c'est-à-dire au hasard (voir hasard et seuil de signification).

DDL : abréviation de nombre de degrés de liberté ce nombre est associé à la significativité d'un test.

Ecart type *:* Pour une variable qualitative s'exprimant par un pourcentage p, sur n sujets, c'est : $\sqrt{\frac{p \times q}{n}}$ (où q = 1 - p) et pour une variable quantitative s'exprimant par une moyenne m, sur n sujets, c'est : $\sqrt{\sum(x-m)^2/n-1}$ (où x est la valeur de chaque observation). Voir déviation standard et intervalle de confiance.

Echantillon *:* c'est la fraction d'une population ; si elle est déterminée par tirage au sort, c'est un sondage. Son étude permet d'en déduire des renseignements sur la population (voir estimation et sondage).

***Erreur* (de 1ère espèce ou risque α)** : lors d'un test, conclure à tort à une différence entre deux populations ;

Erreur (de 2ème espèce ou risque β) : lors d'un test conclure à tort à l'égalité de deux populations (voir hypothèse et puissance d'un test).

Estimation *:* à partir d'un échantillon, permet d'émettre un jugement sur la valeur d'une donnée de la population d'origine en y associant un intervalle de confiance dans lequel on a une certaine garantie de trouver cette valeur.

Etendue : pour une série de données c'est l'écart qui sépare la plus petite de la plus grande valeur.

Facteur de confusion : on dit qu'il y a confusion lorsque l'on teste une liaison entre 2 variables et que l'on suspecte que la nature de cette liaison puisse être différente à l'intérieur des sous-groupes d'une des 2 variables, les sous-groupes étant définis par un 3e facteur. Ce 3efacteur est appelé facteur d'ajustement ou *facteur de confusion*.

Fréquence *:* (d'un événement) : pourcentage de fois où un événement est survenu. Par extension, c'est la probabilité de survenue d'un événement (voir incidence et prévalence).

Hasard *:* survenue aléatoire d'un événement, mais le hasard peut être contrôlé par tirage au sort (voir degré de signification).

Hypothèse (nulle) : accepter l'égalité de deux populations (c'est l'hypothèse à tester) ; (alternative) : rejeter l'égalité de deux populations et accepter une différence. Voir erreur.

Incidence *:* fréquence ou probabilité de survenue d'un événement dans une population par unité de temps, un an par exemple (voir fréquence et prévalence).

***Intervalle* de confiance** : intervalle dans lequel on peut situer avec une certaine garantie un pourcentage ou une moyenne inconnue avec un risque d'erreur connu. L'intervalle de confiance à 95 % est : ± 1,96 × écart-type (voir écart-type et estimation).

Interaction : On dit qu'il y a interaction si le facteur étudié a des effets significativement différents sur le critère de jugement en fonction des sous-groupes définis selon le facteur d'ajustement.

Multivariée : ou multiparamétriques : méthode utilisée pour étudier simultanément les liaisons existant entre plus de 2 variables, il faut recourir aux études multidimensionnelles.

***Normale* (distribution)** : Dispersion particulière des valeurs d'une variable autour de la moyenne suivant une loi dite "normale" ou loi de Laplace Gauss. Ici, normal n'est pas le contraire d'anormal.

Odds ratio ou rapport des cotes : la côte est, dans un groupe ou échantillon, le rapport du nombre de patients ayant présenté un événement sur le nombre de patients n'ayant pas présenté ce même événement.

Population : ensemble des individus porteurs du caractère étudié.

Prévalence : fréquence ou probabilité de survenue d'un événement dans une population à une date donnée (voir fréquence et incidence).

***Prospective* (étude)** : les attendus de l'étude sont définis avant la collection des données.

***Puissance* (d'un test)** : test d'autant plus puissant que le risque de conclure à tort à l'absence de différence entre deux populations est faible : puissance = 1 - β.

***Qualitative* (variable)** : dont les valeurs sont discrètes, peuvent se ranger en classes. La plus simple est la variable dichotomique (présence ou absence d'un caractère).

***Quantitative* (variable)** : dont les valeurs sont continues et mesurables.

Randomiser : tirer au sort pour permettre une répartition au hasard, aléatoire, des sujets dans deux ou plusieurs groupes

Rapport de vraisemblance : Le rapport de vraisemblance d'un résultat X d'un test à la recherche d'une maladie M est défini par le rapport de la probabilité d'un résultat X parmi les malades (M) par la probabilité du même résultat X parmi les patients non malades (m).

Régression : liaison entre deux variables quantitatives lorsque l'une d'elles est contrôlée (voir corrélation).

***Rétrospective* (étude)** : les attendus de l'étude sont définis après la collection des données.

Risque relatif : c'est le rapport de la probabilité de maladie chez les sujets exposés au facteur étudié (groupe test+) à la probabilité de maladie chez les sujets non exposés (groupe test-). Il mesure une association entre ce facteur et la maladie que cette association soit de nature causale ou non.

Sensibilité : rapport du nombre de malades qui présentent un signe à l'ensemble des malades. C'est la fréquence du signe dans la maladie.

***Seuil* (de signification)** : limite supérieure du degré de signification pour admettre une différence significative. Habituellement : 0,05 (voir degré de signification et significative).

***Significative* (différence statistiquement)** : la probabilité que la différence observée soit due aux simples fluctuations d'échantillonnage (degré de signification) est inférieure au seuil de signification (voir degré de signification).

Sondage : tirage au sort d'un échantillon d'une population pour en induire des renseignements sur la population (voir échantillon et estimation).

Spécificité : rapport du nombre de sujets qui ne présentent pas le signe et indemnes de la maladie à l'ensemble des sujets indemnes. C'est la rareté du signe chez les non malades.

Stratification : au moment du tirage au sort dans un essai thérapeutique, subdivision de la population selon des critères pronostiques pour augmenter la puissance du test statistique (voir ajustement).

Unilatéral : *(test)* test dont la zone de rejet de l'hypothèse nulle est située d'un seul côté d'un intervalle. On cherche à répondre à la question A est > à B ou A est < B.

Univariée : méthode utilisée pour analyser la liaison entre 2 variables.

***Valeur prédictive* négative** : rapport du nombre de sujets indemnes de la maladie et qui ne présentent pas le signe à l'ensemble des sujets qui ne présentent pas le signe. C'est l'estimation de la probabilité de ne pas avoir la maladie si on n'a pas le signe.

***Valeur prédictive* positive** : rapport du nombre de malades qui présentent le signe à l'ensemble des sujets qui présentent le signe. C'est l'estimation de la probabilité d'avoir la maladie si on a le signe.

Variance : c'est le carré de l'écart-type

3. Exercice

Cet exercice sert de fil conducteur au manuel et à la fin de chaque chapitre seront posés des exercices et des QCM relatifs à cet exercice

3.1 Facteurs de risque et pathologie cardiovasculaire

Introduction : Certains paramètres biologiques comme l'augmentation du cholestérol ou des triglycérides, comme la C. R. P. (protéine C réactive), certaines situations cliniques comme la surcharge pondérale et certaines habitudes comme la consommation de tabac sont considérés comme des facteurs de risque de pathologie vasculaire artérielle, notamment coronarienne. Ces facteurs de risque sont connus pour avoir la même répartition dans les deux sexes.

L'OMS admet que les concentrations de cholestérol ou des triglycérides sont satisfaisantes si elles sont inférieures à 2 g/l et que l'apoprotéine B (l'apoprotéine B est une protéine qui participe au transport du cholestérol) est normale si elle est inférieure à 1,30 g/l.

Dans le cadre d'un projet de recherche, des médecins souhaitent redéfinir la place dans l'évaluation de ce risque de certains des paramètres du bilan lipidique (cholestérolémie, triglycéridémie, Apoprotéine B) dans différents groupes de population. La deuxième partie de leur travail consiste à évaluer les effets de plusieurs stratégies de traitements, dont le régime alimentaire et un traitement médicamenteux ou leur association sur ces paramètres en fonction du sexe du patient. Il a déjà été montré dans une étude précédente que chacune de ces stratégies entrainait une diminution des paramètres lipidiques et du poids. L'objectif de leur travail est donc double : rechercher des paramètres associés au risque de pathologie vasculaire et évaluer et comparer l'effet de stratégies thérapeutiques dans la prévention des complications. Une évaluation clinique permet de classer les patients en 2 groupes : à risque cardiaque **R+** et sans risque cardiaque **R-**

Matériel et méthode : Pour évaluer les effets thérapeutiques le patient est son propre témoin. Ces stratégies thérapeutiques seront considérées comme efficaces si l'on observe une diminution significative des concentrations des différents paramètres lipidiques et du poids. Ces dosages sont réalisés avec des techniques conformes aux recommandations internationales de l'IFCC.

Dans le suivi d'efficacité, il est aussi pris en compte la survenue et le délai de survenue de complications.
Par ailleurs, à la fin de la séquence de traitement, le cholestérol a été dosé par 2 méthodes de dosage différentes appelées méthodes I et II.
4 classes d'âge ont été définies : moins de trente ans, de trente à 49 ans, de 50 à 65 ans et soixante-cinq ans ou plus. Pour chaque participant, il est aussi noté le sexe, s'il y a ou non consommation de tabac. Après randomisation, chaque patient va recevoir le traitement associé ou non au régime.

Des critères d'inclusion et exclusion permettent de ne pas sélectionner pour cet essai des sujets qui présentent des risques vis-à-vis de ces nouveaux traitements. Peuvent être inclus tous les sujets, hommes ou femmes, de plus de 18 ans et moins de 90 ans, présentant ou non des risques et acceptant après consentement de participer à cette étude. Sont exclus de cette étude les femmes enceintes, les sujets de moins de 18 ans et les sujets présentant des allergies connues aux médicaments utilisés.

Le calcul du nombre de sujets nécessaire pour mener à bien ce projet montre qu'il faut recruter un groupe de 60 personnes au minimum soit 30 par groupe de risque. Pour ce calcul le risque alpha est fixé à 5% et la puissance à 90%. Sur la période de recrutement 82 patients (appartenant à la population source) sont éligibles dont 39 hommes et 43 femmes.

Les tests statistiques utilisés sont des tests paramétriques ou non paramétriques en fonction du caractères gaussien ou non des variables. Pour chaque test le seuil de significativité (risque alpha) a été fixé à 5%. Les principaux tests utilisés sont le test de X^2, le test de student, le test de Kruskal-Wallis, les tests de corrélation et régression et l'analyse de survie. Pour évaluer la probabilité d'appartenir au groupe R+ une analyse multiparamétrique portant sur des variables cliniques différentes de celle de cette étude et réalisée par régression logistique multinomiale a été utilisée.

Résultats : parmi les 82sujets éligibles, un groupe de 66 volontaires (sujets sans critères d'exclusion ; 32 femmes et 34 hommes), âgés de 18 à 89 ans est réuni par tirage au sort. Ces 66 personnes forment l'échantillon d'étude. L'évaluation clinique a permis de classer ces sujets en 2 groupes : à risque de complications en particulier cardiaque **R+** (n = 30) et pas de risque, à priori, de complications **R-** (n =

36). La randomisation permet de séparer en deux groupes avec ou sans régime. Le descriptif de cet échantillon est présenté dans la carte de flux (schéma qui résume les étapes de constitution de l'échantillon) qui suit :

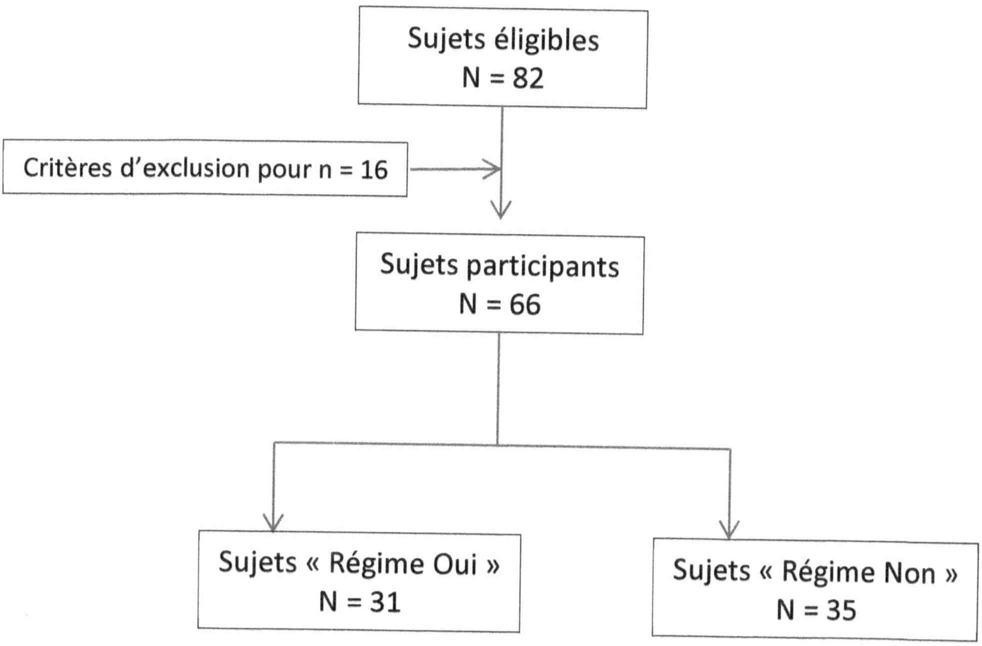

Les résultats observés pour chaque sujet participant à cette étude sont présentés dans le tableau qui suit :

							Avant traitement					Après traitement			
	sexe	groupe	Tabac	régime	âge	classe d'âge	Poids en Kg	Taille en cm	Cholestérolémie initiale	Apoprotéine B	triglycérides	Poids en Kg	Cholestérol méthode I	Cholestérol méthode II	Complications au bout de : (en mois)
1	F	R-	N	O	48	2	54	155	1,68	1,02	1,95	51	1,65	1,92	36
2	M	R-	N	O	74	4	101	182	2,32	1,35	2,28	96	2,32	2,23	28
3	M	R-	N	O	56	3	80	175	1,56	1,00	1,62	76	1,63	1,61	
4	M	R-	N	N	59	3	59	189	1,76	0,85	1,55	56	1,85	1,58	59
5	M	R-	N	N	35	2	59	178	1,89	1,40	2,16	56	1,56	1,45	
6	F	R+	O	N	39	2	69	171	2,69	1,90	2,98	72	2,89	2,61	35

							Avant traitement					Après traitement			
	sexe	groupe	Tabac	régime	âge	classe d'âge	Poids en Kg	Taille en cm	Cholestérolémie initiale	Apoprotéine B	triglycérides	Poids en Kg	Cholestérol méthode I	Cholestérol méthode II	Complications au bout de : (en mois)
7	F	R-	N	N	24	1	85	165	1,32	0,75	1,28	81	1,35	1,43	23
8	F	R+	O	N	38	2	68	163	2,56	1,59	2,61	71	2,21	2,36	73
9	F	R+	O	O	71	4	73	169	2,29	1,35	2,27	68	2,10	2,25	189
10	M	R+	O	O	66	4	92	165	2,54	1,25	2,27	97	2,45	2,36	59
11	M	R-	O	O	56	3	102	179	2,12	1,25	2,10	97	2,32	2,21	63
12	F	R-	O	O	62	3	87	156	2,59	1,56	2,60	78	1,56	2,21	12
13	M	R+	O	O	51	3	86	168	3,45	2,00	3,38	77	1,98	2,24	
14	F	R-	N	O	28	1	87	181	1,98	1,02	1,81	83	1,35	2,01	
15	F	R-	O	N	54	3	104	169	2,36	1,18	2,12	94	2,21	2,50	
16	F	R+	O	N	65	4	71	178	3,00	0,99	2,19	67	2,03	2,23	24
17	F	R+	O	N	48	2	87	172	3,25	2,10	3,40	78	2,29	2,54	275
18	F	R+	N	N	19	1	56	168	3,36	1,95	3,29	50	2,69	2,69	41
19	M	R+	O	N	21	1	106	201	2,56	1,23	2,25	95	1,85	1,95	105
20	M	R+	O	N	52	3	99	181	2,41	1,36	2,32	89	1,69	2,01	
21	M	R+	O	O	23	1	87	178	2,26	1,68	2,58	78	2,00	2,23	
22	F	R-	N	O	69	4	65	178	2,26	1,23	2,13	62	2,32	2,26	
23	M	R+	O	O	59	3	71	175	3,69	1,58	3,06	64	3,00	3,20	158
24	M	R+	O	O	25	1	111	196	3,31	1,45	2,77	100	1,98	2,32	68
25	F	R+	O	O	35	2	73	175	2,36	1,18	2,12	59	2,01	2,20	289
26	F	R+	O	O	25	1	61	172	1,98	1,39	2,18	61	1,62	2,05	52
27	M	R-	O	N	23	1	54	165	1,91	1,00	1,88	54	2,01	2,10	29
28	M	R+	O	N	25	1	102	187	2,36	1,35	2,29	92	2,12	2,10	
29	M	R+	N	O	68	4	76	180	2,14	1,12	1,98	50	1,96	1,90	182
30	F	R+	N	O	59	3	68	163	2,54	1,39	2,41	61	2,04	2,14	210
31	M	R-	O	N	26	1	59	173	1,96	1,12	1,90	59	1,8	1,85	65
32	M	R-	N	N	24	1	73	176	2,05	0,99	1,81	73	1,75	1,98	
33	F	R+	O	O	69	4	72	168	2,89	1,23	2,39	65	2,28	2,36	108
34	M	R-	N	O	78	4	71	182	1,78	1,00	1,71	71	1,75	1,8	24
35	F	R-	N	O	89	4	58	168	1,56	0,78	1,40	98	1,49	1,62	
36	M	R-	O	N	56	3	95	187	1,97	0,89	1,68	95	1,89	1,78	21
37	F	R-	N	N	85	4	54	172	2,10	1,02	1,86	54	1,70	1,85	65
38	M	R-	O	N	29	1	91	175	1,92	0,68	1,45	91	1,75	1,69	51
39	F	R+	N	N	74	4	51	157	2,39	1,65	2,61	46	2,54	2,45	28

							Avant traitement					Après traitement			
	sexe	groupe	Tabac	régime	âge	classe d'âge	Poids en Kg	Taille en cm	Cholestérolémie initiale	Apoprotéine B	triglycérides	Poids en Kg	Cholestérol méthode I	Cholestérol méthode II	Complications au bout de : (en mois)
40	F	R-	N	N	42	2	62	155	1,58	0,56	1,19	62	1,89	1,63	132
41	F	R+	N	N	76	4	52	162	3,36	1,95	3,29	52	2,69	2,75	32
42	M	R+	O	O	58	3	104	178	3,45	2,00	3,38	104	1,98	2,24	14
43	F	R+	N	N	59	3	100	169	3,69	1,58	3,06	100	3,00	3,20	56
44	M	R-	N	O	65	4	89	189	1,56	1,00	1,62	89	1,49	1,61	10
45	M	R-	N	N	41	2	86	180	1,76	0,85	1,55	86	1,70	1,58	
46	F	R-	O	N	58	3	68	169	1,89	1,40	2,16	79	2,35	1,45	
47	F	R+	O	N	69	4	87	168	2,69	1,90	2,98	87	2,00	1,58	217
48	F	R-	O	N	69	4	65	176	1,72	0,75	1,44	68	2,35	1,43	
49	F	R-	O	N	55	3	45	168	2,56	1,59	2,61	58	2,21	2,36	
50	M	R-	N	N	55	3	58	175	1,98	0,99	1,78	61	1,56	2,03	
51	M	R+	N	N	59	3	84	178	1,65	,89	1,55	88	1,69	1,72	
52	M	R-	O	O	54	3	85	181	1,58	1,1	1,73	89	1,50	1,32	
53	F	R-	O	N	21	1	78	159	1,75	0,87	1,89	82	1,68	2,21	
54	M	R+	O	N	18	1	89	170	3,98	2,01	3,60	93	3,65	3,01	
55	F	R-	O	O	19	1	45	165	2,32	1,35	2,28	47	2,26	2,23	
56	F	R-	N	O	25	1	78	180	1,56	1,00	1,62	74	1,49	1,61	
57	M	R-	O	O	23	1	51	180	1,98	1,52	2,31	54	2,35	2,01	
58	F	R-	N	N	27	1	54	160	1,94	0,99	2,01	57	1,84	2,23	
59	M	R-	N	O	32	2	59	172	1,98	1,02	1,81	56	2,35	2,01	24
60	M	R+	N	N	56	3	87	172	3,00	0,99	2,19	91	2,01	2,23	65
61	F	R-	N	O	53	3	102	165	1,59	1,6	2,24	92	1,98	1,41	
62	F	R+	N	N	54	3	123	172	3,28	2,05	3,36	123	2,54	2,38	90
63	M	R-	N	O	64	3	78	189	1,60	1,00	2,56	76	1,96	1,90	60
64	M	R+	O	O	24	1	102	172	2,59	1,65	3,12	88	2,4	1,96	100
65	M	R+	O	N	54	3	86	172	3,35	2,01	1,56	88	2,4	1,96	25
66	M	R-	N	O	32	2	96	185	2,59	1,65	1,9	90	2,01	2,12	

Les résultats des analyses des analyses descriptives des différentes variables et des tests de comparaison (résultat du test, significativité, interprétation) sont présentés au long des chapitres de cet ouvrage.

Il y a dans ce groupe 34 hommes et 32 femmes. Le sex-ratio (rapport des sexes est le rapport du nombre d'hommes sur le nombre de femmes) est donc très proche de 1 (34/32). Le poids moyen est de 77,73 kg avec un écart type de 18,36 kg. La cholestérolémie moyenne est de 2,33 g/L avec un écart type de 0,65 g/L et une distribution gaussienne.

Toutes les variables peuvent être décrites de cette façon

Conclusion : Les résultats des analyses seront présentés au fur et à mesure des chapitres de cet ouvrage ainsi que les conclusions.

Exemple : QCM 5 paragraphe 4.10 page 45 : ce QCM demande de caractériser certaines variables comme le sexe ou la cholestérolémie.

Exemple : QCM 70 paragraphe 8.9 page 107 : ce QCM demande de choisir les raisons du choix d'une méthode d'analyse de données pour répondre à la question : « Y-a-t-il autant de femmes hypercholestérolémiques que d'hommes hypercholestérolémiques ? »

Exemple : Exercice 20 page 148 « Comparer les concentrations de cholestérol des hommes fumeurs et hommes non-fumeurs » cet exercice demande de réaliser une comparaison de moyenne et d'en interpréter les résultats

Exemple : QCM 136 paragraphe 17.4 page 207 : ce QCM demande d'interpréter les résultats d'une question : « La survenue de complications est-elle la même dans les groupes R+ et R ? ». En évaluant La survenue de complications dans les groupes R+ et R- on trouve un X^2 = 4.44 qui est significatif et on observe plus de complications dans le groupe R+ que le groupe R-.

Avant de répondre aux questions qui seront posées, il peut être intéressant de réaliser la description des variables qualitatives et quantitatives (catégorisation des groupes, nombre d'individus par groupe [à vous de définir les groupes], moyenne et écart-type pour les variables quantitatives)

4. Généralités : à quoi sert une étude statistique

L'objet d'une étude statistique est souvent double : d'abord décrire les caractéristiques du groupe étudié et ensuite, sur la base de ces données observées, de formuler des lois valables pour un ensemble d'individus ou d'éléments auxquels on donne le nom de POPULATION. En général, l'étude ne porte que sur un groupe restreint de cette population, appelé ECHANTILLON et pour étudier la population l'échantillon sera prélevé dans la population au HASARD.

L'étude de cet échantillon va porter sur un ou plusieurs caractères. Ce caractère est dit QUANTITATIF s'il est susceptible d'être mesuré et dans tous les autres cas il est de nature QUALITATIVE.

L'analyse des données de cet échantillon est d'abord une analyse descriptive de chaque caractère ou variable pour en extraire les caractéristiques principales (exemple : moyenne, écart type, pourcentage, ...). Si l'échantillon est représentatif et de taille suffisante ces caractéristiques peuvent être transposables à la population. Le deuxième temps peut consister en la comparaison des sous-groupes constitutifs de cet échantillon (exemple : comparaison hommes/femmes, fumeurs/non-fumeurs, ...). Un troisième temps possible est la comparaison de paramètres de cet échantillon aux mêmes paramètres d'un ou de plusieurs autres échantillons supposés issus de la même population. Cette analyse permet de confirmer la comparabilité de ces échantillons (sous-entendu leur appartenance à la même population).

Un caractère quantitatif est dit discontinu ou discret s'il ne peut prendre que des valeurs isolées appartenant à un certain intervalle (ex : 1 cheveu, 1 enfant d'une famille, pas de demi enfant). Au contraire, ce caractère est dit continu s'il peut prendre toutes les valeurs possibles appartenant à son intervalle de variation. Les paramètres descriptifs de ce caractère devront prendre en compte la taille de l'échantillon et la possibilité des petites différences que pourraient générer les différents tirages au sort.

Un caractère qualitatif est représenté par des proportions c'est-à-dire, dans l'ensemble de l'échantillon, la proportion de sujets porteurs du même caractère.

On appelle :

- **Mesure** : représentation d'une grandeur par un nombre, un rang ou l'appartenance à un groupe. Elle peut donc être qualitative ou quantitative.
- **Données** : ensemble des caractéristiques d'un objet ou d'une personne mesurées de façon à augmenter la quantité d'information disponible, On appelle ces caractéristique des variables
- **Information** : réponse aux questions que permet la collecte de données, ces informations donnent un modèle à interpréter.

Mesures dépendantes/indépendantes : Dans un problème, une **variable ou mesure dépendante est** un paramètre **qui** varie sous l'influence d'autres paramètres (**qui** eux-mêmes peuvent varier, et sont soit d'autres **variables dépendantes**, soit des **variables indépendantes**).

En statistique, une **variable indépendante** est un paramètre ou une caractéristique pouvant prendre au moins deux valeurs différentes dont la variation influence la valeur d'une ou de plusieurs autres **variables** dépendantes. Par exemple le régime et le tabac (variables indépendantes) peuvent influencer la valeur du cholestérol (variable dépendante) comme dans le tableau de l'exercice.

Les termes « variable dépendante » et « variable indépendante » s'appliquent surtout en recherche expérimentale. Les variables indépendantes sont celles qui sont manipulées, tandis que les variables dépendantes sont seulement mesurées ou enregistrées.

Les mesures appariées sont des mesures réalisées au même moment chez un individu ; par exemple le poids et la taille comme dans le tableau de l'exercice. Cela peut aussi être la même mesure réalisée par deux méthodes différentes comme dans le cholestérol dans le tableau qui suit ou bien la même mesure réalisée à deux moments différents comme la tension artérielle en début et fin d'une consultation.

4.1 Caractéristiques de l'échantillon

L'ensemble des caractéristiques des individus de cet échantillon est souvent regroupé dans un tableau que l'on appelle : tableau de données.

	sexe	groupe	Tabac	régime	âge	classe d'âge	Poids en Kg	Taille en cm	Cholestérolémie initiale	Apoprotéine B	triglycérides	Poids en Kg	Cholestérol méthode I	Cholestérol méthode II	Complications au bout de : (en mois)
1	F	R-	N	O	48	2	54	155	1,68	1,02	1,95	51	1,65	1,92	36
2	M	R-	N	O	74	4	101	182	2,32	1,35	2,28	96	2,32	2,23	28
3	M	R-	N	O	56	3	80	175	1,56	1,00	1,62	76	1,63	1,61	
4	M	R-	N	N	59	3	59	189	1,76	0,85	1,55	56	1,85	1,58	59
5	M	R-	N	N	35	2	59	178	1,89	1,40	2,16	56	1,56	1,45	
6	F	R+	O	N	39	2	69	171	2,69	1,90	2,98	72	2,89	2,61	35

A titre d'exemple dans ce tableau le sexe, le groupe, le régime sont des variables qualitatives alors que le poids, la taille sont des variables quantitatives.

On peut décrire 5 indicateurs pour caractériser ce tableau de données

- **2 indicateurs relatifs à l'échantillon**
    - Taille de l'échantillon (biais, ...). Elle détermine la validité externe et donc la possibilité de généralisation
    - Modalités de constitution de l'échantillon : tirage au sort. Elles déterminent la validité interne et donc la qualité de la méthodologie utilisée pour constituer cet échantillon
- **Et 3 indicateurs propres à chaque mesure**
    - indices de position comme la moyenne ou la médiane ou le pourcentage
    - Indices de dispersion comme l'écart type ou l'étendue
    - Indice de forme comme la loi de Gauss

4.2 Exemple de questions et d'informations obtenues avec l'analyse des données

Analyser des données c'est :

1. **<u>Décrire</u>** un groupe (échantillon) à partir de données issues de ce groupe

Exemple : Quelle est la répartition fille/garçon dans un échantillon ?

Exemple : Quelle est la taille moyenne des sujets de cet échantillon ?

2. **Comparer** des données qualitatives ou quantitatives

Exemple : dans cet échantillon les garçons sont-ils plus grands que les filles ?

Exemple la proportion de garçons de la PACES est-elle la même que celle des étudiants d'une autre faculté ?

3. **Relier** des variables

Exemple : Y-a-t-il une relation entre la concentration de cholestérol et la concentration de triglycérides chez les adultes de 18 à 60 ans

Exemple : y-a-t-il une relation entre la taille et le poids

Exemple ; y-a-t-il une relation entre l'effet d'un médicament et la posologie journalière de ce médicament

4. **Analyser** la concordance de deux jugements ou deux mesures

Exemple : la radiologie et un dosage biologique donnent-elles des informations superposables

Exemple : deux méthodes de dosage du cholestérol donnent-elles le même résultat

5. **Chercher des seuils** d'interprétation

Exemple : à partir de quel seuil de glucose dans le sang peut-on suspecter un diabète

Exemple : à partir de quel seuil de cholestérol va-t-on observer des complications

6. **Evaluer les performances** d'une méthode diagnostique

Exemple : quelle est la sensibilité d'un nouveau test de diagnostic des angines bactériennes

Exemple : quelles sont les valeurs prédictives d'un test de dépistage du cancer de la prostate

7. **Analyser** des mesures en fonction **du temps**

Exemple : quelle est la probabilité de survenue d'effets secondaires d'un traitement au cours du temps

Exemple : la probabilité de survenue de complications est-elle la même dans deux groupes différents ou bien deux groupes dont l'un reçoit un nouveau traitement et l'autre le traitement habituel

8. Tenir compte de **facteurs de confusion** (biais) : ajustement, stratification

Exemple : analyser une comparaison entre 2 groupes en prenant en compte la répartition hommes/femmes dans chaque groupe

Exemple analyser un tableau de données en prenant en compte le fait que les données ont été recueillies dans 2 régions différentes

Exemple : analyser des données en tenant compte de l'âge

9. **Analyser en associant plusieurs variables** (analyse multiparamétrique)

Exemple : peut-on établir une relation entre tension artérielle et les variables (poids, taille, sexe)

Exemple : y-a-t-il une relation entre la survenue de complications (variable à expliquer) est l'existence d'un diabète, le fait d'être ou non-fumeur, l'âge ..... (Variables explicatives)

Si toutes les précautions d'usage ont été prises pour la réalisation de cette étude ces informations seront généralisables à la population.

Exemple : mise en route d'un nouveau traitement

4.3 Le caractère quantitatif

Un échantillon est composé de n éléments (sa taille est = n). Si x est la valeur du caractère mesuré x_1, x_2,..., $x_i$sont les valeurs de x dans l'échantillon.

Les valeurs de x constituent une série statistique dont l'étendue est l'écart qui sépare la plus petite de la plus grande valeur. Si la valeur x_i se rencontre un nombre n_i de fois dans la série, n_i est la répétition ou l'effectif partiel ou la fréquence absolue de x_i. On peut représenter les valeurs de x sur un diagramme en bande ou diagramme en bâton.

L'échantillon est alors décrit par certains indices :

- Indice de positionnement

Moyenne arithmétique et autres moyennes

Médiane : valeur centrale de l'ensemble des valeurs classées par ordre croissant. S'il y a un nombre pair de valeur la médiane est calculée comme la moyenne des 2 valeurs centrales.

Quantile : la médiane est le quantile 50

Mode : c'est la classe la plus représentée

- Indice de forme

Il correspond au type de distribution qui permet de représenter de façon globale les données. Les plus classiques sont **la distribution normale** (dite de Laplace-

Gauss) et donc dite gaussienne et **la distribution log normale** (la transformation logarithmique de la variable rend sa distribution gaussienne). Les caractères biologiques ont souvent une distribution log normale et la transformation logarithmique qui normalise la distribution des données est une des possibilités de permettre l'analyse des données sur la base d'une loi normale.

- Indice de dispersion

Etendue : c'est la distance de la plus petite à la plus grande valeur

Ecart type (s) et variance (s^2) : pour une distribution normale ou gaussienne, ils permettent de caractériser la dispersion des valeurs

Intervalle de confiance : il est calculé à partir de l'écart-type et varie classiquement de – 1,96 s à + 1,96 s

Espace interquartile : c'est la distance entre le quantile 25 et le quantile 75 on les appelle 1er et 3eme quartiles.

Un mode de représentation fréquemment utilisé est la boite à moustache qui positionne sur le graphe plusieurs indices caractéristiques du sous échantillon comme la moyenne ou la médiane, les limites de l'intervalle de confiance ou la distance interquartile, ou éventuellement les valeurs extrêmes du sous échantillon. Dans le schéma suivant d'une boîte à moustache la boite recouvre 50% des valeurs comprises entre le 1er et le 3ème quartile et chaque moustache 25% des valeurs. Les valeurs minimale et maximale sont aussi positionnées.

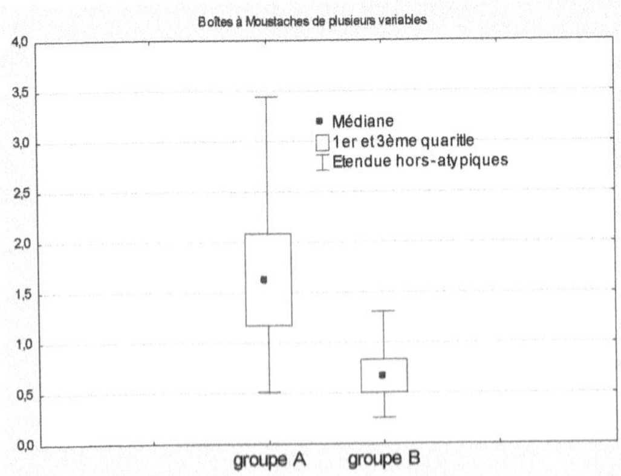

Dans le cas d'un caractère continu : Le nombre de valeur de x_i est *à priori* infini. Ceci est limité par la précision de la mesure de x_i qui ne permettra de distinguer qu'un nombre fini de valeurs distinctes formant un nombre discontinu de valeurs.

Pour éviter une répartition de fréquence trop dispersée et pour permettre une étude, on répartit ces valeurs en classes en divisant l'étendue en un certain nombre d'intervalles réguliers ou non. Ceci permet de tracer un histogramme des valeurs. Chaque classe contiendra toutes les valeurs égales ou supérieures à sa limite inférieure et strictement inférieures à sa limite supérieure. La classe ou catégorie la plus représentée est appelée le mode. L'histogramme nous fournit aussi d'autres renseignements sur la distribution des valeurs comme leur répartition ou une approche de la forme de cette répartition qui est un renseignement très riche pour aborder l'analyse des données.

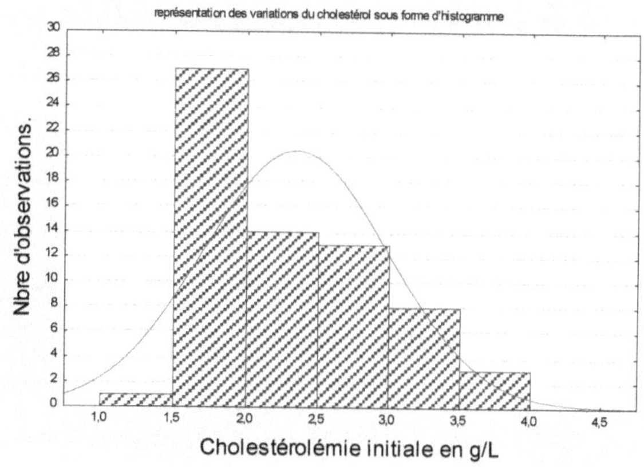

4.4 Le caractère qualitatif

Dans l'échantillon, les résultats sont regroupés en autant de catégories ou classes qu'il y a de modalités du caractère étudié. A chaque classe est associé son effectif n_i ou fréquence absolue et sa fréquence relative : $f_i = p = \frac{n_i}{n}$.

Dans cette équation p représente le pourcentage ou la proportion de n_i dans n. La dispersion y est aussi habituellement représentée par l'écart-type de p. Un échantillon réparti en catégories est alors représenté par un pourcentage associé à son écart-type ou son intervalle de confiance et la taille de cet échantillon.

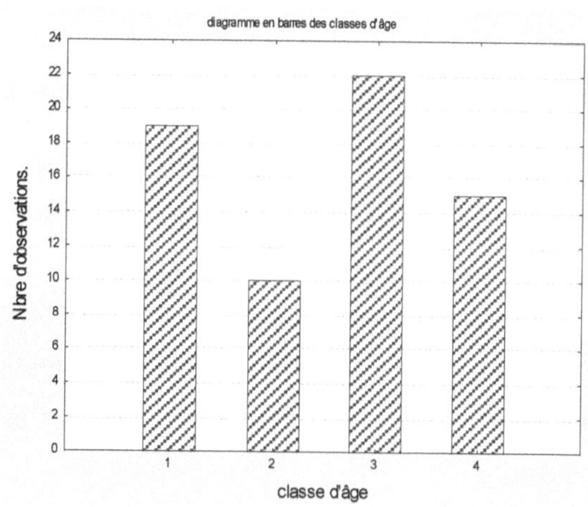

Les possibilités de réponse à un sondage (exemple « oui », « non », ne se prononce pas ») est un très bon exemple de caractère qualitatif. La répartition en sous-groupe (« garçon », fille ») est un autre exemple de données qualitative.

La précision du sondage dépend directement de la taille de l'échantillon des individus sondés. Dans ce cas l'intervalle de confiance permet de décrire la précision avec laquelle le pourcentage est exprimée (exemple : parmi les votants 32% donneraient leur suffrage à monsieur A. en pratique il s'agit de 30 à 34% ou 30%± 2% si l'on, exprime l'intervalle de confiance.

Les figures utilisées pour représenter les données qualitatives, sont le plus souvent le diagramme en barres ou le diagramme en secteurs appelé aussi « camembert ».

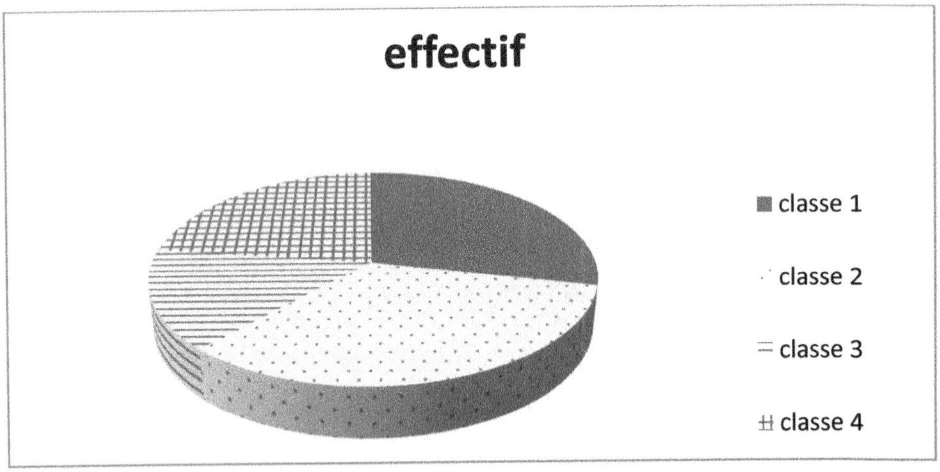

4.5 Comment aborder un problème statistique

La première étape est la constitution de l'échantillon (pour une analyse descriptive) ou des échantillons (pour une analyse comparative) qui seront étudiés.

La répétition du tirage au sort conduit à des échantillons normalement très proches les uns des autres et représentatifs de cette population. Cependant il est très peu probable que ces tirages au sort successifs donnent toujours le même résultat.

Dans la population représentée par le rectangle E1, E2 et E3 sont des échantillons de cette population tirés au sort. Le tirage au sort doit permettre que la composition de ces échantillons soit relativement homogène.

Par exemple, une caractéristique mesurée et ayant dans la population une moyenne m devrait si les échantillons sont tirées au sort avoir pour les individus de chaque échantillon des moyennes m1, m2 et m3 très proche de la moyenne m de la population. De même les variances calculées sur chaque échantillon seront très proches.

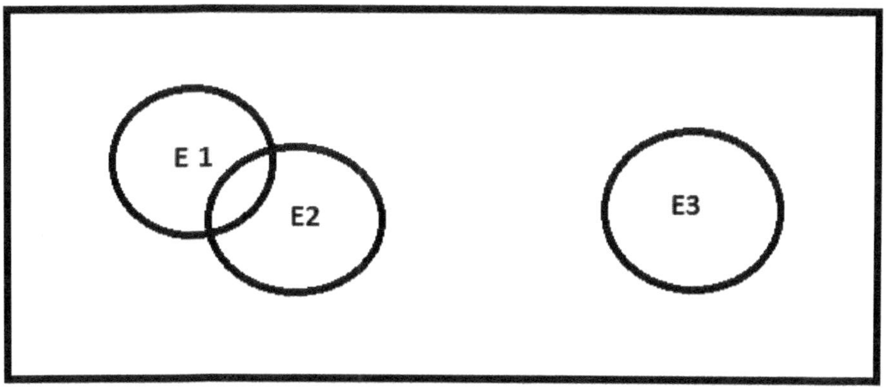

Lors de la comparaison de plusieurs groupes issus de la même population, pour garder la comparabilité des groupes il est nécessaire de répartir de façon aléatoire les sujets dans ces groupes.

La RANDOMISATION est une méthode qui permet cela (***Randomiser*** : tirer au sort pour permettre une répartition au hasard, aléatoire, des sujets dans deux ou plusieurs groupes***)***. Elle permet si les groupes sont issus de la même population de minimiser des écarts de mesures entre les groupes et donc de permettre que les groupes soient le plus possible semblables dans l'ensemble des caractéristiques des sujets.

On peut schématiser l'ensemble des opérations décrites ci-dessus : les données sont issue d'une population appelée source. De cette source on extrait par tirage au sort un échantillon de taille suffisante.

On analyse les données de cet échantillon pour construire une information qui sera appliquée à la population cible.

Exemple : je veux connaitre le poids et la taille des nouveaux nés au premier jour de vie. Ma population source est l'ensemble des nouveaux nés de la région.

Je tire au sort un échantillon de ces nouveaux nés pour calculer le poids et la taille moyenne. Le poids et la taille constituent mon information.
Et je généralise à l'ensemble des nouveaux nés du pays ou du continent.

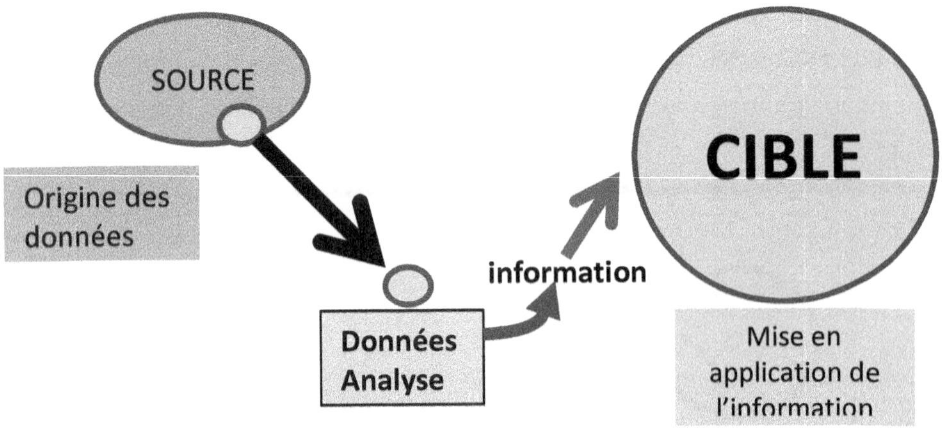

4.6 *Le test d'hypothèse*

L'utilisation de l'outil statistique en médecine est fondée sur l'élaboration de **tests d'hypothèse ou test d'inférence**. Le test sert à comparer entre eux deux ou plusieurs échantillons ou un échantillon à une référence Ces hypothèses sont construites en fonction des distributions des variables qui les supportent. On travaille le plus souvent sur un échantillon de patient représentatif d'une population puis on extrapole les conclusions à la population source. Le test d'hypothèse est bâti sur l'hypothèse nulle qui est l'absence de différence entre les deux échantillons.

Exemple : *on souhaite comparer l'efficacité de 2 médicaments A et B. A est le traitement actuel et il permet 70 % de succès. B est un nouveau médicament que l'on veut comparer à A. L'effet des 2 médicaments est évalué par un paramètre mesurable.*

Il y a 2 possibilités : soit A = B, soit A ≠ B avec A < B ou A > B

On formule donc 2 hypothèses :

- **L'hypothèse nulle** ou H_0 qui est que les 2 traitements sont équivalents

- **L'hypothèse alternative** ou H_1 qui est que les 2 traitements sont différents. L'un (A ou B) est alors plus efficace que l'autre.

Ces hypothèses sont alors associées à 2 risques

Le tirage au sort de l'échantillon peut conduire à des résultats surprenants. Il est donc nécessaire de définir un risque d'erreur associé à l'hypothèse nulle et l'hypothèse alternative.

En reprenant l'exemple de la comparaison des 2 traitements :

Le risque α ou risque de première espèce. C'est le risque de rejeter à tort l'hypothèse nulle. Même si les deux traitements sont équivalents, les résultats observés pour l'un des deux peuvent sortir de la zone prévue pour l'efficacité (à cause de la variabilité possible des effets du médicament) et donc on acceptera l'hypothèse alternative pour conclure à une différence alors qu'elle n'existe pas. Par exemple c'est la probabilité de dire à quelqu'un qu'il est malade alors qu'en réalité il ne l'est pas.

Le risque β ou risque de deuxième espèce. C'est le risque de ne pas rejeter l'hypothèse nulle alors que l'hypothèse alternative est vraie. Les résultats de l'essai peuvent malgré tout être identiques et on acceptera l'hypothèse nulle d'équivalence des deux traitements alors qu'ils sont différents. Par exemple c'est la probabilité de dire à quelqu'un qu'il n'est pas malade alors qu'en réalité il l'est.

La démarche du test comporte 3 étapes : une étape descriptive, une étape de test et une étape déductive.

- ***L'étape descriptive*** sert au recueil des données et à leur présentation avec différents paramètres :
  - pourcentage et écart-type
  - moyenne et écart-type
  - médiane et quantile
  - type de distribution du caractère

- ***L'étape de comparaison*** consiste à réaliser le test approprié de comparaison des données en s'assurant que ses conditions d'applications (taille des échantillons, loi de distribution, ..) sont respectées. Elle est précédée de l'étude descriptive de chacun des deux échantillons qui vont être comparés.

- ***L'étape déductive*** est basée sur le test d'hypothèse :

  Elle consiste à écrire la réponse à la question initiale en tenant compte des hypothèses nulle et alternative :

  Soit les médicaments ne sont pas différents soit A soit B est le meilleur.

La première étape peut être mise en jeu seule. Mais les étapes de comparaison et de déduction sont solidaires. Si une comparaison commence par une hypothèse, elle se termine aussi par une conclusion à la fois du test réalisé et de réponse à la question posée.

- ***Exemple*** *: comparaison de deux moyennes*

  Chaque échantillon est décrit
  - *par un indicateur de position : la moyenne*
  - *un indicateur de dispersion : la variance*
  - *un indicateur de forme : distribution gaussienne*
  -

	Echantillon A	Echantillon B
moyenne	10	16
variance	4	4
Taille	20	20
Forme	Gaussienne	gaussienne

L'étape de comparaison met en jeu un test qui calcule la distance entre les deux moyennes pondérée par la variance de cette différence. Le résultat du calcul est comparé à un indice de référence (déterminé en fonction du risque alpha).

Et l'écart entre les deux échantillons est suffisant pour dire qu'ils sont différents et dans ce cas un est plus grand que l'autre ou ils se superposent et l'écart n'est pas suffisant pour dire qu'ils sont différents.

Exemple 1 Les deux groupes A et B représentés par leur loi de distribution sont suffisamment distants

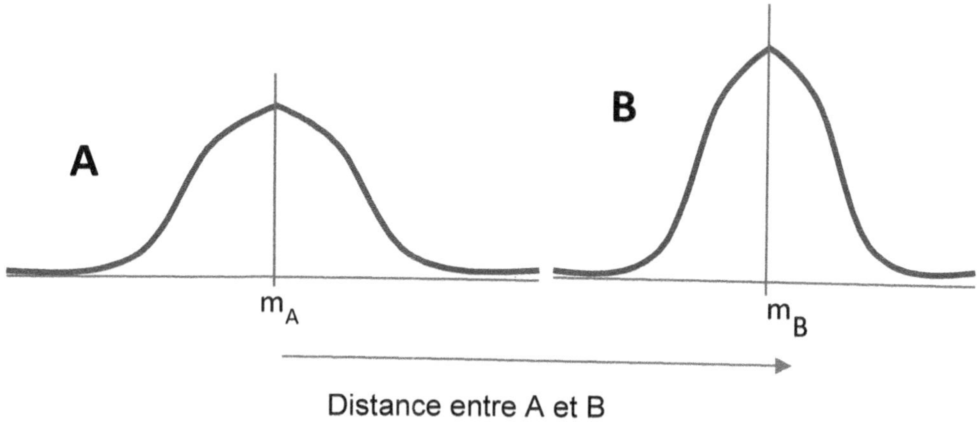

Exemple 2 : Les deux groupes représentés par leur loi de distribution sont en partie superposés

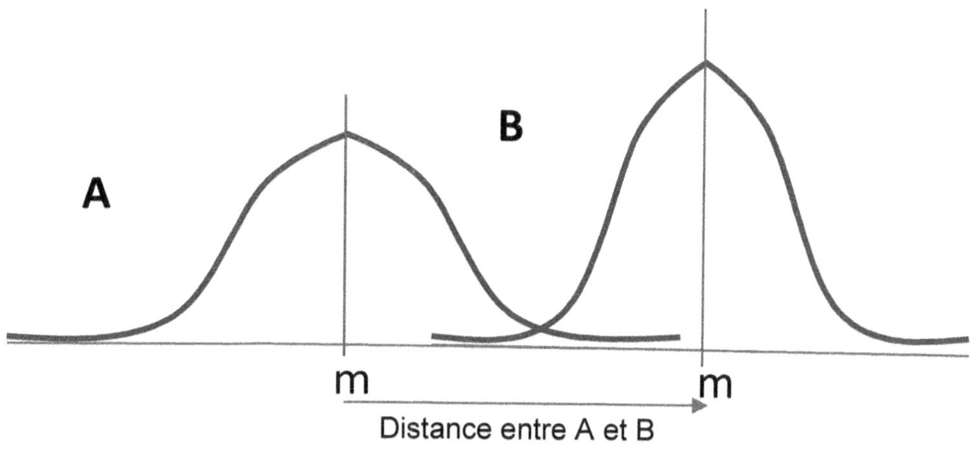

Si les groupes ont été constitués par tirage au sort, il sera possible d'établir une relation de cause à effet ou relation causale avec un risque d'erreur (souvent 5% dans les sciences de la vie) et le degré de signification du test statistique utilisé.

- Si l'écart est inférieur à la valeur limite de rejet de H0 que l'on trouve dans la table attachée au test utilisée, alors on ne rejette pas l'hypothèse nulle
  - De principe puisque H0 est associée à un risque on ne peut accepter l'hypothèse nulle simplement dire qu'elle est possible et donc ne pas la rejeter.
- Si l'écart est supérieur à la valeur limite de rejet de H0 alors on rejette l'hypothèse nulle
  - Et il faudra en fonction des données et des indices de position conclure à une des deux hypothèses alternatives
    - **soit A > B**
    - **soit B > A**

La valeur limite de rejet de l'hypothèse nulle dépend du risque α choisi par le statisticien. Sa valeur est calculée à partir de la loi de distribution du paramètre statistique calculé pour le test ou lue dans la table spécifique de ce test.

4.7 Schéma général de la conduite d'une étude statistique

❶ Une étude statistique commence par une **question claire** :

Par exemple : le médicament A est-il plus efficace que le médicament B ?

Ou bien l'espérance de vie des femmes est-elle plus longue que celle des hommes ?

Ou bien y-a-t-il un lien entre les concentrations du glucose et du cholestérol dans le sang ?...

Il est donc utile de reformuler cette question sur la base des hypothèses nulle et alternative sous-tendues par la question initiale.

Il y a deux grands types d'études : l'étude observationnelle et l'étude expérimentale.

L'étude observationnelle est le plus souvent **rétrospective,** c'est-à-dire qu'elle porte sur des données déjà recueillies et que l'on cherche à analyser ; par exemple on peut étudier le lien entre le cancer du poumon et le tabac dans deux groupes (les fumeurs (en cours ou ayant cessé) et les non-fumeurs) en interrogeant la population sur sa consommation de tabac antérieur à la date de début de l'étude et compter le nombre de cas de cancer observé dans les deux groupes.

L'étude expérimentale est **prospective**, c'est-à-dire que les données seront recueillies selon un protocole bien précis établi pour répondre à une question posée antérieurement au recueil de données. Dans une étude expérimentale sur le lien entre cancer du poumon et tabac un groupe de non-fumeurs à la date de début de l'étude est suivi pendant une durée déterminée. A la fin de l'étude il y aura deux groupes : les nouveaux fumeurs et les non-fumeurs et il sera possible de compter les cas de cancers et de les comparer dans les deux groupes.

Le protocole de cette étude va comprendre entre autres la taille de l'échantillon nécessaire pour pouvoir répondre à la question posée, les critères d'inclusion et d'exclusion qui accompagnent la constitution de cet échantillon et le mode d'organisation de l'étude et l'obtention de la représentativité.

L'étude rétrospective permettra de donner un aperçu de ce que les données fournissent comme information alors que l'étude prospective permettra d'établir des liens de **causalité**.

❷Une fois la question posée, il faut **recueillir les données** permettant d'y répondre et il faut un nombre suffisant de sujets pour permettre la réalisation de test et avoir une puissance suffisante pour pouvoir porter une conclusion. La puissance est égale à (1 - β) et dépend directement de la taille de l'échantillon. Ce recueil de données se fait selon des **critères d'inclusion et d'exclusion** et selon un calendrier précis. Il est possible de calculer avant l'étude le nombre de sujet nécessaire pour la réaliser et pouvoir répondre à la question posée en observant une différence significative. En effet le calcul de la différence entre deux indicateurs de positionnement se fait selon des formules comme celle-ci :

Exemple de la comparaison de moyenne

$$\varepsilon = \frac{|m_a - m_b|}{\sqrt{\frac{s^2}{n}}}$$

Dans cette équation **n** l'effectif est au dénominateur. Il est possible de renverser l'équation et obtenir **n**

avec e = (ma – mb) ➔ on peut écrire $n = \frac{\varepsilon^2 s^2}{e^2}$

❸Les données recueillies sont ensuite **décrites** : pourcentage, moyenne, écart-type, médiane, étendue, délai de survenue, appariement ou non, forme de la distribution, ... (des données appariées sont des séries de données recueillies chez le même individu à deux moments différents (la tension artérielle avant et après un effort, la glycémie avant et après un repas ; la deuxième donnée est directement liée à la première).

❹Les questions posées et le type de données conduisent à des tests précis. La réalisation du test passe donc d'abord par le **choix du test** le plus pertinent pour répondre à la question posée. Le test doit aussi satisfaire à **des conditions d'application** (nombre de sujets, appariement, forme de la distribution, nombre de groupes).

Par exemple, pour le test de Student il y a 2 conditions d'application qui sont : la normalité de la distribution du paramètre dans chaque échantillon et l'égalité des variances des 2 échantillons.

❺ Après la réalisation du test, il faut l'interpréter en fonction du risque de première espèce α que l'on a clairement posé avant de commencer les calculs et de P la significativité du résultat du test. Un résultat est statistiquement significatif lorsque P est inférieure à une valeur de α prédéfinie qui est le seuil de significativité ou limite de rejet de H0 ou non rejet de l'hypothèse nulle (habituellement on choisit $\alpha = 0,05$). Cela signifie qu'un résultat significatif sera surprenant si l'hypothèse nulle est en réalité vraie et dans ce cas il peut s'agir d'un manque de puissance du test ou d'un nombre de sujet insuffisant.

Un résultat statistiquement significatif n'est pas obligatoirement cliniquement ou scientifiquement intéressant. Cela signifie que pour la pratique clinique un résultat statistiquement significatif observé dans un groupe n'est pas obligatoirement associé à une information apparemment crédible et pose plus de questions qu'il n'en résout.

Si le résultat du test est significatif, il peut être intéressant d'en évaluer la significativité appelée P.

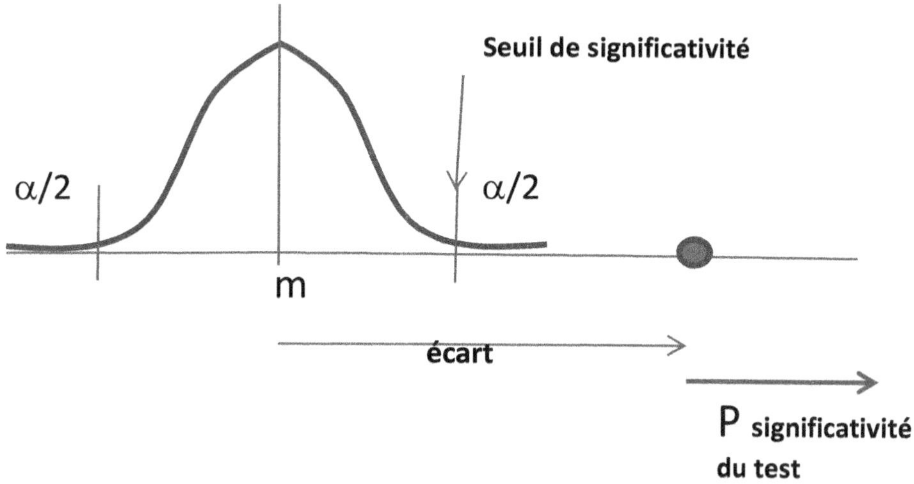

La significativité peut être calculée ou trouvée dans la table statistique prévue pour l'interprétation du test que l'on vient de réaliser (les tables utiles sont présentées à la fin de l'ouvrage).

α= 0,05 = 0,0 + 0,05 est le risque de 1ère espèce habituellement adopté.

α	0,0	0,01	0,02	0,03	0,04	0,05	0,06	0,07	0,08	0,09
0,0		2,576	2,326	2,170	2,054	1,96	1,881	1,812	1,751	1,695
0,1	1,645	1,598								1,311
0,2										1,058
0,9	0,126	0,113								0,013

Exemple : table de l'écart réduit (comparaison de 2 pourcentages, ou comparaison de 2 moyennes, ...).

Par exemple pour comparer 2 moyennes on calcule l'indice ε qui est le résultat de la division de la différence entre les 2 moyennes divisée par l'écart-type de cette différence.

$$\varepsilon = \frac{|m_a - m_b|}{\sqrt{\frac{s_a^2}{n_a} + \frac{s_b^2}{n_b}}}$$

Le résultat du test produit un indice, appelé ici ε dont les valeurs ont été mises en table (table de l'écart réduit) ; et pour α = 0,05, ε vaut 1,96 (valeur limite de rejet de H0).

A la fin du test, **si ε est supérieur à 1,96, alors α est inférieur à 0,05 et le test est significatif.** C'est-à-dire que la différence entre les 2 moyennes est statistiquement significative compte tenu de la taille des échantillons et éventuellement de la forme de la distribution des valeurs observées.

La significativité correspondra à la fin du test à la valeur de α déduite du résultat du test ; **On l'appelle P : c'est la probabilité d'obtenir les résultats observés si l'hypothèse nulle est vraie. Par exemple une valeur de P de 0,001 représente une probabilité de 1/1000 d'obtenir les résultats observés si l'hypothèse nulle est vraie (c'est-à-dire pas de différence entre les groupes) (c'est la probabilité de ne pas rejeter l'hypothèse nulle si elle est vraie).** La significativité peut être lue de plusieurs façons : soit on admet, en fonction du risque choisi avant l'étude, que le test est significatif et c'est tout, soit on qualifie cette significativité en fonction de sa valeur (exemple : résultat extrêmement significatif).

La **significativité** d'un test dépend donc des échantillons (en particulier la taille) qui ont été comparés. Elle correspond, avec les données, à la probabilité de ne pas rejeter l'hypothèse nulle. **C'est la probabilité d'avoir une différence aussi grande que celle observée lors de l'étude si l'hypothèse nulle était vraie**.
Exemple : on compare les moyennes deux groupes ; on pose alpha = 5% et à l'issue de la comparaison on trouve P = 0,00001. **L'écart est donc significatif et il y a dans ce cas-là 1 chance de 10000 de ne pas rejeter l'hypothèse nulle**.

❻ En dernier lieu, il faut simplement **répondre à la question initiale** et conclure en sachant que la causalité n'est vraiment possible que pour une étude prospective.

Un test non significatif ne permet pas de porter une conclusion négative mais seulement de ne pas rejeter l'hypothèse nulle.

4.8 Eléments pour interpréter une étude statistique

- Interprétation de la significativité

Le terme « statistiquement significatif » a une lecture simple : la valeur de **P** (interprétation de l'écart observé entre les groupes) est inférieure à une valeur seuil fixée nommée **α (alpha).**

L'emploi en statistique du terme « significatif » lui confère un sens différent du sens usuel. Le fait qu'une différence soit significative ne veut pas dire qu'elle est pour autant intéressante scientifiquement ou cliniquement. Et inversement une différence non significative peut être cliniquement très importante.

- ***Que veut dire « non significatif »***

Quand la valeur de P est plus élevée qu'une valeur prédéfinie deα, la différence est dite non significative. Cela signifie que les données ne sont pas suffisamment fortes pour vous convaincre de rejeter l'hypothèse nulle. Mais cela ne signifie pas pour autant que l'hypothèse nulle soit prouvée. Une valeur élevée de P (> 0,05) ne vérifie pas l'hypothèse nulle. Conclure qu'une différence est non significative quand l'hypothèse nulle n'est pas vérifiée est appelée erreur de type II. Un résultat non significatif ne doit pas arrêter la réflexion. Il faut en plus regarder les intervalles de confiance et s'assurer que la puissance de l'étude permettait de mettre en évidence une différence si réellement il y en a une.

- ***Y-a-t-il des résultats extrêmement significatifs***

Intuitivement, nous pensons que P = 0,001 est plus significatif que P = 0,01. Dans la stricte définition du terme ceci n'est pas vrai. Quand nous avons fixé la valeur de «α, le risque consenti» un résultat est soit significatif soit il ne l'est pas et ceci quel que soit la valeur de P, qu'elle soit proche ou très différente de α. Pour certains, le terme significatif ne doit jamais être associé à un adverbe alors que d'autres pensent que l'on peut utiliser une gradation et parler de significatif (P < 0,05), très significatif (P < 0,01) et extrêmement significatif (P < 0,001). Dans ce cas, il est impératif d'associer à cette interprétation l'échelle de lecture de la valeur de P. une partie de la réponse peut être apportée par la notion de **taille de l'effet.** Par exemple dans une analyse de régression linéaire la valeur de la pente de la droite de régression est jugée significative ou à l'aide d'un test de comparaison de cette pente à une pente de valeur zéro. Le calcul du coefficient de détermination r^2 va exprimer la taille de l'effet. La droite de régression modélise la représentation des données et le coefficient de détermination représente la quantité de variabilité des données exprimée par le modèle. Pae exemple la pente est significativement différente de 0 et r^2 vaut 0,93 cela veut dire que le modèle (la droite représente 93% de la variabilité des données. C'est donc un très bon modèle.

- ***Les valeurs limites de P***

Si l'on suit le strict paradigme du test d'hypothèse et que l'on pose $\alpha = 0{,}05$ alors une valeur de P = 0,045 est associée à une différence significative et une valeur de P = 0,055 ne l'est pas. Cette distinction arbitraire est inévitable puisque le but du test statistique est de poser une conclusion à chaque étude. Plutôt que de regarder si le résultat est significatif ou non il peut être intéressant de regarder la valeur de P en tant que telle et si elle est très proche de αet certains auteurs qualifieront alors le résultat de presque significatif ou marginalement significatif.

L'interprétation de P se fait avec des tables de significativité et en fonction du test d'hypothèse. Habituellement l'interprétation est bilatérale et l'hypothèse d'absence de différence entre les deux groupes A et B peut être confortée ou bien il est possible d'observer A > B ou B > A. ceci correspond à une interprétation bilatérale. Il est cependant possible de construire une hypothèse d'absence de différence associée à une seule autre possibilité qui serait par exemple A > B cela correspond à une interprétation unilatérale.

Dans un test bilatéral, si la valeur de P est comprise entre 0,05 et 0,1, il peut être tentant de convertir le test en test unilatéral et le résultat deviendra significatif mais le choix de bilatéral ou unilatéral doit être fait avant le recueil de données et le test. Pour pouvoir conclure avec ces valeurs frontières de P il peut être intéressant d'introduire un troisième type de lecture du résultat : ***significatif, non significatif et test non conclusif.***

- ***Interpréter des valeurs non significatives de P en fonction de la puissance du test***

Une valeur non significative de P ne signifie pas que l'hypothèse nulle est vraie mais simplement que les résultats ne sont pas suffisamment puissant pour vous convaincre que l'hypothèse nulle n'est pas vérifiée. Observer un résultat non significatif alors que l'hypothèse nulle est réellement fausse est appelée erreur de type II (risque β). Accepter une erreur de type II est possible si l'on a spécifié avant l'étude la possibilité d'une hypothèse alternative. Cette possibilité peut être exprimée en termes de puissance du test qui dépend directement de la taille de l'échantillon.

En augmentant la taille de l'échantillon on augmente la puissance. Mais il est souvent difficile avant une étude de définir qu'elle est la plus petite différence que l'on pense importante à mettre en évidence.

Un résultat est statistiquement significatif lorsque P est inférieure à une valeur de α prédéfinie. Cela signifie qu'un résultat significatif sera surprenant si l'hypothèse nulle est en réalité vraie. **Un résultat statistiquement significatif n'est pas obligatoirement cliniquement ou scientifiquement intéressant.**

- Test unilatéral ou bilatéral

Le choix d'interpréter un test en mode unilatéral dépend en partie du résultat attendu (par exemple dans la comparaison de 2 groupes, avec les données déjà connues on attend A > B)

- Si l'hypothèse nulle est vraie la valeur unilatérale de P (significativité) est la probabilité que les deux échantillons diffèrent dans le sens observé (A > B) par le calcul même si les moyennes des populations ne sont pas différentes.
- La valeur bilatérale de P inclut la possibilité que cet écart existe dans l'autre sens (A < B). La valeur bilatérale de P est le double de la valeur unilatérale.

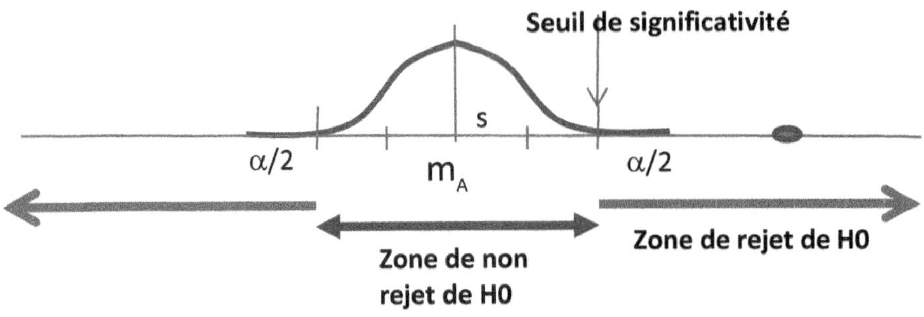

➠ un test unilatéral est approprié si l'on peut affirmer avant le recueil de données le sens de l'écart que l'on pourrait observer. Sinon, il est préférable d'utiliser un test bilatéral. En cas de doute il faut utiliser un test bilatéral.

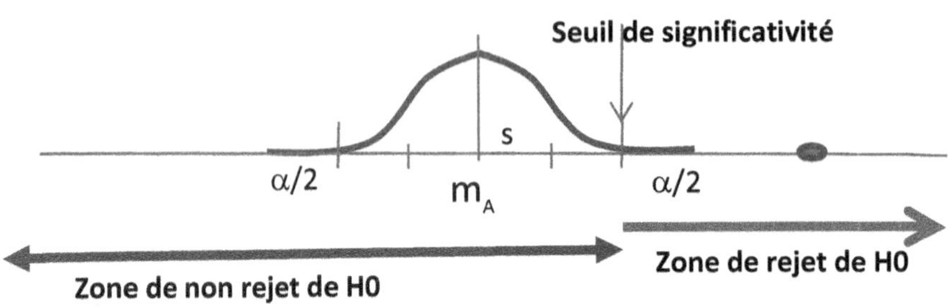

➠ Le choix d'un test unilatéral doit être fait avant le recueil de résultats et le sens probable du test doit être défini. Si les résultats varient dans le sens inverse, on est autorisé à attribuer cette différence au hasard. Si l'on est interpellé par des résultats évoluant dans le mauvais sens alors il faut utiliser un test bilatéral. Et dans le cas d'un test unilatéral le risque α chois vaut la moitié du risque habituel (5%) soit 2,5%.

4.9 Exemple : analyse du cholestérol dans l'échantillon » facteurs de risque et pathologie vasculaire »

Le tableau de données est présenté au début de l'ouvrage.

Question : comparer le cholestérol, mesuré avant traitement, chez les hommes et les femmes.

On peut reformuler la question de la façon suivante

Y-a-t-il une différence de cholestérol entre hommes et femmes quand il est dosé avant traitement ?
Ou bien : la cholestérolémie, mesurée avant traitement, des hommes est-elle plus élevée que celle des femmes ?

1) **Analyse de la question :** reformulée, elle pourrait être : le cholestérol est-il plus élevé chez les hommes que les femmes ? ou bien : avant traitement, la cholestérolémie est-elle la même dans les deux sexes ?

2) **L'hypothèse nulle** est la suivante : il n'y a pas de différences de cholestérol entre les hommes et les femmes et l'hypothèse alternative : le cholestérol des hommes est plus élevé ou plus faible que celui des femmes.

Je choisis de travailler avec un risque de première espèce $\alpha = 5\%$

3) Les variables : étape descriptive

- Le cholestérol est une variable quantitative qui sera décrite par la moyenne et l'écart type et le type de distribution des données dans cet échantillon et dans chacun des sous-groupes « hommes » « femmes »
- Le sexe est une variable qualitative qui sera décrite pas les % respectifs d'homme et de femme et les écarts-type correspondants.

	hommes	femmes
effectif	34	32
pourcentage	51,5%	48,5%
Moyenne (cholestérol)	2,32	2,35
Ecart type (cholestérol	0,67	0,62

4) Le choix d'un test : étape comparative

Je choisis un test de comparaison de moyennes qui dépend de la taille respective de mes deux sous échantillons et du caractère gaussien ou non du cholestérol dans chacun de ces deux sous-groupes. (Exemple : test de Student (cf chap 12). Je m'assure de la faisabilité de ce test en vérifiant que ces conditions d'applications sont réalisées (exemple : taille de l'échantillon, caractère gaussien de la distribution de la variable, ...)

5) **Je réalise ce test** de comparaison. Il est ou non significatif c'est-à-dire que le résultat du calcul de comparaison produit un indicateur qui est supérieur ou inférieur à une valeur de référence trouvée dans la table appropriée.

- Les conditions d'applications du test de student sont vérifiées
- Je réalise les calculs

$$t = \frac{|m_a - m_b|}{\sqrt{\frac{s_a^2}{n_a} + \frac{s_b^2}{n_b}}} = \frac{|2{,}35 - 2{,}32|}{\sqrt{\frac{0{,}67^2}{34} + \frac{0{,}62^2}{32}}} = 0{,}19 \text{ et } P = 0{,}85$$

- Je compare la valeur trouvée t = 0,19 à la valeur de référence dans la table de student (t_0 = 2,0) et donc P =0,85
- Pour un risque alpha = 5% le test est non significatif

6) **Je pose une conclusion** : elle est basée sur le résultat du test et son interprétation en fonction des hypothèses. Si le test est non significatif on ne rejette pas H_0 (formellement on ne peut accepter H_0 car le test admet un risque d'erreur alpha). Si le test est significatif on rejette H_0.

- ici je ne rejette pas l'hypothèse nulle d'absence de différence entre les 2 groupes.
- En conclusion les valeurs de cholestérolémie mesurée avant traitement ne sont pas différentes chez les femmes et les hommes

Cette démarche en 6 étapes est résumée dans la figure qui suit.

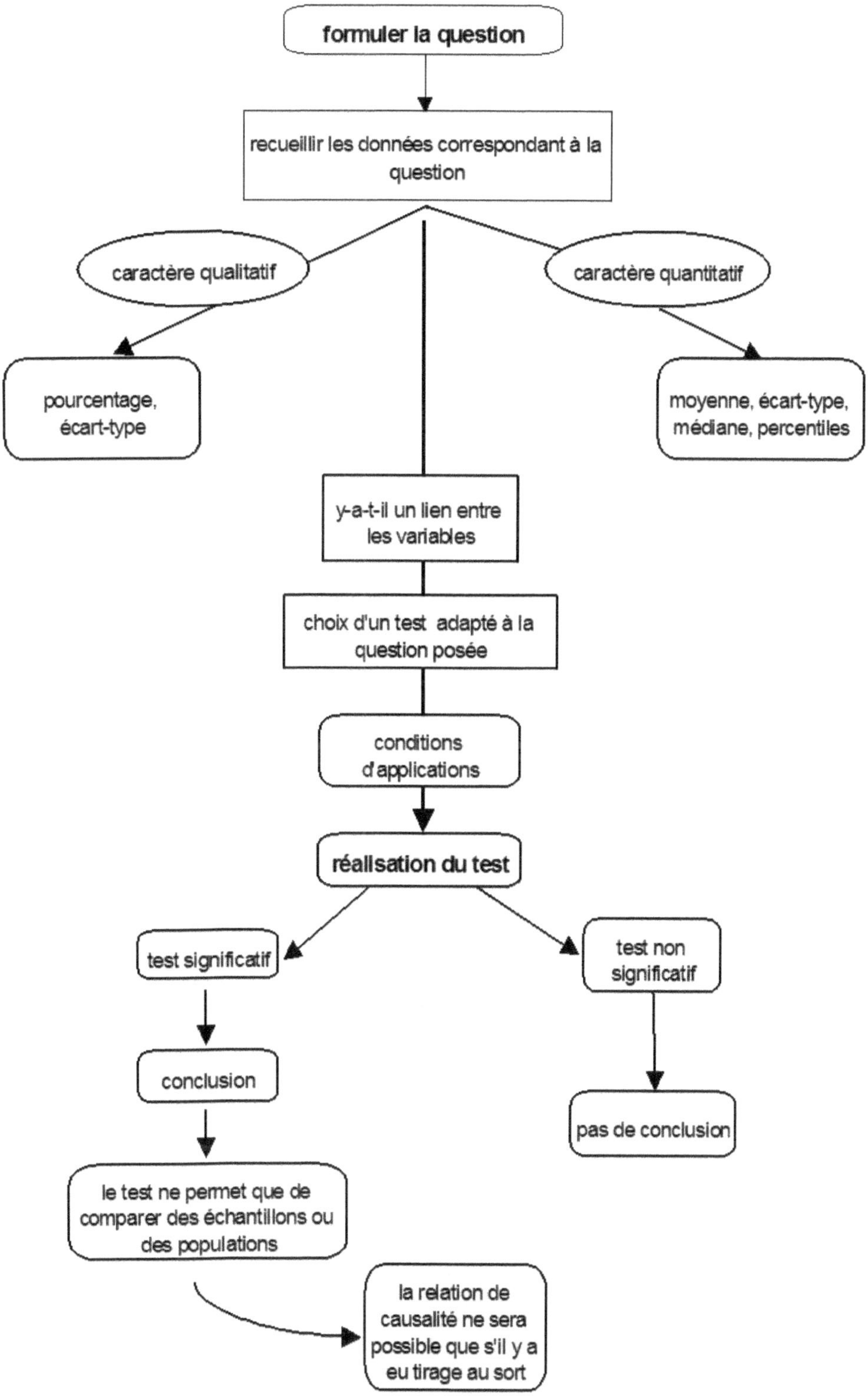
formuler la question
recueillir les données correspondant à la question
caractère qualitatif
caractère quantitatif
pourcentage, écart-type
moyenne, écart-type, médiane, percentiles
y-a-t-il un lien entre les variables
choix d'un test adapté à la question posée
conditions d'applications
réalisation du test
test significatif
test non significatif
conclusion
pas de conclusion
le test ne permet que de comparer des échantillons ou des populations
la relation de causalité ne sera possible que s'il y a eu tirage au sort

4.10 Questions

QCM 1 : en parlant de la significativité, La valeur de P :

A. signifie que si H0 est vraie, alors la probabilité d'observer entre les 2 groupes une telle différence est inférieure à cette valeur
B. correspondant à l'erreur de deuxième espèce.
C. indique que la valeur est supérieure dans le premier groupe, car p>0.
D. est lisible dans une table
E. aucune de ces réponses n'est exacte

QCM 2 : un résultat est statistiquement significatif

A. si le résultat vous surprend alors qu'il n'y en réalité pas de différence entre les populations entières.
B. Si le test confirme l'hypothèse nulle
C. Si la valeur de P obtenue à l'issu d'un test est inférieure à une valeur de alpha prédéfinie
D. Si la valeur de P obtenue à l'issu d'un test est supérieure à une valeur de alpha prédéfinie
E. Aucune de ces réponses n'est exacte

QCM 3 : Quand le risque alpha vaut 5% cela signifie

A. Que l'hypothèse nulle sera vraie dans 5% des cas
B. Que l'hypothèse alternative sera vraie dans 5% des cas
C. Qu'il y a 5% des cas où l'on rejette l'hypothèse nulle alors qu'elle est vraie
D. Qu'il y a 5% des cas où l'on rejette l'hypothèse nulle alors qu'elle est fausse
E. Que j'accepte une erreur dans 95% des cas
F. Aucune de ces réponses

QCM 4 : une valeur non significative de P

A. ne signifie pas que l'hypothèse nulle est vraie
B. ne signifie pas que l'on accepte l'hypothèse nulle
C. ne signifie pas que l'on ne rejette pas l'hypothèse nulle
D. ne signifie pas que l'on rejette l'hypothèse alternative
E. aucune de ces réponses n'est exacte

QCM 5 : dans le tableau de données de l'exercice page 16

A. Le sexe est une donnée quantitative
B. Le sexe est une donnée qualitative
C. La cholestérolémie est une donnée qualitative
D. La cholestérolémie est une donnée quantitative
E. La classe d'âge est une donnée quantitative
F. La classe d'âge est une donnée qualitative

QCM 6 : Le risque de première espèce α

A. Correspond à la probabilité de rejeter l'hypothèse nulle
B. Est fixé avant l'étude statistique
C. Dépend de la taille de la population
D. Dépend de la taille de l'échantillon
E. Aucune de ces propositions

QCM 7 : à propos de la randomisation Parmi les propositions suivantes, choisir celle(s) qui est (sont) exacte(s).

A. Cette méthode basée sur le tirage au sort permet de constituer des groupes comparables
B. C'est une méthode qui permet de classer des mesures par rang croissant
C. C'est un test statistique basé sur la table de l'écart réduit
D. Les 3 propositions précédentes sont exactes
E. Aucune de ces propositions n'est exacte

QCM 8 : dans la représentation de données sous forme d'histogramme

A. Le mode représente la classe centrée par la médiane
B. Le mode représente la classe la plus représentée
C. Chaque classe comporte autant de données
D. Les classes sont réparties au hasard
E. Aucune de ces réponses n'est exacte

QCM 9 : Pour décrire une série de données l'étendue

A. Représente l'écart entre le 5ème et le 95ème percentile
B. Représente l'écart ente la plus petite et la plus grande valeur
C. Est un intervalle symétrique autour de la moyenne et multiple de l'écart-type
D. Correspond à l'espace interquartile
E. Aucune de ces réponses n'est exacte

QCM 10 : Dans un test d'hypothèse entre 2 groupes

A. L'hypothèse alternative est associée au risque béta
B. L'hypothèse nulle décrit l'absence de différence entre les 2 groupes
C. Le risque alpha est associé à l'hypothèse nulle
D. Le risque alpha dépend de la taille des groupes
E. Aucune de ces réponses n'est exacte

QCM 11 : Dans l'analyse d'un échantillon, laquelle de ces définitions correspond au risque alpha

A. La majorité des résultats sont compris dans un intervalle déterminé par alpha
B. Une partie des résultats sont extérieures à un intervalle correspondant au pourcentage donné par alpha
C. Un individu peut avoir un résultat qui sorte de l'intervalle de confiance mais qui est néanmoins normal : c'est le risque alpha

D. Un individu peut avoir un résultat qui sorte de l'intervalle de confiance mais qui est néanmoins normal : c'est le risque béta
E. Aucune de ces réponses n'est exacte

QCM 12 : Lors d'une étude statistique dans quelles circonstances peut accepter une hypothèse nulle

A. Lorsque la puissance de l'étude est trop faible
B. Lorsque la significativité est nulle
C. Lorsque la distribution de l'échantillon n'est pas gaussienne
D. Jamais
E. Lorsque la méthodologie de l'étude est bien conduite

QCM 13 : La valeur de rejet d'une hypothèse nulle

A. Est appelée aussi risque alpha
B. Est appelée aussi risque béta
C. Dépend de la taille de l'échantillon
D. Est fixé par le statisticien qui fait l'étude
E. Est variable selon les tests

QCM : 14 Lors de l'analyse d'une série de données quantitatives (quelles affirmations sont justes).

A. Ces données sont décrites avec un indice de position
B. Ces données sont décrites avec un indice de forme
C. Ces données sont données sont décrites avec un indice de dispersion.
D. la moyenne est un indice de position
E. la variance est un indice de dispersion

QCM : 15 Lors de la comparaison de 2 groupes pourquoi choisir un test unilatéral

A. Parce que le test bilatéral est non significatif
B. Parce que mon échantillon n'est pas gaussien
C. Parce que je ne m'intéresse qu'à une partie de l'hypothèse alternative
D. Parce que son interprétation n'est pas basée sur le risque alpha
E. Parce qu'il a 2 fois plus de chance d'être significatif

QCM 16 : On veut étudier un nouveau traitement contre le cancer A. Pour cela on réalise une étude pour le comparer à un ancien traitement B. On inclut 200 patients ayant un cancer colorectal, à la moitié on donne le traitement A et l'autre moitié le traitement B. On relève le nombre de patient en rémission après 1 ans : 85 % des patients du groupe A sont en rémission et 80% des patients du groupe B sont en rémission

A combien fixez-vous le risque α :

A. 0.1%
B. 1%
C. 2,5%
D. 5%
E. 10%

QCM 17 (suite) Quelle est l'hypothèse nulle ?

A. Le traitement A est meilleur que B
B. Le traitement B est meilleur que A
C. L'absence de différence d'efficacité entre le traitement A et B
D. Les patients du groupe traitement A et B ont le même taux de rémission à un an
E. Un des deux traitements est meilleur que l'autre

QCM 18 (suite) : Quelle est l'hypothèse alternative ?

A. Le traitement A est meilleur que B
B. Le traitement B est meilleur que A
C. L'absence de différence d'efficacité entre le traitement A et B
D. Les patients du groupe traitement A et B ont le même taux de rémission à un an
E. Un des deux traitements est meilleur que l'autre

QCM 19 (suite) : Le traitement A est-il meilleur que le traitement B ?

A. Oui car les patients qui le prennent sont plus en rémission au bout d'un an
B. Non car la différence entre 80% et 85% n'est pas suffisante
C. Oui car la différence entre 80% et 85% est tout juste égale à 5% qui est la valeur du risque α
D. On ne peut pas répondre car les patients n'ont pas testé l'autre traitement
E. Il faut faire un test pour répondre

QCM 20 (suite) : On réalise finalement un test statistique au risque α=5% qui retrouve une significativité p= 35%, que peut-on conclure :

A. Il y a une différence significative d'efficacité de traitement t car $p>\alpha$
B. Il n'y a pas de différence significative d'efficacité de traitement car $p>\alpha$
C. Le traitement A est meilleur
D. Le traitement B est meilleur
E. Il y a une différence significative au risque α=40%

5. Notions de probabilité

5.1 Généralités

Une probabilité représente la vraisemblance de survenue d'un événement élémentaire, c'est-à-dire clairement défini, au cours d'une épreuve, d'une étude. Un événement est une des occurrences d'une série de possibilités constitutives de cette épreuve. Par exemple, la probabilité d'observer un six lorsque l'on lance un dé, cet événement pourra ou ne pourra pas avoir lieu ; ou bien il pourra se produire simultanément avec un ou plusieurs autres ; ou bien il ne pourra se produire que seul.

La probabilité que l'événement A se produise au cours d'une épreuve où plusieurs événements sont possibles peut être définie de la façon suivante : $P(A) = 0$ ou $P(A) = 1$ ou $0 < P(A) < 1$ et de même pour les autres événements. La somme des probabilités de tous les événements possibles de cette épreuve ne peut dépasser 1.

Exemple : au cours du lancement d'un dé la probabilité d'observer un six vaut $\frac{1}{6}$ puisqu'il y a 6 possibilités équivalentes et la probabilité d'observer un chiffre pair vaut $\frac{1}{6}+\frac{1}{6}+\frac{1}{6}=\frac{1}{2}$.

Si le nombre d'événements élémentaires est infini alors la probabilité de survenue de chacun est nulle.

Lorsque deux événements élémentaires peuvent se produire, la probabilité que l'un ou l'autre ait lieu est égale à la somme de leurs deux probabilités diminuée de la probabilité qu'ils se produisent simultanément.

La somme de la probabilité qu'un événement élémentaire se produise associée à la probabilité qu'il ne se produise pas est égale à 1.

5.2 La notion d'événement

Evénement élémentaire : C'est l'événement constitué d'un seul résultat

L'événement contraire de A : C'est l''évènement constitué des résultats n'appartenant pas à A.

Pour deux événements A et B, il peut y avoir intersection, réunion incompatibilité ou A et B peuvent être contraires.

Intersection : C'est l''évènement constitué des résultats communs aux évènements A et B. C'est la partie A et B.

Réunion : C'est l''évènement constitué des résultats de l''évènement A ou de l''évènement B. C'est la partie A ou B.

Incompatibilité : Deux évènements sont incompatibles s'ils n'ont aucun résultat en commun

5.3 Répétitions, combinaisons, permutations, arrangements des événements

Répétition : pour une série de n événements qui peuvent prendre p modalités le nombre de séries possibles de ces n événements à p modalités vaut $\mathbf{n^p}$.

Exemple : le code génétique : 4 bases sont associes par 3 pour former un codon (élément de base qui code pour un acide aminé lors de la synthèse des protéines. Le nombre de répétitions et donc de codons possibles est de 4^3soit 64

Permutations : le nombre de permutations possibles de n objets (c'est-à-dire le nombre possible de listes ordonnées de ces n objets) vaut factorielle n soit **n!**

Arrangements : le nombre d'arrangements sans répétition en liste ordonnée de k objets appartenant à un groupe n objets vaut :$\mathbf{An,k=n(n-1)(n-2)....(n-k+1)}$.

Combinaison : une combinaison est un arrangement sans ordre. Le nombre de combinaison possible de k objets dans une liste de n objets vaut :$\mathbf{Cn,k=}\frac{An,k}{k!}=\frac{n!}{k!(n-k)!}$

5.4 Les principes du calcul de probabilité

- La probabilité d'un événement associé à une épreuve est comprise entre 0 et 1
- Si deux événements sont incompatibles la probabilité de l'un ou l'autre est égale à la somme de leurs deux probabilités
- La probabilité d'un événement certain est égale à 1
- Il y a équiprobabilité lorsque tous les événements élémentaires ont la même probabilité

Ces 3 principes permettent d'écrire quelques évidences

La probabilité d'un événement est la somme des probabilités des événements élémentaires qui le composent.

La probabilité d'un événement impossible est nulle

La probabilité du contraire d'un événement est égale à 1 moins la probabilité de cet événement : $\Pr(\bar{A}) = 1 - \Pr(A)$

Si un événement B est inclus dans l'événement A la probabilité de B est inférieure ou égale celle de A. Ceci s'écrit partir du 2ème principe

$$(\Pr(A)=\Pr(B) + \Pr(A \text{ et } \bar{B})$$

La probabilité de l'événement A ou B est égale à la somme des probabilités de A et de B moins celle de (A et B) et donc

$$\Pr(A \text{ ou } B) = \Pr(A) + \Pr(B) - \Pr(A \text{ et } B)$$

5.5 *Probabilités conditionnelles : théorème de Bayes*

Dans une épreuve où deux événements sont possibles (et leurs contraires) nous nous intéressons à la probabilité que B se produise si A s'est produit et qui vaut P(B/A) ou $P(B\ si\ A) = \frac{P(A\ et\ B)}{P(A)}$ et est comprise entre 0 et 1.

La probabilité d'observer la réalisation simultanée de deux événements est le produit de la probabilité de l'un par la probabilité conditionnelle de l'autre si le premier est réalisé.

On peut écrire :

$$\text{P(A et B)=P(A) x P(B si A) et P(A et B)=P(B) x P(A si B)}$$

Et donc $\text{P(B si A)}= \frac{\text{P(A si B)}}{\text{P(A)}}\text{P(B)}$

Dans ce cas le théorème de Bayes s'écrit de la façon suivante :

$$\text{P(B si A)}= \frac{\text{P(A si B)P(B)}}{\text{P(A et B)+ P(A et }\bar{\text{B}})}$$

où $P(\bar{B}) = 1 - P(B)$.

Nous verrons une application du théorème de Bayes dans le chapitre relatif à l'évaluation d'une méthode diagnostique dans lequel à partir des résultats observés pour cette méthode où T+ représente un test e résultat positif et T- un test de résultat négatif et du regroupement des sujets en deux groupes appelés

« malades M+ » et « non-malades M-», il sera possible d'évaluer la performance de cette méthode.

Les données sont présentées dans un tableau de contingence

	M+	M-
T+	p1	p2
T-	p3	p4
	P (M+)	P (M-)

Dans ce cas, on calcule des indices de performance comme les valeurs prédictives et la valeur prédictive positive s'écrit : $VPP= \frac{Se\,.\,p}{Se\,.p+(1\text{-}Sp)(1\text{-}p)}$

avec : p = prévalence de la maladie ; c'est probabilité d'être malade pour un sujet = P(M+)

Se : sensibilité du test ou probabilité d'avoir un test positif quand on est réellement malade = P(T+/M+)

Sp : spécificité du test ou probabilité d'avoir un test négatif quand on n'est réellement pas malade = P(T+/M-)

En termes de probabilité VPP s'écrit de la façon suivante :

$$VPP= \frac{P(M+)\ x\ (P(\ T+/M+)}{P(M+)\ x\ P(\ T+/M+)+P(M\text{-})\ x\ P(\ T+/M\text{-})}$$

Et donc VPP = probabilité *à priori* d'être malade x par probabilité d'avoir un test positif lorsque l'on est malade / probabilité *à priori* d'être malade x par probabilité d'avoir un test positif lorsque l'on est malade + probabilité *à priori* d'être non-malade x par probabilité d'avoir un test positif lorsque l'on est non-malade.

Exemple : une maladie a une prévalence de 10%. On évalue la performance d'une méthode diagnostique T chez 100 malades et 900 témoins les résultats sont les suivants

	M+	M-
T+	91	43
T-	9	857

P(M+) = 10% et P(M-) = 90%

P(T+/M+) = 91/100 =91%

P(T+/M-) = 43/900 = 4,77%

$$\text{VPP} = \frac{(0{,}1\ x\ 0{,}9)}{(0{,}1\ x\ 0.9) + (0{,}9\ x\ 0{,}0477)} = 0{,}68\ ou\ 68\%$$

5.6 Questions

QCM 21 : Sachant que dans la population le sex ratio (proportion de garçons dans l'ensemble de la population) est de 0,5, la probabilité d'avoir 4 garçons dans une famille de 8 enfants

A. Vaut 0,5
B. Est de 0,27
C. Est de 1
D. Est de 0,005
E. Est de 0.375

QCM 22 : Un des premiers signes de la grossesse est la nausée matinale. Une étude a montré que 75% des femmes enceintes ont des nausées matinales. D'autres études ont montrés que les femmes sont souvent sujettes à des troubles digestifs et que même non enceinte 10% d'entre elles ont des nausées matinales. Une femme qui a un retard de règles a, à priori, 60% de chance d'être enceinte.

Quelle est la probabilité qu'elle soit enceinte si en plus elle a des nausées matinales.

A. 0,60
B. 0,92
C. 0,45
D. 0,75
E. 0,86

QCM 23 : Le signe de Murphy est un signe classique de cholécystite. Parmi les patients consultant aux urgences pour douleur abdominale, on estime que 90% de ceux atteints de cholécystite ont un signe de Murphy positif et que 20% de ceux n'ayant pas de cholécystite ont également un signe de Murphy positif. On estime que 15% des patients consultant aux urgences pour douleur abdominale ont une cholécystite.

Quelle est la probabilité pour un patient ayant un signe de Murphy positif d'avoir une cholécystite ?

A. 0,15
B. 0,44
C. 0,33
D. 0,90
E. 0,66

QCM 24 : Des parents vous amènent aux urgences leur enfant de 4 ans car ils craignent qu'il ait avalé des comprimés du traitement pour la tension du

père mais ils n'en sont pas certain (on considérera à priori, qu'il y a un risque sur deux qu'il ait pris les comprimés).

On sait que ce médicament donne des troubles digestifs dans l'heure qui suit dans 75% des cas d'ingestion accidentelle chez les enfants.

On sait également que 5% des enfants ont spontanément des troubles digestifs.

On sait qu'en cas d'ingestion de ce médicament par enfant de cet âge l'issue est fatale dans 10% des cas.

Vous gardez l'enfant en surveillance, au bout d'une heure il ne présente pas de troubles digestifs. Qu'elle est la probabilité d'issue fatale pour l'enfant ?

A. 0,01
B. 0,09
C. 0,05
D. 0,07
E. 0,02

QCM 25 : Chez les femmes jeunes, une infection urinaire basse (cystite) est due dans 75% des cas à une bactérie appelée E. Coli. E. Coli est résistante à l'amoxicilline (un antibiotique) dans 80% des cas. Les autres bactéries responsables de cystites sont sensibles à l'amoxicilline dans 80% des cas.

Quelle est la probabilité qu'une cystite soit due à une bactérie résistante à l'amoxicilline ?

A. 0.50
B. 0.80
C. 0.65
D. 0.35
E. Les données ne permettent pas de répondre à la question

QCM 26 (suite) : Quelle est la probabilité qu'une cystite soit due à E. Coli ou à une bactérie résistante à l'amoxicilline ?

A. 0.50
B. 0.80
C. 0.65
D. 0.35
E. Les données ne permettent pas de répondre à la question

QCM 27 (suite) : Quelle est la probabilité qu'une infection urinaire haute soit due E. Coli ?

A. 0.50
B. 0.80
C. 0.65
D. 0.35
E. Les données ne permettent pas de répondre à la question

QCM 28 (suite) : Quelle est la probabilité qu'une cystite résistante à un traitement par amoxicilline soit due à E. Coli ?

A. 0.50
B. 0.80
C. 0.65
D. 0.35
E. 0,92

QCM 29 : A 65 ans la prévalence du cancer colorectal est de 2% pour les hommes et 1,5% pour les femmes, celle du cancer du sein est de 6% pour les femmes (il n'y a pas de données pour les hommes) et celle du cancer de la prostate à 8% pour les hommes (pour les femmes, on estime empiriquement le risque à 0).

On sait que certain facteurs génétiques prédisposant au cancer du sein sont aussi prédisposant pour le cancer colorectal, ainsi une femme ayant fait un cancer du sein a deux fois plus de risque de faire un cancer colorectal. Le cancer de la prostate et colorectal n'ont pas de lien entre eux.

Quelle est la probabilité pour un homme de faire un cancer colorectal et un cancer de la prostate ?

A. 12%
B. 0,16%
C. 9,84%
D. 7,32%
E. On ne peut pas répondre, manque de données

QCM 30 (suite) : quelle est la probabilité pour un homme de faire un cancer colorectal ou un cancer de la prostate ?

A. 12%
B. 0,16%
C. 9,84%
D. 7,32%
E. On ne peut pas répondre, manque de données

QCM 31 (suite) : quelle est la probabilité pour une femme de faire un cancer colorectal ou un cancer du sein ?

A. 12%
B. 0,16%
C. 9,84%
D. 7,32%
E. On ne peut pas répondre, manque de données

QCM 32 (suite) : quelle est la probabilité pour une femme de faire un cancer du sein sachant qu'elle a fait un cancer colorectal ?

A. 12%
B. 0,16%
C. 9,84%
D. 7,32%
E. On ne peut pas répondre, manque de données

QCM 33 (suite) : quelle est la probabilité pour un homme la probabilité de faire un cancer du sein et un cancer colorectal ?

A. 12%
B. 0,16%
C. 9,84%
D. 7,32%
E. On ne peut pas répondre, manque de données

QCM 34 : On propose un dépistage du cancer colorectal par une analyse de selles (on recherche des traces de sang non visible à l'œil nu dans les selles), on appellera ce test A. 85% des personnes ayant un cancer colorectal ont un test de dépistage positif (= taux de dépistage des malades) et 95% des personnes non malades ont un test négatif.

Un homme de 65 ans vient vous consulter avec un test de dépistage positif, que lui répondez-vous concernant son risque d'avoir un cancer colorectal.

A. 10%
B. 25%
C. 85%
D. 90%
E. autre réponse

6. Les caractères qualitatifs : le pourcentage

Ce sont les caractères que l'on ne mesure pas comme par exemple la couleur des yeux ou l'appartenance ou non à un groupe. La présence du caractère est évaluée sous forme de pourcentage ou de proportion relative.il s'agit donc de la proportion du nombre d'individus appartenant à telle ou telle catégorie dans un groupe d'individus caractérisables en plusieurs sous-groupes ou catégories.

Pour étudier dans une population, la proportion de sujets ayant un caractère donné on ne dispose, en pratique, que de groupes issus de la population : ***les échantillons***. Même si le groupe est recruté au hasard de la population le pourcentage observé n'est pas le pourcentage exact.

Exemple : dans une population on observe des sujets bruns et d'autres qui ne le sont pas.

- soit p la proportion de bruns.
- soit q = (1-p) la proportion de non bruns.

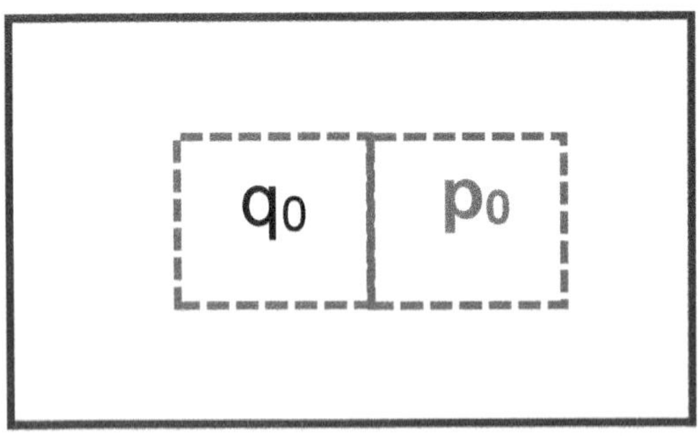

Dans cette population, on tire au sort, donc sous l'effet du hasard, un échantillon de n sujets (marqué en pointillé). Cet échantillon est caractérisé par p_0 la proportion observée de bruns (indice de positionnement) et q_0 ($q_0 = 1 - p_0$) la proportion observée de sujets qui ne sont pas bruns. On s'intéresse à la variabilité de p_0 (indice de dispersion) d'un tirage au sort à l'autre.

p_0 peut prendre des valeurs comprises entre 0 et 1 mais un grand écart entre p et p_0 est peu probable. Il est possible de calculer α la probabilité que $p_0$sorte d'un intervalle défini entourant p. De même, si l'on parie que le pourcentage p_0 sera compris dans un intervalle défini, quel est le risque d'être contredit par l'expérience.

Tout ceci n'est vrai que pour de grands échantillons, c'est-à-dire répondant aux deux conditions suivantes : $np \geq 5$ et $nq \geq 5$.

Par définition l'intervalle de fluctuation est défini par un écart e autour de p. Par exemple l'intervalle 40 % - 60 % autour de 50 % est défini par e = 10 % ou e = 0,1.

On exprime e avec une unité qui dépend de p et n et que l'on appelle l'écart-type du pourcentage observé : $\sigma_{p0} = \sqrt{\frac{pq}{n}}$

Le carré σ^2 est appelé variance du pourcentage observé.

Exemple : p = q = 0,5 et n = 100 et $\sigma = \sqrt{\frac{0,5x0,5}{100}} = 0,05$

L'écart e exprimé en prenant pour unité l'écart-type σ est appelé écart réduit ε avec $\varepsilon = e/\sigma$ pour e = 0,1 et σ = 0,05 ε = 0,1/0,05 = 2

Les valeurs de ε ont été mise en table car elles suivent une loi de probabilité bien définie : la loi normale. Dans la table de l'écart réduit, on trouve pour une valeur de ε, le risque α correspondant.

$\varepsilon = 1,96 \rightarrow \alpha = 5$ %

$\varepsilon = 2,054 \rightarrow \alpha = 4$ %

Habituellement pour α = 5 % nous posons pour simplifier ε = 2.

Donc si l'on fait le pari que la proportion de bruns dans un échantillon de 100 sujets tirés au sort dans la population où p = 50 % sera comprise entre 40 et 60 % nous avons à peu près 5 % de chances de nous tromper et d'observer une valeur de p_0, lors de ce tirage au sort, qui sorte de l'intervalle 40 à 60%..

Les conditions d'applications des lois des grands échantillons sont respectées car np = 100 x 0,5 et nq = 100 x 0,5. np et nq sont les effectifs théoriques ou calculés et ce sont dans cet exemple le nombre de bruns et de non bruns qu'aurait l'échantillon s'il avait la même composition que la population.

On peut dire que le risque 5 % correspond à 1,96 écarts-type ou qu'il y a seulement 5 % de chances pour que le pourcentage observé s'écarte du pourcentage de la population de plus de 1,96 écarts-type.

Un écart donné entre la composition de la population et celle de l'échantillon a d'autant moins de chances d'être dépassé que la taille de l'échantillon est plus grande. Ce qui pourrait aussi être dit de la façon suivante : plus l'échantillon est grand plus la précision des données qui le caractérise est grande. Autrement dit pour augmenter la précision il faut augmenter la taille de l'échantillon sans perdre de représentativité.

En effet, quand n augmente, l'écart-type $\sigma_{p_0} = \sqrt{\frac{pq}{n}}$ diminue et l'écart réduit $\varepsilon = e/\sigma$ augmente et donc α diminue.

L'intervalle de fluctuation de p_0 autour de p et défini par $\alpha = 0,05$ ou $\varepsilon = 1,96$ est un intervalle symétrique où l'on va retrouver 95 % des observations ; 5 % des observations étant situées hors de cet intervalle et réparties de façon symétriques de part et autre de cet intervalle comme le représente la figure suivante :

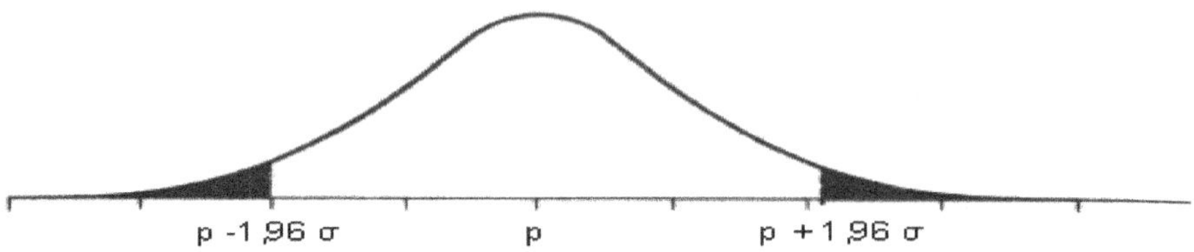

6.1 *Précision d'un pourcentage*

Évaluer la précision d'un pourcentage ou d'un sondage, c'est, connaissant le % p de sujet porteur d'un certain caractère, chercher à savoir quelles sont les limites de variations de ce pourcentage.

On tire au sort un échantillon p_0 et l'on veut savoir quelle est la marge d'erreur de p_0.

Exemple : on extrait d'une population un échantillon de 100 sujets et on observe 25 bruns donc $p_0 = 0,25$. Si on suppose que p est connue, au risque d'erreur de 5 %, p_0 peut varier de $p - 1,96\sqrt{\frac{pq}{100}}$ à $p + 1,96\sqrt{\frac{pq}{100}}$.

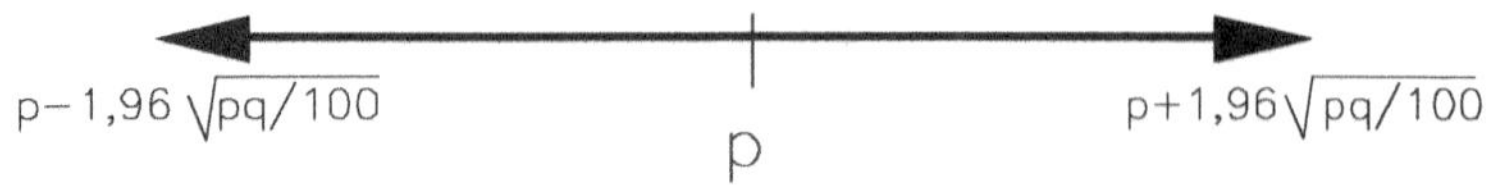

p_0 se trouve dans cet intervalle autour de p

La différence ou l'écart entre p et p_0 doit être inférieure à $1,96\sqrt{\frac{pq}{n}}$. C'est-à-dire, pour l'exemple précédent, que le calcul de l'expression $p - p_o < 1,96\sqrt{\frac{pq}{100}}$ fournira les limites de variations acceptables pour p au risque de 5 %. Comme il s'agit d'un grand échantillon p_o est proche de p et on peut évaluer $\sqrt{\frac{pq}{100}}$ par $\sqrt{\frac{p_oq_o}{100}}$. Ceci est possible car lorsque p augmente, q diminue et le produit pq varie peu.

$$\text{donc}\, p - 0,25 < 1,96\sqrt{\frac{0,25x0,75}{100}} < 0,08 \rightarrow p \pm 0,08$$

et p varie entre 17 et 33 %.

Cet intervalle est appelé intervalle de confiance à 95 %. Plus généralement pour un risque α donné l'intervalle de confiance est déterminé par les limites $p_o + \varepsilon\sqrt{\frac{p_oq_o}{n}}$ et $p_o - \varepsilon\sqrt{\frac{p_oq_o}{n}}$. Les dimensions de l'intervalle de confiance augmentent quand le risque diminue.

Ceci n'est vrai que si les conditions de validité du test sont respectées aux bornes (inférieures i et supérieures s) de l'intervalle de confiance : np_i et $nq_i \geq 5$ et np_S et $nq_S \geq 5$.

Pour un risque donné la précision du pourcentage est déterminée par l'intervalle de confiance. Cette précision est d'autant plus grande que l'intervalle est petit. La précision est donc proportionnelle à $\sqrt{n}$ et pour une précision 10 fois supérieure il faut un échantillon 100 fois plus grand.

Par contre la taille de la population n'intervient pas dans cette précision et donc si la taille de la population augmente, il est inutile d'augmenter la taille de l'échantillon pour augmenter la précision.

6.2 Nombre de sujets nécessaires pour évaluer la précision d'un pourcentage

Il s'agit de connaitre le nombre de sujets composant un échantillon tel que le pourcentage que l'on observera sera connu avec une précision que l'on fixe d'avance. La précision « e » est donnée par l'intervalle de confiance c'est-à-dire l'écart entre p et p_0. Cet écart peut facilement être calculé avec la formule suivante : $e = \varepsilon \times \sigma$.

Les valeurs de ε peuvent être trouvées dans la table de l'écart réduit. La précision souhaitée est donnée par e.

$e = \varepsilon\sigma$ ou $e = \varepsilon s$ permet de calculer n sachant que p, ε sont connus et e est fixée : l'expression $e = \varepsilon\sqrt{\frac{pq}{n}}$ permet de calculer $n = \frac{\varepsilon^2 \times pq}{e^2}$ ou $n = \frac{\varepsilon^2 \times p_0 q_0}{e^2}$.

Un candidat à une élection est crédité de 20 % des voix dans la population. Combien de sujets faut-il interroger lors d'un sondage pour connaître ce pourcentage avec une précision de 1 %, c'est-à-dire qu'en réalité il soit compris entre 19 et 21 %.

Au risque $\alpha = 5\ \% \rightarrow \varepsilon = 1{,}96$

$p = 0{,}2$ et $q = 0{,}8$

$e = 0{,}01$

$$n = \frac{\varepsilon^2 \times pq}{e^2} = \frac{1{,}96^2 \times 0{,}2 \times 0{,}8}{0{,}01^2} = \frac{0{,}61}{0{,}0001} = 6100$$

Au risque d'erreur 5 %, il faut interroger 6100 personnes pour retrouver ce pourcentage avec une précision de 1 %.

La précision peut aussi être exprimée en effectif. Par exemple combien faut-il interroger de sujets lors d'un sondage pour connaitre ce pourcentage avec une précision de +/- 25 personnes. Dans ce cas-là $e = 25/n$ (n effectif recherché).

Au risque $\alpha = 5\ \% \rightarrow \varepsilon = 1{,}96$

$p = 0{,}2$ et $q = 0{,}8$

$e = 25/n$

$$n = \frac{\varepsilon^2 \times pq}{e^2} = \frac{1{,}96^2 \times 0{,}2 \times 0{,}8}{(25/n)^2} = \frac{0{,}61}{225/n^2} \qquad n \times \frac{225}{n^2} = 0{,}61 \rightarrow n = \frac{625}{0{,}61} = 1025$$

Au risque d'erreur 5 %, il faut interroger 1025 personnes pour retrouver ce pourcentage avec une précision de 25 personnes.

6.3 *Comparaison d'un pourcentage observé à un pourcentage théorique*

Position du problème : il s'agit de comparer le pourcentage observé d'un événement au pourcentage théorique connu dans la population. L'hypothèse nulle de cette comparaison est l'absence de différence entre le pourcentage observée et le pourcentage théorique. Absence de différence signifie que la différence observée est comprise dans l'intervalle de confiance du pourcentage théorique.

Exemple : la fréquence d'une maladie est de 20 % chez les moins de 18 ans. On veut savoir si un médicament donné peut modifier ce pourcentage dans un sens ou l'autre. On fait donc le test sur un échantillon de 100 sujets tirés au sort dans la population et on observe le pourcentage de cette maladie à la fin du test.

- si le produit est inactif il sera difficile de conclure car dans l'échantillon p0 peut théoriquement prendre toutes les valeurs possibles entre 0 et 100 % même si à priori il est voisin de 20 %.

- si le produit est actif p_0 sera différent de 20 % mais il ne sera pas impossible d'observer p_0 = 20 %.

- il n'est donc pas possible de répondre avec certitude à la question posée et on répondra en acceptant un risque d'erreur de première espèce appelé α.

Quel est le test statistique à utiliser ?

- le produit est inactif et on teste l'hypothèse nulle c'est à dire l'hypothèse où p_0 est comprise dans l'intervalle de confiance de p. Les fluctuations d'échantillonnage font varier p_0 autour de 20 % et on peut définir cet intervalle avec un risque d'erreur donné. Au risque α = 5 % l'écart e varie de $\pm$ 1,96 σ, c'est-à-dire de $1,96\sqrt{\frac{0,2 \times 0,8}{100}}$ autour de 20% soit de 12 à 28 %.

Si le pourcentage observé tombe dans l'intervalle 12 - 28 % nous admettrons que l'écart entre 20 % et p_0 peut résulter des seules fluctuations d'échantillonnage et que l'activité du traitement n'est pas prouvée.

Si p_0 est en dehors de l'intervalle, nous n'admettrons plus que p_0 résulte des fluctuations d'échantillonnage et nous dirons que l'écart est significatif et le produit actif.

L'écart ($p - p_0$) est significatif si $p - p_0 \geq 1,96\sqrt{\frac{pq}{n}}$ avec α = 5 %.Ce que l'on peut aussi écrire : $\frac{|p - p_0|}{\sqrt{\frac{pq}{n}}} \geq \varepsilon$.

A ceci sont associés 2 risques :

① Si le traitement est sans effet p_0 varie autour de 20 % mais il peut être en dehors de l'intervalle. Comme nous le déclarons efficace nous commettons une erreur : ce risque d'erreur vaut α = 5 %.

② Si le traitement est efficace p_0 varie autour de p' différent de p mais rien n'empêche que les fluctuations d'échantillonnage amène p_0 dans l'intervalle de p nous déclarerons alors à tort le traitement inefficace. C'est un manque de puissance du test et la valeur du risque est inconnue car p' est inconnue.

Il y a donc 2 risques avec ce test :

- un risque de première espèce α ou risque d'erreur qui consisterait à déclarer actif le traitement qui ne l'est pas ou de réfuter l'hypothèse nulle alors qu'en réalité elle est vraie ;
- un risque d'erreur de deuxième espèce ou risque β ou défaut de puissance qui consisterait à écarter un traitement actif ou risque d'accepter l'hypothèse nulle alors qu'en réalité elle n'est pas vérifiée.

Il y a un antagonisme entre ces deux risques car si l'on veut avoir moins de chances d'adopter un traitement sans effet en augmentant l'écart e, on a plus de chances de ne pas reconnaître un traitement efficace

Donc, on dira :

- que la différence est significative quand le risque d'erreur est inférieur à 5 % c'est à dire quand ε est $\geq$ 1,96
- que la différence n'est pas significative quand le risque d'erreur est supérieur à 5 % c'est à dire quand $\varepsilon \leq$ 1,96.

Il est cependant tout à fait possible de déterminer le degré de signification associé à la comparaison avec la table de l'écart réduit. Tout ceci dépend de la taille de l'échantillon.

Exemple : 3 médecins effectuent la même étude et observent 14% de fumeurs chez des étudiants en médecine de 1ère année (p = 20 % dans la population du même âge).

- le premier avec n = 100
- le deuxième avec n = 200

- le troisième avec n = 1000

1) $\sigma = \sqrt{\frac{0{,}2x0{,}8}{100}} = 0{,}04 \text{ -> } \varepsilon = \frac{0{,}2-0{,}14}{0{,}04} = 1{,}5$ non significatif à 5 %

2) $\sigma = \sqrt{\frac{0{,}2x0{,}8}{200}} = 0{,}028 \text{ -> } \varepsilon = \frac{0{,}2-0{,}14}{0{,}028} = 2{,}12$ significatif à 5 %

3) $\sigma = \sqrt{\frac{0{,}2x0{,}8}{1000}} = 0{,}0126 \text{ -> } \varepsilon = \frac{0{,}2-0{,}14}{0{,}0126} = 4{,}75$ significatif à 0,00001 %

Les données d'un pourcentage, si le nombre de cas auquel il est associé n'est pas précisé, sont un renseignement inutilisable. Pour un même risque d'erreur, le test est d'autant plus puissant (β et 1 - β) que le nombre de cas est plus élevé. Pour vérifier un fait important, comme l'efficacité d'un médicament, il faut donc avoir un échantillonnage suffisant et vérifier que np et nq≥ 5.

Ce test qui mesure l'écart entre une probabilité observée et une probabilité donnée est appelé **test de l'écart réduit**.

6.4 Comparaison de 2 pourcentages observés

On tire au hasard deux échantillons A et B d'une population où p représente la proportion de porteurs d'un certain caractère. On obtient p_a et p_b les 2 pourcentages observés de ce caractère dans chaque groupe. Les 2 séries de données sont indépendantes. On s'intéresse aux valeurs que peut prendre la différence $d = p_a - p_b$ qui peut varier de (- 1 à +1) et si d = 0 et $p_a = p_b = p$ (proportion de la population). L'hypothèse nulle associée à cette comparaison est l'absence de différence entre Pa et Pb et l'hypothèse alternative est soit Pa < Pb soit Pa > Pb.

On étudie l'écart (d - 0) expression de la différence, c'est-à-dire l'hypothèse nulle d'absence de différence entre Pa et Pb, c'est-à-dire l'hypothèse d'une différence nulle ou proche de zéro. La probabilité que la différence d sorte de l'intervalle (- e, +e) est fournie par la table de l'écart réduit avec une approximation suffisante si on exprime l'écart e avec une unité convenable qui est l'écart-type de la différence.

$\sigma_d = \sqrt{\frac{pq}{n_a} + \frac{pq}{n_b}}$ ou écart-type de la différence

---

σ^2_d = variance de la différence est égale à la somme des variances correspondant à chaque échantillon.

Ceci n'est vrai que si les conditions d'applications sont vérifiées c'est à dire si $n_a p$ et $n_a q \geq 5$ et $n_b p$ et $n_b q \geq 5$.

La question qui se pose est donc : au vu de la différence observée entre les 2 pourcentages (p_a - p_b) est-il raisonnable de penser que les deux échantillons A et B proviennent de la même population ?

Le test à appliquer est caractérisé par 2 erreurs :

- le risque de 1ère espèce qui consistera à rejeter l'hypothèse de provenance de la même population alors que cette hypothèse est exacte.

- le risque de 2ème espèce ou manque de puissance qui consistera à ne pas rejeter cette hypothèse alors qu'elle est fausse.

On choisit α = 5 % et on rejette l'hypothèse dès lors que

$$|p_a - p_b| \geq 1{,}96\sqrt{\frac{pq}{n_a} + \frac{pq}{n_b}} \text{ ou } \varepsilon = \frac{|p_a - p_b|}{\sqrt{\frac{pq}{n_a} + \frac{pq}{n_b}}}$$

Exemple : on réalise une enquête sur les effets d'un antihypertenseur et pour cela on observe ses effets sur 2 groupes de sujets qui prennent ce médicament :

Groupe A : 200 femmes ; 38 n'ont pas de baisse de tension artérielle.

Groupe B : 200 hommes : 9 n'ont pas noté de baisse de tension artérielle.

La différence de pourcentage de sujets notant une baisse de tension entre les deux groupes est-elle significative avec α = 5 % ?

Dans l'hypothèse nulle on pose que le pourcentage de baisse de tension est commun aux deux groupes c'est à dire que dans l'hypothèse nulle p = 9 + 38 / 400 = 11,7 %.

Pour vérifier l'hypothèse nulle on teste l'hypothèse que les 2 échantillons proviennent de groupes ayant le même pourcentage d'échecs du traitement soit 11,7 %.

Groupe A: p_a= 38/200 = 0,19

Groupe B: p_b = 9/200 = 0,045

$$\varepsilon = \frac{|p_a - p_b|}{\sqrt{\frac{pq}{n_a} + \frac{pq}{n_b}}} = \frac{|0,19 - 0,045|}{\sqrt{\frac{0,115 x 0,885}{200} + \frac{0,115 x 0,885}{200}}} = 4,503$$

La différence est significative au risque 5 % car 4,503 est > à 1,96.

- *vérification des conditions d'applications :*

Attention : les conditions d'applications sont :

np = 200 x 0,117 = 23 et nq = 0,883 x 200 = 177

et elles ne sont pas :

np_a= 0,19 x 200 = 38 ou np_b = 0,045 x 200 = 9

nq_a=0,81 x 200 = 172 ou nq_b = 0,955 x 200 = 191

Les conditions d'applications sont vérifiées. Il existe une différence entre les pourcentages de sujets dont la tension diminue entre les deux groupes mais on ne peut pas conclure que le traitement en est la cause car il s'agit d'une enquête d'observation. Pour arriver à cette conclusion il faudrait comparer les pourcentages de diminution de la tension entre un groupe de témoins et un groupe d'hypertendus en tirant au sort des groupes mixtes.

6.5 Comparaison de 2 pourcentages dans le cas de 2 séries de données appariées

Dans ce cas les deux séries de données ne sont pas indépendantes. En effet le deuxième résultat observé est lié au premier. Les données sont dites appariées car elles sont recueillies deux fois chez le même sujet mais à des périodes différentes ou parce qu'elles portent sur le même objet. Par exemple : on demande à un sportif de définir son état de fatigue avant et après un entrainement. Dans ce cas certaines paires seront dites concordantes et les deux réponses seront identiques (fatigué avant et après ou pas fatigué avant et après) ou discordantes et les deux réponses seront différentes (+,- ou -,+, pas fatigué avant et fatigué après et inversement). La comparaison se fera en deux temps :

- Etude des paires discordantes (les paires concordantes c'est-à-dire celles pour lesquelles les deux réponses sont identiques (+ + ou - -) ne sont pas informatives), L'hypothèse nulle de cette comparaison est la suivante : les répartitions des réponses +- et -+ ne sont pas différentes.

- Etude de l'effet d'ordre : la 2ème réponse est-elle influencée par la première.

Exemple : on veut comparer deux traitements A et B donnés à 211 patients qui ont été leur propre témoins en recevant alternativement A et B. Le résultat est noté + ou moins. Il y a 211 couples de réponses + +, + -, - -, - +.

A	B	n
-	-	**65**
-	+	**29**
+	-	**15**
+	+	**102**

Les données peuvent aussi être présentées sous la forme suivante :

	A+	**A-**
B+	a = 102	b = 29
B-	c = 15	d = 65

On peut comparer les % de succès avec A et avec B, avec un test de comparaison de 2 pourcentages mais dans ce cas la conclusion serait faussée parce que les deux séries ne sont pas indépendantes. En effet, les traitements ont été pris par les *mêmes malades* à deux *moments différents*. On dit que les données sont appariées (une double correction fournit aussi des données appariées). Dans cette situation les résultats concordants + + ou - - n'apportent rien à la résolution de la question de la comparaison. On va donc tester les divergences - + et + - et évaluer si elles sont compatibles avec l'hypothèse d'équivalence des 2 traitements qui est l'hypothèse nulle. Il y a 44 divergences (15 paires +- et 29 paires -+).

La méthode consiste à comparer l'une des 2 proportions ; le % de (+-) = 29/44 = 0,69 ou le % de (-+) = 15/44 = 0,31 au pourcentage théorique 50 %.

$$\varepsilon = \frac{|p_0 - p|}{\sqrt{\frac{pq}{n}}} = \frac{|0{,}69 - 0{,}50|}{\sqrt{\frac{0{,}50 \times 0{,}50}{44}}} = 2{,}52 \text{ et } \quad P = 0{,}01$$

Donc A est supérieur à B, car il y a plus de réponses positives avec A, avec un risque d'erreur $\alpha \leq 5$ %. Il est aussi possible d'utiliser un test du Chi² pour répondre à cette question.

Mais en pratique il se pose une deuxième question :

- y-a-t-il une relation pour un malade entre le succès pour le traitement A et le succès pour le traitement B ? Pour cela, il faut comparer le pourcentage de succès avec B selon qu'il y a succès ou échec avec A. c'est ce qu'on appelle le **test de l'effet d'ordre.**

Quand A échoue il y a avec B = 29/94 = 30,8 % de succès.

Quand A réussit il y a avec B = 102/117 = 87,2 % de succès.

La comparaison entre ces deux groupes va montrer une différence très significative. Un malade, qui a une réponse positive avec A, a toutes les chances d'avoir une réponse positive avec B.

Les malades ont tendance à répondre de la même manière aux deux traitements avec un avantage pour A qui peut être considéré comme le meilleur. Le test adapté pour répondre à cette question est le test du Chi² (chapitre9 page 93).

Les données seront présentées sous forme de tableau de contingence

	A+	**A-**
B+	102	29
B-	15	65

$X^2 = 70{,}2$ $p < 10^{-10}$ le résultat du test est significatif

Il faut donc, en cas de séries appariées, procéder en 2 étapes :

1 - tester la différence entre les pourcentages de réponses positives

2 - évaluer la concordance des réponses.

6.6 Questions

Ex 1 : Décrire, avec un risque α=5%, la proportion de fumeurs dans l'échantillon

Il y a 37 fumeurs pour 66 personnes soit $p_0 = 0{,}56$. L'écart-type de p_0 vaut $\sqrt{\frac{p_0 \times q_0}{n}}$ c'est-à-dire $s = \sqrt{\frac{0{,}56 \times 0{,}44}{66}} = 0{,}061$. Pour une valeur de $\alpha = 0{,}05$ l'intervalle de confiance de p_0 varie de 0,56 – 1,96 x 0,061 à 0,56 + 1,96 x 0,061 soit de 0,44 à 0,68 ou de 44 à 68%

Validation de l'intervalle de confiance

$p_{inf} \times n = 0{,}44 \times 66 = 29{,}04$ qui est supérieur à 5

$q_{inf} \times n = 0{,}56 \times 66 = 36{,}96$ qui est supérieur à 5 ...

Ex 2 : Quelle serait la probabilité d'observer entre 30 et 50 fumeurs dans cet échantillon si la moitié de la population fume ?

La résolution de cette question se fait en deux temps. On cherche d'abord la probabilité d'observer moins de 30 fumeurs puis celle d'observer plus de 50 fumeurs.

1) première situation (moins de 30) : on a donc pour résoudre $e = \varepsilon\sigma$:

n = 66 et p = 0,5 (soit 33 fumeurs) et $\sigma = \sqrt{\frac{pxq}{n}} = 0{,}06$

pour n = 30 fumeurs, $p_0 = 30/66 = 0{,}45$

On évalue la probabilité d'observer une valeur extérieure à l'intervalle de taille +/- e autour de p.

$e = \varepsilon\sigma$ ➔ 0,5 – 0,45 = 0,05 ; ce que l'on peut écrire : $0{,}05 = \varepsilon \times 0{,}06$;

donc $\varepsilon = 0{,}05 / 0{,}06 = 0{,}83$

pour $\varepsilon = 0{,}83$ la valeur de $\alpha = 0{,}4$ dans la table de l'écart réduit.

Il y a donc 40 % de chances d'observer moins de 30 ou plus de 36 fumeurs dans l'échantillon (le risque est réparti de part et autre de l'intervalle de confiance), soit 20 % de chances d'en observer moins de 30.

2) deuxième situation (plus de 50), certaines données ne changent pas

n = 66, p = 0,5, $\sigma = 0{,}06$ et $p_0 = 50/66 = 0{,}76$ et $(1 - p_0) = 0{,}24$ soit n = 16

$e = \varepsilon\sigma$ ➔ 0,76 – 0,5 = 0,26 et $0{,}26 = \varepsilon \times 0{,}06$; donc $\varepsilon = 0{,}26 / 0{,}06 = 4{,}33$

pour $\varepsilon = 4{,}33$ $\alpha = 0{,}00001$

Il y a donc 0,001 % de chances d'observer moins de 16 ou plus de 50 fumeurs dans l'échantillon (le risque est réparti de part et autre de l'intervalle de confiance), soit 0,0005 % de chances d'en observer plus de 50.

Au total il y a 100 – (20 + 0,0005) soit à peu près 80 % de chances d'observer entre 30 et 50 fumeurs dans cet échantillon si la moitié de la population fume.

Ex 3 : La proportion de femmes dans l'échantillon est-elle compatible avec l'hypothèse d'un sex ratio égal à 1 (rapport de proportion hommes/femmes)?

Dans cet échantillon recruté par tirage au sort il y a 32 femmes et 34 hommes. Si l'hypothèse nulle (le sex ratio est respecté) est vérifiée on doit observer 33 femmes et 33 hommes soit p = 0,5. il faut donc comparer une pourcentage observé p_0 = 32/66 = 0,485 à un pourcentage théorique.

Les conditions d'applications sont vérifiées : 0,5 x 66 = 33 qui est > 5

$$\varepsilon = \frac{|p_0 - p|}{\sqrt{\frac{pq}{n}}} = \frac{|0{,}485 - 0{,}50|}{\sqrt{\frac{0{,}50 \times 0{,}50}{66}}} = 0{,}244 \text{ qui est} < 1{,}96.$$

Au risque α = 5 % l'hypothèse nulle ne peut pas être rejetée et le sexe ratio dans cet échantillon est compatible avec celui de la population.

Ex 4 : Y-a-t-il autant de femmes hypercholestérolémiques que d'hommes hypercholestérolémiques ?

H_0 est qu'il y a autant d'hypercholestérolémies dans les 2 groupes

Les données sont qualitatives

On va utiliser un test de comparaison de 2 pourcentages après avoir estimé p.

Il y a 20 femmes hypercholestérolémiques sur 32 et 18 hommes sur 34

(p_f = 0,625 et p_h = 0,53). Dans ce cas p vaut 38/66 soit 0,576.

Les conditions d'applications sont remplies car 66 x 0,576 = 38 et 66 x 0,424 = 28.

Dans ce cas comme $\varepsilon = \frac{p_a - p_b}{\sqrt{\frac{pq}{n_a} + \frac{pq}{n_b}}}$ nous trouvons donc :

$$\varepsilon = \frac{|0.625 - 0.53|}{\sqrt{\frac{0.576 \times 0.424}{32} + \frac{0.576 \times 0.424}{34}}} = 0{,}78 \text{ qui est} < 1{,}96$$

Le test est non significatif au risque α = 5 %

Conclusion : Il y a autant de femmes que d'hommes hypercholestérolémiques (l'hypothèse nulle est vérifiée).

Ex 5 : Y-a-t-il hypercholestérolémie quand il y a hypertriglycéridémie ?

Il s'agit de données appariées. En effet les 2 mesures sont réalisées chez les mêmes individus.

Par définition il y a hypercholestérolémie lorsque le cholestérol est supérieur à 2 g/L et de même pour les triglycérides. Les informations du tableau de données permettent de construire le tableau suivant :

	N
Hypercholestérolémie + hypertriglycéridémie	33
Hypercholestérolémie + triglycéridémie < 2 g/L	5
Cholestérolémie < 2 g/L + hypertriglycéridémie	7
Cholestérolémie < 2 g/L + triglycéridémie < 2 g/l	21

Si l'hypothèse nulle est vérifiée, il y a autant d'hypercholestérolémie que d'hypertriglycéridémie et tous les sujets hypercholestérolémiques ont une hypertriglycéridémie.

Nous allons travailler sur les résultats discordants. Il y a 12 paires discordantes dont 7 cholestérolémie < 2 g/L avec hypertriglycéridémie soit p = 0,58. Nous allons comparer ce pourcentage à p = 0,5 (hypothèse nulle).

Les conditions d'applications sont vérifiées car np = 0,5 x 12 = 6 et nq = 0,5 x 12 = 6.

$$\varepsilon = \frac{|p_0 - p|}{\sqrt{\frac{pq}{n}}} = \frac{|0,58 - 0,50|}{\sqrt{\frac{0,50 \times 0,50}{12}}} = 0,55$$ qui est inférieur à 1,96.

Au risque α = 0,05 l'hypothèse nulle ne peut pas être rejetée.

Conclusion : il y a autant d'hypercholestérolémiques que d'hypertriglycéridémiques

QCM 35 : Dans l'échantillon de population décrit dans l'exercice la proportion de fumeur, au risque α=5%, vaut

A. 56%
B. 37%
C. 56 ± 12,2%
D. 37± 0,59%
E. 56 ± 6,1%
F. 44% +/- 12,2%

QCM 36 : Dans l'échantillon de population décrit dans l'exercice la proportion de fumeur, au risque α=5%, est comprise entre 44 et 68%. Les calculs sont possibles

A. Parce que n est supérieur à 5 dans le groupe
B. Parce que n est supérieur à 5 dans le sous-groupe « fumeur »
C. Parce que n est supérieur à 5 dans le sous-groupe «non-fumeur »
D. Parce que alpha vaut 5%
E. Aucune de ces réponses

QCM 37 : Dans l'échantillon de population décrit dans l'exercice la proportion de fumeur, au risque α=1%, vaut

A. 56%
B. 44%
C. 56 ± 15.7%
D. 56 ± 6,1%
E. Aucune de ces réponses

QCM 38 : la précision d'un pourcentage observé dans un échantillon

A. Est donné par l'écart entre la plus petite et la plus grande valeur observée
B. Dépend de la taille de l'échantillon
C. Dépend de la taille de la population
D. Dépend du risque alpha posé pour l'évaluer
E. Est indépendante du risque alpha posé pour l'évaluer

QCM 39 : Nous nous posons la question suivante : y-a-t-il autant d'hommes que de femmes ayant une cholestérolémie supérieure à 2 g/L.

Je peux faire cette comparaison parce que

A. Le nombre total de sujet est supérieur à 5
B. Le nombre total de sujet est supérieur à 30
C. Le nombre théorique de sujet de chaque sous-groupe est supérieur à 5
D. Il n'y a pas de conditions pour faire cette comparaison
E. Aucune de ces réponses n'est exacte

QCM 40 : Dans la population, une maladie touche 50% des jeunes adultes (20 à 30 ans) qui représentent 20% de la population. La prévalence de cette maladie est de 10% dans la population. Chez les jeunes adultes, la prévalence de cette maladie est comprise

A. Entre 9 et 11%
B. Entre 20 et 30%
C. Entre 40 et 60%
D. Entre 18 et 22%
E. Non évaluable car on ne connait pas la répartition des classes d'âge

QCM 41 : Le pourcentage de difficultés scolaires à 8 ans chez les enfants nés prématurés est considéré comme étant égal à 30 %. Combien d'enfants prématurés faut-il étudier pour mesurer ce pourcentage avec une précision de ± 5 % ?

A. 100
B. 1000
C. 59
D. 323
E. 525

QCM 42 (suite) : En interrogeant à la fois les parents et les enseignants, le pourcentage de difficultés scolaires est estimé à 25 % pour les parents et 37 % selon les enseignants.(pour un même enfant, le constat de difficultés scolaires est porté à la fois par ses parents et son enseignant)

A. Ces données sont appariées
B. Ces données sont qualitatives
C. Ces données sont quantitatives
D. On pourrait rechercher la corrélation entre ces 2 pourcentages
E. Une telle différence (50 % de plus chez les enseignants) est très significative.

QCM 43 : Dans une ville, il y a 2 lycées A et B. Une enquête dans le lycée A montre que 2% de la population fume. On fait la même étude dans le lycée B sur un échantillon de 2000 personnes tirées au sort.

Dans quel intervalle devrait se situer au risque 5% le nombre de fumeurs observé si la fréquence est la même sur les 2 lycées ?

A. 33.8 à 46.2
B. 27.8 à 52.2
C. 39.4 à 40.6
D. 39.7 à 40.3
E. Autres valeurs

QCM 44 (suite) : En réalité on observe 22 fumeurs dans cet échantillon de 2000 personnes. Est-il possible que le caractère étudié (être fumeur) ait la même fréquence dans les 2 lycées ?

A. Bien sur l'écart observé peut n'être dû qu'au hasard
B. Non, on devrait en trouver 40 s'il y a 2% de fumeurs
C. Non car le résultat est en dehors de l'intervalle calculé à la question précédente
D. On ne peut conclure avec un pourcentage aussi faible
E. Autre réponse

QCM 45 (suite) : Quelle était la probabilité d'observer un écart au moins aussi grand (22 malades au lieu de 40) dans l'hypothèse d'une fréquence de 2% du nombre de fumeurs dans le lycée B ?

A. Moins de 5%
B. Moins de 1%
C. Moins de 0.01%
D. Probabilité nulle
E. Autre réponse

QCM 46 : Un étudiant souhaite faire son travail de thèse sur la compréhension d'un tract publicitaire. Ce travail sera mené par l'analyse d'un questionnaire remis aux participants à la sortie d'un grand magasin. La lecture de la littérature scientifique sur le sujet (peu prolixe) permet d'estimer que 25 % des personnes ne comprennent pas le tract.

Le travail souhaite estimer cette fréquence à +/- 10 %, avec un risque d'erreur de 5 %.

Par ailleurs, l'expérience de l'équipe montre que 1 questionnaire sur 2 donné aux participants n'est jamais récupéré. Combien de questionnaires va-t-il falloir distribuer pour mener à bien ce travail ?

Ce problème peut être résolu par :

A. un test de Chi2
B. un peu de bon sens : il n'y a qu'à distribuer un maximum de questionnaires !
C. un calcul prenant en compte la table de l'écart réduit
D. le théorème de Bayes
E. un logiciel de statistiques, car le calcul à la main est fastidieux

QCM 47 (suite) : compte tenu des informations disponibles, Le nombre de questionnaires peut être estimé à :

A. 72
B. 36
C. 25
D. 5
E. 10
F. 144

QCM 48 (suite) : Combien faudrait-il distribuer de questionnaire pour connaitre ce nombre de questionnaire à distribuer à +/- 10 questionnaires

A. 100
B. 200
C. 144
D. 139
E. 278

QCM 49 : Dans une population de personnes âgées le pourcentage de cardiaques est p = 20%. On tire au sort un échantillon de 10 personnes. Le nombre maximum de cardiaque que l'on peut observer (α = 5%)

A. 5
B. 7
C. 10
D. On ne peut pas répondre à cette question
E. 20

QCM 50 : dans cet échantillon de 10 personnes, quelle est la probabilité que le nombre de cardiaque soit supérieur ou égal à 2 ?

A. 50%
B. 25%
C. 62%
D. La taille de l'échantillon ne permet pas de répondre à cette question
E. 100%

QCM 51 : On prend au hasard un échantillon de 100 personnes issu de la même population. Au risque 5% dans quel intervalle se trouve le pourcentage de cardiaques ?

A. 12.2 à 27.8%
B. 16.2 à 23.8%
C. Les conditions d'applications de ce calcul ne sont pas remplies
D. On ne peut répondre avec certitude
E. 5%

QCM 52 : Quelle est la probabilité d'observer moins de 24 cardiaques dans cet échantillon ?

A. 16%
B. 24%
C. 68%
D. 84%
E. 10%

QCM 53 : L'équipe commerciale d'un supermarché cherche à savoir si la clientèle intéressée par un nouveau produit a le même profil que la clientèle régionale pour ce produit. (le profil régional est connu par différentes enquêtes). Ce profil est le suivant : 23% de la clientèle a une opinion favorable de ce produit et est en moyenne âgée de 28 ans.

Combien faut-il interroger de client pour retrouver le même profil c'est à dire 23% de satisfaction avec une précision de +/- 12 personnes (au risque α =1%)

A. 100
B. 100 +/- 1%
C. On ne peut pas le déterminer
D. 123
E. 12

QCM 54 Si on réalise un test de dépistage A à 1000 personnes atteintes d'un cancer colorectal, quelle est la probabilité d'avoir entre 840 et 870 personnes qui ont un test positif ?

A. 54%
B. 62%
C. 77%
D. 92%
E. autre réponse

QCM 55 On veut tester un nouveau test de dépistage. On applique ce test B à 1000 personnes atteintes d'un cancer colorectal et 900 ont un résultat positif.

Quel est le taux de dépistage des malades avec ce test B avec IC95%?

A. 90% [88,1% - 91,9%]
B. 90% [89,1% - 90,9%]
C. 90% [85% - 95%]
D. 90% , l'IC n'est pas calculable
E. autre réponse

QCM 56 (suite) : L'intervalle de confiance à 90% sera

A. le même
B. plus large
C. plus étroit
D. on ne peut préjuger sans faire de calcul
E. autre réponse

QCM 57 (suite) : Combien faut-il recruter de patients pour cette étude si l'on veut connaitre le pourcentage de dépistage des malades avec une précision d'au moins +/- 1%

A. 345
B. 3458
C. 18
D. On ne peut pas répondre, manque de données
E. autre réponse

7. Les caractères quantitatifs

Les caractères quantitatifs sont ceux que l'on peut mesurer. Ils peuvent être de type continu et toutes les valeurs sont possibles ou discontinus et seules certaines valeurs sont possibles. Ces caractères sont décrits par la moyenne et l'écart-type ou la médiane et les centiles et un paramètre de forme de la distribution. Celle-ci est ou n'est pas de type gaussien.

Dans la population, on tire au sort, donc sous l'effet du hasard, un échantillon de n sujets (marqué en pointillé).

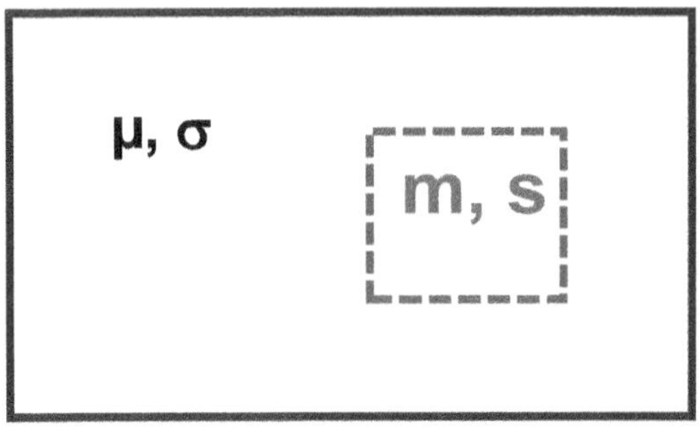

La population et l'échantillon tirés au sort sont décrits par des indices.

Pour un échantillon de type gaussien

Indice		Population	échantillon
Positionnement	Moyenne	μ	m
Dispersion	Ecart type	σ	s
forme		?	distribution gaussienne
			effectif

Pour un échantillon non gaussien ces indices sont la médiane, l'étendue, l'espace interquartile, l'effectif ....

7.1 Description des caractères quantitatifs

Les mesures effectuées sur les individus fournissent une série de valeur x.

La composition de l'échantillon ou de la population pourra être résumée par 2 indices renseignant sur la valeur moyenne des valeurs de x et sur la variabilité de ces valeurs.

Pour la population ces deux indices se calculent de la façon suivante :

- la moyenne : $\mu = \frac{\sum x}{n}$.

- la variabilité : chaque valeur x présente un écart par rapport à la moyenne $e = x - \mu$. La variabilité représente l'ensemble des écarts e. On la représente par la moyenne des carrés des écarts que l'on appelle la variance : $\sigma^2 = \frac{\sum e^2}{n} = \frac{\sum (x-\mu)^2}{n}$

La racine carrée de la variance est appelée écart-type ou σ.

D'une façon générale on peut écrire : $\mu = \frac{\sum n_i x_i}{n}$

$$\text{et} \quad \sigma^2 = \frac{\sum e^2}{n} = \frac{\sum n_i (x_i - \mu)^2}{n}$$

Habituellement on ne travaille qu'avec de grands échantillons, c'est à dire avec $n \geq 30$ et dans ce cas on suppose que la loi de distribution des valeurs suit une loi normale ou distribution de Gauss.

Cette distribution est définie par la loi de densité suivante : $y = \frac{1}{\sigma\sqrt{2\pi}} e^{-\frac{(x-\mu)^2}{2\sigma\sigma}}$

Cette loi dépend de 2 paramètres σ et μ qui sont l'écart-type et la moyenne de la distribution. Elle peut être décrite au moyen d'une table qui donne la probabilité d'observer un écart réduit $\varepsilon = \frac{e}{\sigma} \geq \varepsilon$ et pour α = 5 %, ε = 1,96. La loi normale est correctement suivie par la moyenne dès que n atteint 30 et on appelle grands échantillons tous les échantillons pour lesquels $n \geq 30$.

Les caractères en médecine sont le plus souvent répartis selon des lois voisines de la loi normale. En fait une quantité x mesurée pour un individu donné est le résultat d'une multitude de facteur additionnant indépendamment leurs effets. Elle a donc la signification d'une somme ou ce qui revient au même d'une moyenne vis à vis de ces facteurs élémentaires. Sa loi de probabilité est alors celle d'une moyenne et est proche de la loi normale.

7.2 Evaluation de la normalité d'une série de valeurs observées

Il existe des tests relativement performants pour évaluer le caractère gaussien d'une distribution de valeurs comme le test de Shapiro et Wilks ou le test de Kolmogorov-Smirnov. Ils ne seront pas présentés ici mais nous évoquerons trois autres approches du problème.

1- comparaison de la distribution observée des valeurs à une distribution théorique normale.

Une série de mesure donne les résultats suivants :

3	2	5	4	8	9	7	2	8	5	15	14	15	12	12
12	14	15	12	17	3	9	15	9	6	4	5	12	12	6
14	9	15	8	15	24	22	23	14	17	11	11	7	8	8
8	8	12	6	11	17	18	19	17	21	23	21	21	21	22

Nombre de valeurs : 60 comprises entre 2 et 24

Moyenne : 12,0 et écart-type : 5,97

Les valeurs quantitatives sont réparties en plusieurs catégories (on les transforme en données qualitatives : nombre de sujets par catégories) après rangement par ordre croissant. Ceci permet de tracer un histogramme dont la forme en elle-même est déjà évocatrice. Chacun des groupes constitués détermine une classe de valeurs. Les limites de ces classes permettent de calculer des écarts à la moyenne. Le plus simple est la décomposition en catégories basées sur l'écart type s . On obtient de façon simple 6 catégories de valeurs observées :

Nombre de valeurs < à moyenne – 1,96 s

Nombre de valeurs comprises entre – 1 s et – 1,96 s

Nombre de valeurs comprises entre moyenne et – 1 s

Nombre de valeurs > à moyenne + 1,96 s

Nombre de valeurs comprises entre + 1 s et + 1,96 s

Nombre de valeurs comprises entre moyenne et + 1 s

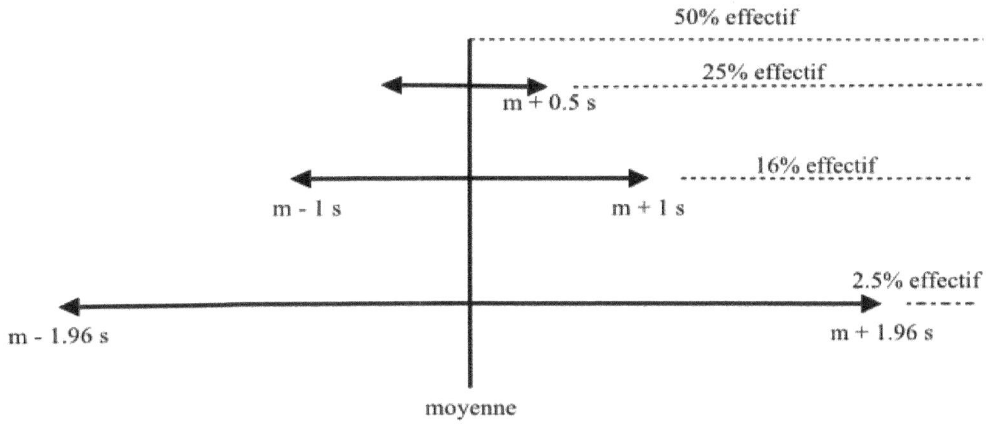

Il est aussi possible d'appliquer à cette distribution tout autre découpage en 6 catégories pourvu que l'on respecte la symétrie autour de la moyenne.

Si l'hypothèse nulle d'une distribution normale est vérifiée, il existe une distribution théorique de ces 60 valeurs décrite par la loi de Gauss. Le principe est pour chaque catégorie d'évaluer l'écart entre l'effectif observé et l'effectif théorique donné par la courbe de distribution. Pour la rechercher nous nous basons sur la formule suivante $e = \varepsilon s$ ou $\varepsilon = e/s$ (e est l'écart entre la moyenne et une certaine valeur et s = 5,97) et la table de l'écart réduit pour trouver les valeurs de α.

Dans l'exemple, la répartition est faite en 6 catégories réparties entre 0 et 24. Le découpage n'est pas réalisé sur l'intervalle de confiance mais sur un intervalle de 4.

intervalle	< 3,99	4-7,99	8-11,99	12-15,99	16-19,99	>20
Nombre de valeurs observé	4	10	14	17	6	9

Ce découpage correspond aux catégories d'un histogramme sur lequel on peut superposer la loi de distribution calculée à partir de la moyenne et l'écart type. Il existe pour chaque classe de l'histogramme une différence entre le nombre observé de sujet et le nombre qui pourrait être calculé à partir de la loi de Gauss.

L'intervalle de fluctuation des valeurs observées autour de m et défini par α = 0,05 ou ε = 1,96 est un intervalle symétrique où l'on va retrouver 95 % des observations ; 5 % des observations étant situées hors de cet intervalle et réparties de façon symétriques de part et autre de cet intervalle comme le représente la figure suivante :

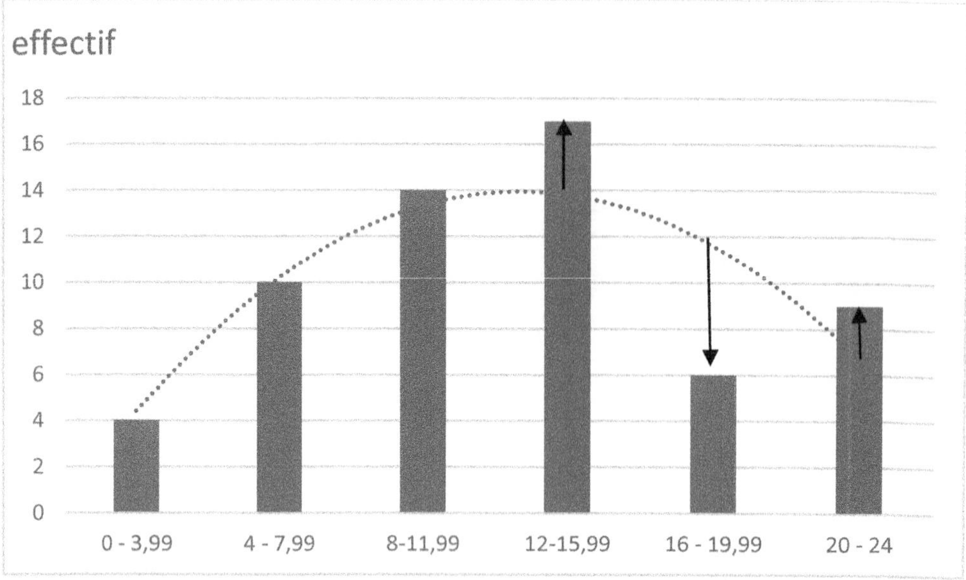

En appliquant ce schéma basé sur l'écart type à notre échantillon nous pouvons dire :

- Pour un écart entre la moyenne et la valeur 4

e=12 – 4 = 8 et ε = 8/5,97 = 1,34, donc α = 0,18 ; si la loi est normale le risque α est réparti de façon symétrique autour de la moyenne et il y a donc 9 % de chance d'observer une valeur inférieure à 3,99 soit en théorie 60 x 0,09 = 5,4 valeurs

- Pour un écart entre la moyenne et la valeur 8

  e=12 – 8 et ε = 4/5,97 = 0,67, donc α = 0,50 ; il y a donc 25 % de chance d'observer une valeur inférieure à 7,99, c'est-à-dire 16 % de chance d'observer une valeur comprise entre 4 et 7,99 soit 60 x 0,16 = 9,6 valeurs.

- Si la loi de distribution est normale on doit en théorie observer 30 valeurs inférieures à la moyenne et donc 15 entre 8 et la moyenne.

- Le raisonnement est le même pour les valeurs situées au-dessus de la moyenne et en théorie on doit observer 15 valeurs entre 12 et 15,99, 9,6 valeurs entre 16 et 19.99 et 5,4 valeurs au-delà de 20

Pour effectuer la vérification du caractère gaussien nous appliquons un test de X^2 de comparaison d'une répartition observée à une répartition théorique. Le *principe et la réalisation de ce test sont abordés dans le chapitre suivant. Il s'agit de comparer les écarts observés entre les données réelles et des données théoriques de répartition obtenues à partir de la courbe de Gauss*

Les données regroupées en catégories peuvent être présentées sous forme de tableau :

	< 3,99	4-7,99	8-11,99	12-15,99	16-19,99	>20
Observé	4	10	14	17	6	9
H_0 vérifiée	5,4	9,6	14	14	9,6	5,4

On obtient X^2 = 4,46 pour X^2 théorique (valeur limite de rejet de H0) = 11,07 (ddl = 5); on peut admettre que l'hypothèse nulle d'absence de différence entre la distribution observée et la distribution théorique est vérifiée et que la distribution suit une loi normale.

Quand on ne sait pas comment définir les catégories de valeurs, le plus simple est d'en définir 6 groupes : celles situées au-delà de ± 2 écarts-type, celles situées entre 1 et 2 écarts-type et celles situées entre moyenne et ± 1 écart-type.

2 - tracé de la droite de Henry

Cette méthode graphique permet d'estimer le caractère gaussien de la distribution sans connaître la moyenne et l'écart type. Les valeurs sont rangées par ordre croissant et on détermine les fréquences cumulées des valeurs inférieures ou égales à une certaine valeur de x.

	Nombre de valeurs observées	Fréquence cumulée
0 – 4	6	6/60 = 0,1
0 – 6	12	12/60 = 0,2
0 - 8	21	21/60 = 0,35
0 –9	25	25/60 = 0,42
0 – 12	35	35/60 = 0,58
0 – 14	39	39/60 = 0,85
0 – 15	45	45/60 = 0,75
0 – 18	50	50/60 = 0,83
0 – 22	57	57/60 = 0,95
0 – 24	60	1

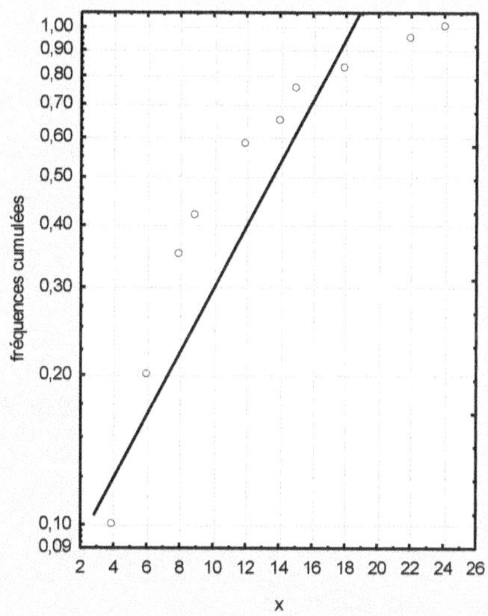

Ensuite on trace un graphe tel que x représente les limites des classes de valeurs et y la fréquence cumulée. La distribution est considérée comme normale si les points sont alignés ou proches de l'alignement.

3 – évaluation de la symétrie et l'aplatissement de la distribution (paramètres de formes)

- Aplatissement (Skewness) $S = \dfrac{n\sum(x - m_x)^3}{s^3\,(n-1)(n-2)}$
- Aplatissement standardisé = $\dfrac{S}{\sqrt{\dfrac{6}{n}}}$ doit être compris entre –2 et +2
- Symétrie (Kurtosis) $K = \dfrac{n(n+1)}{(n-1)(n-2)(n-3)} \times \dfrac{\sum(x - m_x)^4}{s^4} - \dfrac{3(n-1)^2}{(n-2)(n-3)}$
- Symétrie standardisée = $\dfrac{K}{\sqrt{\dfrac{24}{n}}}$ doit être comprise entre – 2 et +2

Si les deux coefficients standardisés sont compris entre –2 et +2 alors on peut assimiler la distribution de valeurs à une distribution normale.

Avec les données précédentes :

$S = -0{,}841$ et $S_{standardisé} = -1{,}33$

$K = 0{,}268$ et $K_{standardisé} = 0{,}848$

La distribution peut être considérée comme gaussienne.

Si la distribution est de type gaussien, alors la moyenne et l'écart-type sont des bons paramètres de représentation de l'échantillon sinon il est préférable d'utiliser la médiane et les percentiles. La normalité peut aussi être approché par une transformation de variable comme par exemple la transformation logarithmique où l'on remplace chaque valeur de x par le log(x) avant de calculer moyenne et écart-type et de vérifier la normalité.

7.3 Estimation de la moyenne et de la variance à partir d'un échantillon

On dispose d'un échantillon de n sujets. Si l'on applique les mêmes calculs que pour la population :

La moyenne vaut: $m = \frac{\sum x}{n}$ la variance vaudrait : $s^2 = \frac{\sum (x-m)^2}{n}$

La moyenne m est une bonne estimation de μ moyenne de la population. Par contre s^2 n'est pas une estimation satisfaisante de σ^2 car on calcule les carrés des écarts par rapport à m et non par rapport à μ. En effet la somme des carrés obtenus est trop faible car la somme des carrés des écarts d'une série de quantités par rapport à leur moyenne m est toujours plus petite que par rapport à n'importe quel autre nombre et donc $\sum (x-m)^2 < \sum (x-\mu)^2$.

La meilleure formule possible pour que s^2 estime correctement σ^2 est la suivante ; on applique une pondération au dénominateur en le diminuant de 1 pour minimiser les effets de l'inégalité présentée plus haut :

$$s^2 = \frac{\sum (x-m)^2}{n-1}$$ (n-1) est le nombre de degrés de liberté

$$s^2 = \frac{\sum (x-m)^2}{n-1} = \frac{\sum x^2 - \frac{(\sum x)^2}{n}}{n-1}$$

7.4 *Fluctuations d'échantillonnage d'une moyenne, précision d'une moyenne*

Dans la population une variable est caractérisée par une moyenne μ et variance σ^2. On prend un échantillon de n valeurs pour lesquelles on calcule m. A priori m est très proche de μ et on peut décrire les fluctuations de m autour de μ en évaluant pour chaque intervalle centré sur μ la probabilité que m sorte de cet intervalle. L'intervalle est défini par e autour de m.

La distribution des valeurs de m est une distribution normale de moyenne μ et variance σ^2/n quelle que soit la distribution de x dans la population pourvu que n soit assez grand ($n \geq 30$).

Exemple : dans une population $\mu = 10$ et $\sigma^2 = 4$ et $n = 30$. Quelle est la probabilité pour que m soit compris entre 9,5 et 10,5 ?

$e = 0{,}5$ et $\sigma^2_m = 4/30 = 0{,}133$,$\varepsilon = e/\sigma = 0{,}5/0{,}36 = 1{,}39$

Dans la table de l'écart réduit 1,39 correspond à $\alpha = 16$ %

De même, connaissant α ou ε, il est possible de calculer les limites de l'intervalle de confiance et pour $\alpha = 0{,}001$ et $\varepsilon = 3{,}29$

on a : e =3,29 x 0,36 = 1,18 et 8,82 < m < 11,18

La variance de m doit être d'autant plus petite que l'effectif n de l'échantillon est plus grand et elle dépend directement de la variance de la population.

Un écart donné entre la moyenne de l'échantillon et celle de la population a d'autant moins de chance d'être dépassé que la taille de l'échantillon est plus grande.

7.5 L'intervalle de confiance

En règle générale on ne connaît pas la composition de la population et on cherche donc à obtenir des renseignements en consentant un certain risque d'erreur.

Exemple : on connaît σ^2 et on extrait un échantillon de taille n et moyenne m. Quel est l'intervalle de confiance de μ. m suit une loi normale de moyenne μ et écart-type $\frac{\sigma}{\sqrt{n}}$ et donc au risque de 5 % m est compris entre $\mu - 1{,}96\frac{\sigma}{\sqrt{n}}$ et $\mu + 1{,}96\,\frac{\sigma}{\sqrt{n}}$.

Donc pour un risque α donné l'intervalle de confiance varie autour de la moyenne selon la formule : $m \pm \varepsilon\frac{\sigma}{\sqrt{n}}$

car m est une bonne estimation de μ.

L'intervalle augmente quand le risque diminue. Et si on ne connaît pas σ^2 on calcule son estimation s^2 qui fournit une approximation de la variance de la population

$$s^2 = \frac{\sum (x-m)^2}{n-1} = \frac{\sum x^2 - \frac{(\sum x)^2}{n}}{n-1}$$

Conditions d'applications :

1) le tirage au sort de l'échantillon suppose que la composition de la population reste pratiquement inchangée par le retrait de l'échantillon ; la taille de la population doit être grande par rapport à celle de l'échantillon.

2) l'échantillon doit être suffisamment grand ($n \geq 30$) pour que la moyenne fluctue selon une loi normale ce qui permet l'estimation de la variance exacte σ^2 par son estimation la variance observée s^2.

Si ces conditions et surtout la deuxième ne sont pas remplies on ne pourra utiliser l'intervalle de confiance et la description de l'échantillon passera par la médiane, l'étendue (distance de la plus petite à la plus grande valeur), les percentiles (5 et 95 par exemple).

Dans le carnet de santé, par exemple, la description de la courbe de poids et de la courbe de la taille de d'enfant se font sur un abaque utilisant la médiane et les percentiles 10 et 90 comme paramètres de description de la population.

7.6 Notion d'intervalle de confiance de la moyenne et d'intervalle pour un sujet (ou la population)

- la moyenne de la population est comprise dans un intervalle $m \pm 1{,}96\frac{\sigma}{\sqrt{n}}$ au risque 5 %. L'intervalle est d'autant plus petit que n est grand.

• l'intervalle pour un sujet est défini par $m \pm 1{,}96\sigma$ si le caractère a une loi normale de distribution. En médecine l'intervalle pour un sujet permet de définir les valeurs normales pour un paramètre quantitatif. Et si par exemple la mesure effectuée chez un malade sort de cet intervalle on peut suspecter un état pathologique.

• avec un risque α qui est le risque de considérer comme malade un sujet normal

• avec un risque β de considérer comme normal un sujet malade ; β est inconnu sauf si on connaît la distribution du caractère chez les sujets malades.

7.7 Le sondage : nombre de sujets nécessaires

- **la précision du sondage** effectué pour connaitre une moyenne avec une précision fixée d'avance dépend surtout de la taille de l'échantillon.

- pour un risque donné, elle est d'autant meilleure que l'intervalle de confiance est plus petit.

- elle est proportionnelle à $\sqrt{n}$; la taille de l'échantillon est donc très importante : pour que la précision soit multipliée par 10 il faut multiplier la taille de l'échantillon par 100.

- la taille de la population ne compte pas, elle est sans importance sur la précision du résultat.

- quel est le nombre de sujet nécessaire pour un sondage

Pour obtenir une précision fixée à l'avance et donc un intervalle de confiance défini par ± i autour de la moyenne il faut avec par exemple un risque de 5 % que $i = \frac{1,96\sigma}{\sqrt{n}}$ et donc $n = \frac{3,84\sigma^2}{i^2}$.

Donc pour un risque choisi α, on a $n = \frac{\varepsilon^2\sigma^2}{i^2}$.

Pour déterminer le nombre de sujet nécessaire pour un sondage il faut fixer 2 paramètres : i qui définit l'intervalle de précision désiré et α le risque consenti et connaître σ^2. Il faut donc d'abord étudier le problème sur un plus petit échantillon.

7.8 Questions

Ex 16 : Décrire les paramètres quantitatifs mesurés chez les 66 sujets de notre échantillon avant traitement

Il s'agit d'un échantillon de taille n = 66. Les calculs de moyenne et écart-type peuvent être fait sur l'échantillon entier ou sur des sous-groupes : hommes/femmes, fumeurs/non-fumeurs, en fonction des classes d'âge.

		Poids	Taille	Cholestérol	Apo B	triglycérides
Tous	Moyenne	77,73	173,53	2,33	1,30	2,23
	Ecart type	18,36	9,45	0,65	0,39	0,60
Femmes	Moyenne	71,9	167,75	2,35	1,34	2,30
	Ecart type	18,4	7,10	0,62	0,42	0,61
Hommes	Moyenne	83,2	178,97	2,32	1,27	2,17
	Ecart type	16,8	8,11	0,67	0,37	0,59

Classe d'âge	n	Moyenne	Ecart type
< 30 ans	19	2,27	0,66
30 à 49 ans	10	2,23	0,54
50 à 65 ans	22	2,46	0,75
65 ans ou plus	15	2,31	0,53

Etude de normalité pour la distribution du cholestérol

La moyenne vaut 2,33 g/L et l'écart-type 0,65 g/L et la plus petite valeur est de 1,32 g/L et la plus grande 3,98 g/L.

Je construis 4 catégories de façon arbitraire avec la moyenne et l'écart-type.

Valeurs > à moyenne + 1 écart-type (> 2,98)

Valeurs > à moyenne et < à moyenne + 1 écart-type (de 2,33 à 2,98)

Valeurs < à moyenne et > à moyenne - 1 écart-type (de 1,78 à 2.33)

Valeurs < à moyenne - 1 écart-type (< 1,78)

Si l'hypothèse d'une distribution normale est vérifiée :

Il y a 5 % de chances d'observer une valeur en dehors de l'intervalle de confiance c'est à dire 2,5 % de chance de trouver une valeur < à 1,07 (2.5 % x 66 = 1,65) et 2,5 % de chances d'observer une valeur > à 3,67 (2.5 % x 66 = 1,65)

Il y a 32 % de chances d'observer une valeur en dehors de l'intervalle +/- 1 écart-type c'est à dire 16 % de chances d'observer une valeur < à 1,72 (66 x 0,16 =10,5) et 16 % de chances d'observer une valeur > à 3,02 (66 x 0,16 = 10.5)

Et donc il y a 100 % - 32 % = 68 % de chances d'observer une valeur comprise entre –1 et +1 écart-type c'est à dire 34 % de chances d'observer une valeur < à 2,37 et > à 3,02 (66 x 0,34 = 22,5) et 34 % de chances d'observer une valeur comprise entre 1,72 et 2,37 (66 x 0,34 = 22,5)

Je peux ensuite comparer la répartition observée à une répartition théorique correspondant à la distribution normale

Cholestérol	< 1,78	1,78 à 2,33	2,33 à 2,98	> 2,98	
N observé	15	22	16	13	66
N théorique	10,5	22,5	22,5	10,5	66

Pour comparer les deux distributions j'utilise le test du X^2.

Les conditions d'applications sont remplies car toutes les données théoriques sont > 5

$$X^2 = \sum \frac{(o-c)^2}{c} = \frac{(15-10,5)^2}{10,5} + \frac{(22-22,5)^2}{22,5} + \frac{(16-22,5)^2}{22,5} + \frac{(13-10,5)^2}{10,5} = 4,41$$

Il y a 4 colonnes et donc ddl = 3. Pour $\alpha = 0,05$ et ddl = 3 le X^2 de référence vaut 7,81. Le X^2 calculé est < à 7,81 et on ne peut pas rejeter l'hypothèse que la distribution du cholestérol suit une loi normale.

Ex 17 : Evaluer la précision de la moyenne du cholestérol dans l'échantillon

n = 66 et s = 0,65 et m = 2,37

pour α= 5 % ➔ε = 1,96

$s_m = \frac{0,65}{\sqrt{66}} = 0,08$ et donc $IC_m = (2,37 - 1,96 \times 0,08)$ à $(2,37 + 1,96 \times 0,08)$ soit

[2,21 à 2,53].

Par comparaison, l'intervalle de confiance du cholestérol dans l'échantillon varie de 1,07 g/L à 3,67 g/L.

QCM 58 la précision de la moyenne dans un échantillon

A. Dépend de la taille de la population
B. Dépend de la taille de l'échantillon
C. Dépend de la taille de l'échantillon et de la population
D. Dépend du risque béta
E. Aucune de ces propositions n'est exacte

QCM 59 la précision de la moyenne dans un échantillon

A. Est déterminée par la taille de l'échantillon
B. Est déterminée par les valeurs extrêmes observées dans cet échantillon
C. Dépend du risque alpha
D. Dépend de la moyenne observée dans la population dont est extrait cet échantillon
E. Aucune de ces réponses n'est exacte

QCM 60 dans l'analyse d'un échantillon issu d'une population Parmi les propositions suivantes, choisir celle(s) qui est (sont) exacte(s).

A. La moyenne calculée sur l'échantillon donne une bonne approximation de la moyenne de la population si la distribution des valeurs est gaussienne dans l'échantillon
B. La variance de l'échantillon est pondérée par rapport à celle de la population pour en donner une bonne approximation
C. Lorsque n > 30 dans l'échantillon la distribution des valeurs est gaussienne dans l'échantillon
D. L'écart type de la moyenne est plus grand que l'écart type de l'échantillon
E. Aucune de ces propositions n'est exacte

QCM 61 lorsque n (taille de l'échantillon) est supérieur à 30

A. La distribution de l'échantillon est gaussienne
B. L'écart type est toujours supérieur à 1
C. La moyenne de l'échantillon a une distribution gaussienne
D. Au moins la moitié des valeurs sont supérieures à la moyenne
E. Aucune de ces réponses n'est vraie

QCM 62 Soit les capacités respiratoires de deux Populations P1, les sportifs ($\mu = 5$, $\sigma = 1$), et P2, population normale ($\mu = 4$, $\sigma = 1$. Quel pourcentage de la population normale a une capacité respiratoire supérieure à la capacité respiratoire moyenne des sportifs ?

A. 5%
B. 50%
C. 16%
D. 32%
E. 95%
F. il ne peut pas être déterminé

QCM 63 Dans la population des sportifs, un échantillon de 50 sujets est tiré au sort. La moyenne observée de capacité respiratoire est de 4,2. L'intervalle de confiance à 95 % pour un individu de cet échantillon :

A. n'a pas de sens car la valeur est connue pour chaque individu
B. est = [2,24 ; 6,16]
C. n'est pas différent de l'intervalle de confiance de la moyenne
D. est plus étroit que l'intervalle de confiance à 99 % pour un individu
E. ne suppose pas de conditions d'applications particulières

QCM 64 dans l'analyse d'un échantillon issu d'une population. Parmi les propositions suivantes, choisir celle(s) qui est (sont) exacte(s).

A. La moyenne calculée sur l'échantillon est plus élevée que celle de la population et on effectue une pondération en divisant le résultat par (n – 1)
B. La variance de l'échantillon est une bonne approximation de celle de la population si n est supérieur à 30
C. Lorsque n > 30 dans l'échantillon la distribution des valeurs est gaussienne dans l'échantillon
D. Au risque 5% la distribution est gaussienne si la moitié des valeurs sont supérieures à la moyenne
E. Aucune de ces propositions n'est exacte

QCM 65 Dans une population, on se demande si la distribution des poids de naissance est une distribution normale de moyenne 3500 g et écart-type 500 g (hypothèse H0). Sur un échantillon représentatif de 160 naissances observé en 2011, la distribution des poids est la suivante :

groupe	A	B	C	D	E	F
poids	< 2500	2500-3000	3000-3500	3500-4000	4000-4500	> 4500
effectif	6	20	64	49	16	5

Compte tenu des résultats observés que vaut la probabilité d'observer un enfant de plus de 4000 g

A. 5%
B. 10%
C. 16%
D. 32%
E. 64%

QCM 66 Dans la population la cholestérolémie est décrite de la façon suivante moyenne =1,67 g/L.

On tire au sort un échantillon de 300 personnes et on trouve dans cet échantillon la moyenne de 1,67 g/L avec un écart type de la moyenne égal à 0,015 g/L. Quelle est la probabilité d'observer un cholestérol > 2 g/L pour un sujet de cet échantillon ?

A. Moins de 1/1000000
B. 1%
C. 10%
D. 20%
E. 10% +/- 1%

8. Étude et comparaison de caractères à plusieurs classes

Le but est d'étudier un caractère qualitatif à k classes et non plus à 2 classes comme dans la comparaison de 2 pourcentages. On utilisera le test du X^2 ou le test d'indépendance. Les données sont présentées sous forme de tableaux appelés tableaux de contingence.

Cette présentation des données permet d'avoir une vision globale des relations entre les caractères étudiés et leurs différentes modalités.

Exemple : k caractères retrouvés dans x groupes ou sous-groupes de sujets (couleurs des yeux selon l'année de scolarité). Dans ce cas, la couleur des yeux est un caractère et l'année de scolarité une modalité ; ce qui conduit au tableau de répartition suivant :

	k1	k2	total
x1	p1	...	N
x2	p'1		N'
	total	total	TOTAL

p1 est le nombre de sujets porteurs du caractère k1 et appartenant au sous-groupe de modalité x1.

p'1 est le nombre de sujets porteurs du caractère k1 et appartenant au sous-groupe de modalité x2...........

Il faut distinguer deux types de tableaux de contingence

- le tableau de 1ère espèce dans lequel les observations sont toujours associées à une même épreuve répétée N fois ce qui conduit aux sous-groupes x1k1, x2k1

Exemple : étude de la responsabilité de conducteurs impliqués dans un accident et prenant ou non un médicament (M+ ou M-)

	responsable de l'accident	non responsable
M+		
M-		

- le tableau de contingence de 2ème espèce. Il est construit ligne par ligne, chaque ligne étant traitée de façon indépendante des autres. Dans ce cas chaque colonne n'est plus représentative de la totalité des observations.

Exemple : étude de la prévention des phlébites postopératoires avec deux traitements différents (T1, T2)

	phlébite	pas de phlébite
T1		
T2		

Dans la construction du tableau de contingence (même s'il existe une symétrie du tableau) les modalités sont présentées dans les lignes du tableau et les groupes dans les colonnes du tableau. Dans l'exemple précédent la notion de présence ou absence de phlébite définit les groupes et les types de traitement les modalités de définition des catégories. Cette présentation facilite l'écriture de l'hypothèse nulle. Dans ce même exemple elle pourrait être : la survenue de phlébite est-elle liée au traitement préventif utilisé ou bien avec quel traitement observe-t-on le plus de phlébite ?

8.1 Le test du X^2 de Pearson

Définition du X^2 : une population contient k catégories d'individus porteurs de caractères différents répartis de la façon suivante selon les proportions p_1, p_2, ... La composition de la population est définie par (k - 1) proportions et (k -1) est le nombre de degrés de liberté ou ddl.

Le calcul du nombre de degrés de liberté s'effectue, à partir du tableau de contingence, de la façon suivante : ddl = (nombre de colonnes du tableau – 1) x (nombre de ligne du tableau – 1) ou (nombre de groupes – 1) x (nombre de modalités – 1).

Le nombre de degré de liberté ne peut pas être inférieur à 1 et, dans le cas d'un tableau de contingence à 2 groupes et 2 modalités, il est donc égal à 1.

L'hypothèse nulle de ce test est l'absence de différence de répartition des différentes modalités des caractères observés entre les différents groupes qui composent l'échantillon s'il s'agit de 2 ou plusieurs groupes.

Dans la comparaison d'un échantillon à la population l'hypothèse nulle est l'absence de différence entre la composition de l'échantillon et celle de la population.

Construction du tableau de données et calcul du X²

Pour analyser la répartition d'un caractère à plusieurs modalités (exemple : couleur des cheveux) au travers de plusieurs groupes (exemple : garçons, filles) dans la population, on tire au sort un échantillon d'individus dans cette population.

- Si cet échantillon a la même répartition que la population, il contient en théorie, np_1, np_2, ... np_k individus porteurs des k caractères.
- En réalité, on observe des effectifs o_1, o_2, ...o_k.
- Les effectifs np_1, np_2, ... np_k sont les effectifs théoriques ou calculés c_1, c_2 ....c_k.
- Il y a donc des écarts (o - c) entre la composition de la population et celle de l'échantillon.

Les données sont présentées dans un tableau de contingence.

	Groupe 1	Groupe 2	total
Modalité 1	o_1	o_2	$o_1 + o_2$
Modalité 2	o_3	o_4	$o_3 + o_4$
	$o_1 + o_3$	$o_2 + o_4$	N

Tableau de valeurs théoriques :

	Groupe 1	Groupe 2
Modalité 1	c_1	c_2
Modalité 2	c_3	c_4

Le calcul des effectifs théoriques s'effectue de la façon suivante :

c_1 est le nombre théorique d'individu du groupe 1 porteur de la modalité1 : il correspond donc au nombre d'individu du groupe 1 multiplié par le nombre d'individu porteur de la modalité 1 divisé par le nombre total d'individus .

et donc $c_1 = (o_1+o_3) \times (o_1+o_2) / N$

$c_2 = (o_2+o_4) \times (o_1+o_2) / N$

$c_3 = (o_1+o_3) \times (o_3+o_4) / N$

$c_4 = (o_2+o_4) \times (o_3+o_4) / N$

Le X² est l'indice qui chiffre l'ensemble de ces écarts entre les valeurs observées et les valeurs théoriques. Tel que l'a défini Pearson, il se calcule de la façon suivante.

$$X^2 = \sum \frac{(oi - ci)^2}{ci} = \frac{(o_1 - c_1)^2}{c_1} + \frac{(o_2 - c_2)^2}{c_2} + ... + \frac{(o_i - c_i)^2}{c_i}$$

Cette valeur calculée du X^2 est ensuite comparée à une valeur théorique ou valeur limite de rejet de H_0 que l'on trouve dans la table du X^2. Cette valeur théorique dépend du risque α accepté et du nombre de degrés de liberté.

Les conditions d'application du test sont les suivantes : le test du X^2 ne peut être utilisé que si les effectifs calculés sont ≥ 5 dans chaque classe.

Si les conditions d'applications du test sont vérifiées et si le X^2 observé est supérieur au X^2 théorique la différence entre les répartitions est significative, sinon elle ne l'est pas.

Exemple : les résultats observés dans un échantillon de 200 personnes donnent pour la couleur des yeux les chiffres suivants :

	Bleus	Noirs	Marrons	autres	
En théorie	30 %	20 %	40 %	10 %	
c_i	60	40	80	20	200
o_i	**70**	**40**	**68**	**22**	**200**
o_i-c_i	10	0	-12	2	
$(o_i-c_i)^2$	100	0	144	4	
$(o_i-c_i)^2/c_i$	100/60 = 1,67	0/40 = 0	144/80 = 1,8	4/20 = 0,20	

On veut savoir si cette répartition observée dans un échantillon est comparable à la répartition observée dans la population (répartition théorique). Les conditions d'applications sont vérifiées parce que toutes valeurs théoriques c_i sont supérieures à 5.

$$X^2 = \sum \frac{(o_i - c_i)^2}{c_i} = 1{,}67 + 0 + 1{,}8 + 0{,}2 = 3{,}67$$

Le nombre de degré de liberté est ici de (4 – 1)(1 – 1) soit égal à 3. Dans la table du X^2, pour un risque α = 5% et ddl = 3, la valeur théorique de X^2 est égale à 7,81. Le test est donc significatif et la répartition des sous-groupes dans l'échantillon est différente de celle de la population.

L'avantage de l'indice X^2 est que sa loi de probabilité ne dépend pas de la composition de la population mais seulement du nombre de classes comme ici les couleurs. ***Le X^2 est un test calculé sur des effectifs permettant de comparer des répartitions (donc des pourcentages).***

8.2 Comparaison d'une répartition observée à une répartition théorique

Exemple : dans la population il y a 20 % de gauchers et 80 % de droitiers. Parmi les gauchers ¼ ont été contrariés et écrivent de la main droite. On veut savoir si ces proportions sont retrouvées dans une promotion d'étudiants en médecine. La répartition observée parmi ces 300 étudiants est la suivante :

Droitiers	Gauchers	Gauchers contrariés
230	40	30

Si les proportions étaient les mêmes que dans la population il devrait y avoir 300 x 0,8 = 240 droitiers et 60 gauchers dont 15 contrariés. On va donc comparer la répartition observée à la répartition théorique. Ce qui donne le tableau suivant :

	Droitiers	Gauchers	Gauchers contrariés
Observé	230	40	30
Théorique	240	45	15

L'hypothèse nulle est la suivante : la répartition observée dans l'échantillon est la même que celle de la population.

$$\chi^2 = \frac{(230-240)^2}{240} + \frac{(40-45)^2}{45} + \frac{(30-15)^2}{15} = 15,97$$

Au risque 5 % et avec ddl = 3 – 1 = 2, le X^2 théorique vaut selon la table 5,99. On peut conclure que l'échantillon est différent de la population.

Pour X^2 = 13,51, α vaut 0,0003 (table du X^2).

8.3 Comparaison de plusieurs répartitions observées

Dans ce cas on souhaite tester l'hypothèse que plusieurs répartitions observées proviennent d'une même population.

La difficulté résulte dans le fait que la population est *à priori* inconnue (données théoriques). Ces données théoriques seront estimées à partir de l'observation faite sur les différents échantillons tirés au sort.

Exemple : on compare les consommations de tabac des collégiens dans 2 collèges de la même ville nommés A et B. La consommation est classée en 4 catégories en fonction du nombre de cigarettes : légère, moyenne, forte et trop forte. On ne connaît pas la répartition de la consommation chez les jeunes du même âge. L'hypothèse nulle est la suivante : dans les 2 collèges (2 groupes) les répartitions des fumeurs en 4 catégories (4 modalités) sont superposables ou ne sont pas différentes.

Les résultats sont les suivants :

	A	B	
légère	29	45	74
moyenne	156	115	271
forte	22	14	36
trop forte	3	1	4
	210	175	385

En pratique, on veut savoir si les consommations en A et B sont différentes ou bien si les 2 groupes proviennent de la même population.

Dans un premier temps on estime à partir des échantillons la composition de la population :

P_1 ou probabilité de consommation légère = (45 + 29)/385=74/385 = 0,192

p_2 ou probabilité de consommation moyenne = 271/385 =0,703

p_3 ou probabilité de consommation forte = 36/385 = 0,093

p_4 ou probabilité de consommation trop forte = 4/385 = 0,0103

Les effectifs calculés pour A et B sont alors les suivants :

A : c_1 = 0,192 x 210 = 40.36

B : c_2 = 0,192 x 175 = 33.64

A : c_7 = 0,0103 x 210 = 2,18 etc.

	A	B	
légère	40,36	33,64	74
moyenne	147,82	123,18	291
forte	19,64	16,36	36
trop forte	2,18	1,82	4
	210	175	385

Ensuite on compare la répartition observée à distribution théorique. Le X^2 est une expression à 8 termes correspondant aux 8 cases du tableau. Il y a cependant une difficulté : le groupe consommation trop forte a au moins un effectif théorique inférieur à 5 et les conditions d'applications ne sont pas remplies. Pour remédier à ce problème, il est possible d'opérer un regroupement de données de 2 classes sous réserve de ne pas modifier trop fortement le sens des données. On ne regrouperait pas, par exemple, consommation forte et légère ; ici, on va plutôt associer consommation forte et trop forte. Le tableau de contingence devient un tableau à 2 groupes et 3 modalités.

	A	B	
légère	29	45	74
moyenne	156	115	271
Forte et trop forte	25	15	40
	210	175	385

Ceci permet d'avoir des effectifs théoriques > 5 : (210 x (22 + 3)/385) = 21,8 et (210 x (14+1)/385) = 18,2 ...

	A	B	
légère	40,4	33,6	74
moyenne	147,8	123,2	271
Forte et trop forte	21,8	18,2	40
	210	175	385

$$X^2 = \frac{(29-40,4)^2}{40,4} + \frac{(45-33,6)^2}{33,6} + \frac{(156-147,8)^2}{147,8} + \frac{(135-123,2)^2}{123,2} + \frac{(25-21,8)^2}{21,8} + \frac{(15-18,2)^2}{18,2}$$

On obtient alors X^2 = 9,05 avec ddl = (lignes – 1) x (colonnes - 1) pour ce type de tableau, c'est-à-dire (2 - 1) x (3 - 1)= 2, ce qui donne dans la table un X^2 théorique de 5,99. On rejette l'hypothèse nulle et les deux groupes sont significativement différents et donc les consommations de tabac ne sont pas les mêmes dans les 2 collèges.

Le regroupement de données permet de pallier aux conditions d'applications mais il doit être utilisé sans perte de sens. Dans l'exemple, regrouper consommations faible et trop forte ferait perdre de l'information sur la consommation de tabac.

8.4 *Comparaison de plusieurs répartitions observées suivie d'une comparaison 2 à 2*

Si l'on compare plus de 2 groupes et que le résultat du test du X^2 est significatif, il peut être intéressant de savoir quels groupes entraînent la significativité du test de X^2. Pour cela on fait appel à une méthode comme celle de Bonferroni qui est mise en jeu quand le test du X^2 est significatif. Dans cette méthode les groupes sont comparés entre eux 2 à 2 et la valeur du risque α est divisée par k qui représente le nombre total des comparaisons possibles.

Au contraire si, dans la comparaison de plusieurs groupes, le test du X^2 est non significatif il n'y a pas lieu de faire des comparaisons 2 à 2 et l'absence de significativité globale devient applicable à toutes ces comparaisons secondaires.

Avec l'exemple précédent :

	A	B	
légère	29	45	74
moyenne	156	115	271
Forte et trop forte	25	15	40
	210	175	385

Il y a 3 groupes après regroupement et l'on pourra faire 3 comparaisons 2 à 2. La valeur de α,le risque consenti, est donc de 0,05/3 soit 0,017 pour chaque comparaison.

- Légère – moyenne, $X^2 = 7,89$, $P = 0,004$; significatif

	A	B	
légère	29	45	74
moyenne	156	115	271
	185	160	345

- Légère – forte, $X^2 = 5,66$, $P = 0,017$ à la limite de la significativité ; une bonne réponse serait de dire que le test est non conclusif.
- Moyenne – forte et trop forte, $X^2 = 0,35$, $P = 0,55$ non significatif
- C'est le nombre plus faible de réaction légère dans le groupe A qui explique la significativité du test global.

8.5 *Application du X^2 à la comparaison de 2 pourcentages*

Les résultats sont présentés dans un tableau de contingence de première espèce :

	blonds	bruns
> 20 ans		
< 20 ans		

Avec ces données il est possible d'effectuer soit une comparaison de 2 pourcentages soit un X^2 et l'on obtiendra le même résultat. Quand il n'y a que 2 groupes et 2 modalités le X^2 est égal au carré de ε(comparaison de 2 pourcentages). La mise en œuvre du X^2 est beaucoup plus simple.

Si X^2 est < 3,84 la différence n'est pas significative à 5 % et si $X^2 \geq 3,84$ la différence est significative à 5 %. Ceci n'est vrai que si les effectifs calculés égalent ou dépassent 5.

8.6 *Application du test du X² aux données appariées*

Cela revient à comparer une répartition observée à une répartition théorique ou chaque groupe représente la moitié de l'ensemble. La formulation du test de X^2 est la suivante :

$$X^2 = \frac{(|o_1 - c_1|)^2}{c_1} + \frac{(|o_2 - c_2|)^2}{c_2}.$$

Dans cette formule $c_1 = c_2$ et vaut la moitié de l'effectif total. La formulation du test peut être simplifiée et l'écriture est alors la suivante :

$$X^2 = \frac{(|a - b|)^2}{a + b}$$ (a et b représentent les effectifs observés dans chaque groupe)

Les conditions d'applications sont les suivantes : la somme (a + b) doit être supérieure à 10

8.7 *Les petits échantillons*

On parle de petits échantillons lorsque l'effectif calculé d'au moins un des sous-groupes est inférieur à 5. Il existe alors un ajustement des calculs du test de X^2 selon différentes mises en œuvre.

- **Comparaison d'un pourcentage observé à un pourcentage théorique**

On utilisera un test du X^2 modifié et rendu plus exact par la correction de Yates qui pondère chaque terme du numérateur de la valeur 0,5. Elle n'est applicable que pour les tableaux de données de 2 modalités et 2 groupes.

$$X_c^2 = \frac{(|o_1 - c_1| - \frac{1}{2})^2}{c_1} + \frac{(|o_2 - c_2| - \frac{1}{2})^2}{c_2}$$

Cette méthode est recommandée lorsqu'un des effectifs théoriques est proche de 5 mais elle n'est pas suffisante pour des valeurs très faibles.

Dans le cas de séries appariées, qui revient à comparer un pourcentage à p = 0,5 la formule de calcul est la suivante : $X_c^2 = \frac{(|a-b|-1)^2}{a+b}$

- **Comparaison de 2 pourcentages observés**

Il est aussi possible d'utiliser la correction de Yates qui devient : $X_c^2 = \sum \frac{(|o_i - c_i| - \frac{1}{2})^2}{ci}$ ou d'utiliser la méthode exacte de Fisher lorsque les effectifs calculés sont faibles.

Dans le test de Fischer, on propose tous les arrangements possibles des observations dans les 4 sous-groupes du tableau de contingence. Chaque individu pourra appartenir à n'importe lequel des 4 sous-groupes. Ensuite on calcule les probabilités exactes de chaque arrangement des valeurs et on en fait la somme. Le résultat bilatéral du test est directement égal à la valeur cherchée de α.

Avec le tableau de contingence suivant, le calcul devient :

	Groupe 1	Groupe 2	
Modalité 1	O_1	O_2	M1
Modalité 2	O_3	O_4	M2
	G1	G2	N

$$P = \frac{\frac{M1!M2!G1!G2!}{N!}}{O1!O2!O3!O4!}$$

Si P est inférieur à 0,05 alors le test est significatif, mais si P est > 0,05 alors on ne peut pas rejeter l'hypothèse nulle.

Il faut se rappeler que, pour un risque d'erreur donné, le test est d'autant plus puissant que le nombre de cas étudié est plus élevé. Lorsque l'on travaille sur des petits échantillons, on risque de ne déceler que des différences importantes mais si la conclusion du test est significative on ne pourra opposer à cette signification la petite taille de l'échantillon.

8.8 Prise en compte d'une deuxième classe de modalité : la stratification

Par définition **la stratification** est le processus consistant à diviser la population générale en sous-groupes homogènes avant l'échantillonnage. Les strates doivent être mutuellement exclusives : Chaque élément de la population est assigné à une strate unique. Elle est un moyen de mettre en évidence l'effet d'un facteur de classification supplémentaire (la répartition en modalités étant le 1er facteur de classification. Elle permet de mettre en évidence des facteurs de confusion qui interfèrent dans l'analyse des résultats.

Par exemple des chercheurs organisent une analyse d'opinion (réponse de type pour/contre) dans un échantillon de population classé en deux sous-groupes : hommes et femmes. Ils souhaitent pour affiner les résultats prendre en compte un deuxième niveau de partition des groupes : le lieu d'habitat (rural ou urbain).

Le test de X^2 de Mantel-Haenszel permet ce type d'analyse. L'échantillon est stratifié en deux niveaux ruraux et urbains.

		Gpe 1	Gpe 2	
Urbains	pour	o_{u1}		t_{gu3}
	contre			t_{gu4}
		t_{gu1}	t_{gu2}	Nu
ruraux	pour	o_{r1}		T_{gr3}
	contre			T_{gr4}
		T_{gr1}	T_{gr2}	Nr

Le calcul est le suivant. Il s'agit de comparer les « pour » observés dans les deux groupes à leurs effectifs théoriques rapportés aux effectifs totaux.

$$X^2 = \frac{[(o_{u1} + o_{r1}) - (c_{u1} + c_{r1})]^2}{\frac{t_{gu1}\ x\ t_{gu2}\ x\ t_{gu3}\ x\ t_{gu4}}{Nu^2(Nu-1)} + \frac{t_{gr1}\ x\ t_{gr2}\ x\ t_{gr3}\ x\ t_{gr4}}{Nr^2(Nr-1)}}$$

Pour ce test ddl = 1 et c_{u1} et c_{r1} sont les valeurs théoriques pour o_{u1} et o_{r1}. les valeurs de cu1 et cr1 sont calculées de façon classique.

8.9 Questions

Ex 6 : Y-a-t-il autant de femmes hypercholestérolémiques que d'hommes ayant une hypercholestérolémie ?

Ce sont des données qualitatives parce que l'on regroupe les individus en catégories, ce qui permet de construire un tableau de contingence avec 2 groupes qui sont « hommes » et « femmes » et 2 modalités qui sont « hypercholestérolémiques (cholestérol> 2 g/l) » et « cholestérol < 2 g/L) ».

L'hypothèse nulle est : il y a autant d'hypercholestérolémiques chez les hommes que chez les femmes.

	Femmes	hommes	
hypercholestérolémie	20	18	38
Cholestérol < 2 g/L	12	16	28
	32	34	66

Pour répondre à la question je vais utiliser le test du X² et calculer les effectifs théoriques. Par exemple, la probabilité d'avoir une hypercholestérolémie est égale au nombre observé d'hypercholestérolémie divisé par le nombre total d'individus : $p_{hyperchol}$= 38/66 =0,575 et le nombre théorique de femmes hypercholestérolémiques est égal au nombre de femmes multiplié par la probabilité d'avoir une hypercholestérolémie.

Si dans le tableau O_1 vaut 20, C_1 = 32 x 0,575 = 18,4. Les mêmes calculs sont réalisés pour les 3 autres sous-groupes.

	Femmes	hommes	
hypercholestérolémie	18,4	19,6	38
Cholestérol < 2 g/L	13,6	14,4	28
	32	34	

Les conditions d'applications du test sont remplies car tous les effectifs théoriques sont supérieurs à 5. Ceci autorise le calcul du X².

$$X^2 = \sum \frac{(o_i - c_i)^2}{c_i} = \frac{(20-18,4)^2}{18,4} + \frac{(12-13,6)^2}{13,6} + \frac{(18-19,6)^2}{19,6} + \frac{(16-14,4)^2}{14,4} = 0,62$$

Pour ce tableau le nombre de degrés de liberté est égal à 1 (2–1)x(2-1). Dans la table du X² pour ddl = 1 et α = 0,05 le X² de référence vaut 3,84. Le X² calculé est inférieur au X² de référence et on ne peut pas rejeter l'hypothèse nulle. Au total, on ne peut pas rejeter l'hypothèse qu'il y a autant d'hypercholestérolémiques chez les hommes que chez les femmes.

Ex 7 : Y-a-t-il hypercholestérolémie quand il y a hypertriglycéridémie ?

Il s'agit de données appariées. En effet les 2 mesures sont réalisées chez les mêmes individus.

Par définition il y a hypercholestérolémie lorsque le cholestérol est supérieur à 2 g/L et de même pour les triglycérides. Les informations du tableau de données permettent de construire le tableau suivant :

	N
Hypercholestérolémie + hypertriglycéridémie	33
Hypercholestérolémie + triglycéridémie < 2 g/L	5
Cholestérolémie < 2 g/L + hypertriglycéridémie	7
Cholestérolémie < 2 g/L + triglycéridémie < 2 g/l	21

Si l'hypothèse nulle n'est pas rejetée, il y a autant d'hypercholestérolémie que d'hypertriglycéridémie et tous les sujets hypercholestérolémiques ont une hypertriglycéridémie. Nous allons travailler sur les résultats discordants. Il y a 12 paires discordantes dont 7 cholestérolémie < 2 g/L avec hypertriglycéridémie.

Il s'agit de comparer une répartition observée à une répartition théorique de type moitié/moitié.

	Chol > + Tg <	Chol < + Tg >	
observé	7	5	12
théorique	6	6	12

Les effectifs théoriques sont supérieurs à 5

$X^2 = \frac{(7-6)^2}{6} + \frac{(5-6)^2}{6} = 0{,}33$ $(X^2\text{th} = 3{,}84$ pour alpha $= 5\%$ et ddl $= 1$

Le test est non significatif et on ne rejette pas l'hypothèse nulle

Ex 8 : Le nombre d'hypercholestérolémiques est-il le même dans les 4 groupes suivants : hommes à risque, femmes à risque, hommes R- et femmes R-

Ce sont des données qualitatives. Il s'agit de comparer les répartitions de 2 modalités dans 4 groupes. Pour cela on utilise le test du X^2. Les données sont présentées dans le tableau de contingence qui suit, les données théoriques sont notées entre parenthèses () :

	H R+	H R-	F R+	F R-
Chol> 2g/L	14 (8,63)	4 (10,93)	14 (8,63)	6 (9,78)
Chol< 2 g/L	1 (6,37)	15 (8,07)	1 (6,37)	11 (7,72)

Les conditions d'application sont vérifiées et quelque soient les effectifs observés, les effectifs théoriques sont supérieurs à 5. Le nombre de ddl vaut (4 - 1) x (2 - 1) = 3.

A l'issu des calculs X^2 = 29,53, pour α = 0,05 et ddl = 3 le X^2 de référence vaut 7,81. Le test est donc significatif et on rejette l'hypothèse qu'il y a autant d'hypercholestérolémiques dans chaque groupe.

Pour aller plus loin il est possible d'effectuer des comparaisons 2 à 2 en appliquant à la valeur de α la correction de Bonferroni. On va donc réaliser 6 comparaisons (HR+/HR-, HR+/FR-, HR+/FR+, HR-/FR+, HR-/FR, FR+/FR-) et la valeur de α appliquée à chaque comparaison sera égale à α/6 soit 0,05/6 = 0,008. Pour ddl = 1 et α = 0,008 le X^2 de référence vaut 7,03.

	H R+	H R-		X^2 = 17,58
Chol> 2g/L	14 (7,94)	4 (10,06)		Test significatif
Chol< 2 g/L	1 (7,06)	15 (8,94)		

Le même type de tableau est réalisé pour les 5 autres comparaisons et l'on obtient :

HR+/FR- : X^2 = 11,45, test significatif

HR+/FR+ : X^2 de Yates = 0,53, test non significatif

HR-/FR+ : X^2= 17,58, test significatif

HR-/FR- : X^2 de Yates = 0,33, test non significatif

FR+/FR- : X^2 = 11,45, test significatif

Il y a donc des différences entre groupes R+ et R- mais de pas différence entre groupes R- ou groupes R+ comparés entre eux. Il faudra vérifier le lien entre hypercholestérolémie et risque.

La correction de Yates a été appliquée lorsque toutes conditions d'applications n'étaient pas vérifiées.

Ex 9 : Y-a-t-il plus de fumeurs chez les hommes de moins de 50 ans R+ que chez les hommes de moins de 50 ans R- ?

Ce sont des données qualitatives. L'hypothèse nulle est qu'il y a autant de fumeurs dans les 2 groupes. On réalise la comparaison avec un test du X^2. Pour cela on construit le tableau de contingence suivant :

	H R+	H R-	
Fumeurs	5 (4,8)	7 (7,8)	12
Non-fumeurs	1 (1,2)	2 (1,8)	3
	6	9	15

3 conditions d'applications sur 4 ne sont pas vérifiées, on utilise donc le test exact de Fischer.

$$P = \frac{\frac{12!3!6!9!}{15!}}{5!1!7!2!} = 0{,}95$$ et donc $P > 0{,}05$. Le test est non significatif. On ne rejette pas l'hypothèse nulle.

QCM 67 un tableau de contingence

A. Permet de présenter sous forme de pourcentage des données catégorielles
B. Permet de présenter la répartition en groupes et modalités les effectifs d'un échantillon
C. Est un tableau des conditions d'applications du test du X^2
D. Est la table de l'écart réduit
E. Aucune de ces propositions n'est exacte

QCM 68 le test du X^2

A. Est un test basé sur les pourcentages observés dans chaque sous-groupe
B. Est un test basé sur les effectifs observés dans chaque sous-groupe
C. Est un test sans conditions d'applications
D. Peut être utilisé pour comparer des données observées à des données théoriques
E. Aucune de ces réponses

QCM 69 Les conditions d'applications du test du Chi² sont ?

A. Un effectif de l'échantillon supérieur à 30
B. Un effectif observé dans chaque modalité supérieur ou égal à 5
C. Un effectif théorique dans chaque modalité supérieur ou égal à 5
D. Il n'y a aucune condition pour ce test
E. Aucune de ces réponses n'est exacte

QCM 70 Pour répondre à la question « Y-a-t-il autant de femmes hypercholestérolémiques que d'hommes hypercholestérolémiques ? » je choisis d'utiliser un test de X^2

A. Car il s'agit de comparer les proportions d'hypercholestérolémiques dans 2 groupes
B. Car ce sont des données appariées
C. Car il s'agit de comparer les nombres d'hypercholestérolémiques dans 2 groupes
D. Parce que te test du X^2 permet de comparer les nombres moyens d'hypercholestérolémiques de chaque groupe
E. Aucune de ces réponses ne convient

QCM 71 Pour répondre à la question « Y-a-t-il autant de femmes hypercholestérolémiques que d'hommes hypercholestérolémiques ? » je choisis d'utiliser un test de X^2

A. Car le test du X^2 est un test basé sur les pourcentages
B. Car le nombre total de sujet est supérieur à 30
C. Car le nombre total de sujet est supérieur à 5
D. Car il est basé sur la répartition gaussienne des effectifs dans les 2 groupes
E. Aucune de ces réponses n'est exacte

QCM 72 Lors d'un test des comparaisons de plusieurs groupes (plus de 4) il est possible d'effectuer des comparaisons multiples selon la méthode de Bonferroni

A. En appliquant un risque global alpha = 5%
B. En partageant le risque en fonctions du nombre de groupes
C. En partageant le risque en fonction du nombre de comparaison
D. Sans conditions d'applications
E. Avec des conditions d'applications propres à chacune des comparaisons
F. Aucune de ces réponses n'est exacte

QCM 73 Un agenda guide de l'étudiant a été distribué en amphi en début d'année aux 436 étudiants de PCEM1. Il y a dans cet amphi 140 garçons et 296 filles. Une semaine plus tard un questionnaire de satisfaction est remis aux étudiants. 413 l'ont rempli dont 140 garçons. La première question est la suivante : avez-vous lu l'agenda ? et 26 garçons et 34 filles ne l'ont pas lu. Y a-t-il statistiquement plus de filles que de garçons qui lisent l'agenda ?

A. Forcément, puisqu'il y a 70 % de filles dans l'amphi
B. On ne peut pas savoir, puisque tous n'ont pas rempli le questionnaire.
C. Il faut faire un test statistique pour comparer des moyennes
D. Les données sont quantitatives (ex : 26, 34…)
E. On va chercher à réfuter l'hypothèse nulle d'égalité de fréquence de lecture de l'agenda entre garçons et filles

QCM 74 (suite) Pour répondre à la première question vous allez faire un test. Quelles sont les conditions d'applications pour le test que vous choisissez ?

A. Des distributions normales dans les 2 groupes
B. Des pourcentages tous ≥ 5 %
C. Des effectifs tous ≥ 5
D. Des effectifs calculés (ou théoriques) ≥ 5
E. Un $p < 0,05$

QCM 75 (suite) Concernant les résultats de votre calcul, quel est le résultat du test ?

A. 2.79
B. 1.35
C. 3.84
D. 0.05
E. 2.06

QCM 76 (suite) La conclusion (réponse à la première question) est donc :

A. Il n'y a pas de différence significative dans les proportions de filles et de garçons qui lisent l'agenda
B. H0 est rejetée
C. H0 est acceptée
D. L'agenda est inutile
E. Le test est significatif

QCM 77 Y-a-t-il plus d'hypercholestérolémiques chez les hommes que les femmes s'ils sont fumeurs (données de l'exercice général)

A. Il 's'agit d'une analyse stratifiée
B. Le facteur de stratification est le caractère fumeur ou non
C. Les fumeurs hypercholestérolémiques sont significativement plus nombreux
D. Il n'y a pas plus de fumeurs chez les hommes que les femmes

QCM 78 A propos de la stratification

A. La méthode de Bonferroni d'analyse de plusieurs groupes est une méthode de stratification
B. La stratification permet de prendre en compte une variable explicative lors de l'analyse de résultats
C. C'est un processus consistant à diviser la population générale en sous-groupes homogènes avant échantillonnage
D. Elle est associée à des tests spécifiques
E. Permet de mettre en évidence des facteurs de confusion

QCM 79 Lors d'une étude prospective sur les arrêts de travail (AT), réalisée 2 ans de suite, un échantillon de 1200 personnes est tiré au sort dans la population et suivi pendant 2 ans. On veut savoir si, chaque année, les arrêts de travail sont liés aux catégories socioprofessionnelles. Pour cela je réalise

A. Une comparaison de moyennes
B. Un test du X^2
C. Un test de X^2 suivi d'une stratification
D. Un test de X^2 suivi d'une analyse plus détaillée selon la méthode de Bonferroni
E. Je ne peux pas analyser ces résultats par manque d'information

QCM 80 (suite) Cette étude est réalisée 2 années consécutives (année A et B). Les résultats (nombre d'arrêts de travail) sont présentés dans le tableau suivant :

	Année A	Année B	
Cadres	47	40	87
Non cadres	223	192	415
	270	232	502

A propos de cette comparaison

A. Je ne peux réaliser la comparaison car les conditions d'application du test ne sont pas remplies
B. Je ne peux réaliser la comparaison car je ne connais pas les résultats pour les 1200 personnes
C. Cette comparaison est non significative
D. Je ne peux interpréter les résultats car X^2 =0,00
E. Les arrêts de travail ne sont pas liés à la catégorie socioprofessionnelle

QCM 81 (suite) Pour savoir si les arrêts de travail sont plus fréquents chez les hommes que les femmes

A. Je peux faire une stratification sur le sexe
B. Je vais analyser 2 tableaux indépendamment (celui des hommes et celui des femmes)
C. Je vais compter dans quel sous-groupe il y a le plus d'arrêts de travail
D. Il n'est pas possible de répondre sans avoir au départ un tirage au sort spécifique à chaque groupe (homme ou femme)
E. Je ne peux pas répondre car l'étude est observationnelle

QCM 82 En fait sur 87 cadres 38 sont des femmes dont 20 ont eu des arrêts de travail l'année A. 16 hommes cadres ont eu des arrêts de travail. Pour les non cadres 123 sont des femmes et 42 ont eu des arrêts de travail l'année A.222 hommes non cadres n'ont pas eu d'arrêts de travail.

On se pose la question de savoir si les arrêts de travail sont plus fréquents chez les hommes. (Construisez et analysez le tableau de données)

A. Les arrêts de travail sont statistiquement plus fréquents chez les hommes
B. Je ne peux répondre à cette question faute de données
C. J'utilise un test à 2 degrés de liberté
D. L'inégalité des effectifs observés ne permet pas l'analyse de données
E. Il y a moins d'arrêts de travail chez les hommes et les femmes

QCM 83 Le service de médecine du travail veut affiner les résultats et repérer si les AT (toutes catégories confondues) sont plus fréquents en 2018 chez les salariés qui ont en eu un en 2017. Sur les 1200 salariés 930 n'ont pas eu d'AT. Parmi les 270 AT de 2017, 100 ont eu un AT en 2018 et 60 n'en ont pas eu. Analysez les résultats ?

A. Il s'agit de données appariées
B. Le nombre d'arrêts de travail est constant au cours du temps
C. Il y a plus d'AT en 2018 chez ceux qui n'ont pas eu un AT en 2017
D. Il manque des données pour conclure
E. Ces résultats permettent de confirmer l'efficacité de la médecine du travail

9. Le test d'indépendance de Guy et Bass

Il permet de chercher la présence d'un lien entre la survenue d'une ou plusieurs modalités d'un événement et l'appartenance à un groupe. Une même épreuve aléatoire peut conduire à plusieurs résultats simultanés comme par exemple : poids, taille, couleurs des yeux... La réalisation d'un premier caractère peut entraîner des conséquences quant à l'observation d'un deuxième. Pour étudier cela et en particulier les possibilités de dépendance entre les caractères on fait appel au tableau de contingence mais en en modifiant le contenu ; chaque case contient non pas l'effectif mais la proportion d'effectif. A partir du tableau on détermine μ_e estimation du coefficient d'indépendance μ caractérisant la proportion de cas où la deuxième classe d'événements n'est pas influencée par les résultats observés pour la première classe.

9.1 Calcul de l'indice d'indépendance

On détermine d'abord comme pour le X^2 les fréquences p1, p2, p'1, p'2 propre à chaque modalité. La somme des fréquences observées dans chaque ligne du tableau est égale à 1.

	Groupe1	Groupe2	
Modalité 1	p1	p2	N
Modalité 2	p'1	p'2	N'

μ_e est la somme des fréquences minimales (f_i) observées dans chaque colonne du tableau.

$$\mu_e = \sum \inf(f_i)$$

Chaque fréquence est une estimation de probabilité conditionnelle : la probabilité de voir la deuxième condition remplie alors que l'événement a été réalisé par la première condition.

Dans ce tableau chaque ligne est un sous échantillon et est indépendante des autres lignes.

L'indice μ est donné avec son intervalle de confiance et dans ce cas la variance est égale à la somme des variances de chaque ligne et est calculée de la façon suivante :

$$s^2_{\mu e} = \frac{p1 \times p2}{N-1} + \frac{p'1 x p'2}{N'-1}$$

Ici le dénominateur de chaque terme est pondéré et chaque effectif est diminué de 1. La pondération permet de modérer l'effet des petits effectifs sur le résultat.

Au seuil de risque α = 5 % l'indice μ est compris entre : $\mu_e - 1{,}96 s_{\mu e} \leq \mu < \mu_e + 1{,}96 s_{\mu e}$

On trouvera μ = 1 ou μ > 1 si et seulement si l'indépendance est totale entre les deux classes d'événements. Si au seuil de confiance adopté (5 %) l'inégalité autorise $\mu \geq 1$ l'indépendance des deux classes ne pourra pas être rejetée.

Il n'y a pas de conditions d'applications mais le test est d'autant plus pertinent et puissant que l'effectif total est supérieur à 60 et que les effectifs des diverses modalités sont équilibrés.

Contrairement au test du X^2 l'échange des lignes et colonnes conduit à un nouvel indice μ'_e et donc μ' qui peut être très différent de μ. En effet on recherche l'existence d'un lien entre l'occurrence d'une modalité et l'appartenance à un groupe. Renverser cette proposition conduirait à la construction d'un autre tableau de données qui mènera à une autre question et une autre réponse

9.2 Exemples

Exemple 1 : On veut évaluer le rôle de l'imprégnation par l'alcool (modalité) chez des conducteurs responsables ou non (groupes) d'accidents de la circulation. Le dosage est soit positif soit négatif.

	responsable	non responsable	
dosage +	28	9	37
dosage -	48	95	143

On calcule d'abord les fréquences des événements et ensuite on évalue alors l'indépendance :

	responsable	non responsable	
dosage +	28/37 = 0,76	9/37 = 0,24	37
dosage -	48/143 = 0,34	95/143 = 0,66	143

$$\mu_e = 0{,}34 + 0{,}24 = 0{,}58$$

$$s^2 = \frac{0{,}76 \text{x} 0{,}24}{36} + \frac{0{,}34 \text{x} 0{,}66}{143} = 0{,}006 \text{ et donc } s = 0{,}082$$

$$0{,}58 - 1{,}96 \times 0{,}082 < \mu \leq 0{,}58 + 1{,}96 \times 0{,}082 \quad \text{et donc } 0{,}42 < \mu < 0{,}74$$

Comme µ est inférieur à 1 on rejette l'hypothèse d'indépendance et le test permet de conclure à l'existence d'une liaison entre la prise d'alcool et la responsabilité du conducteur.

Exemple 2 : on veut évaluer l'efficacité de 2 modes de prévention postopératoire des phlébites : soit l'aspirine seule chez 246 patients, soit l'aspirine associée à un autre médicament chez 282 patients.

Il s'agit d'un tableau de contingence de deuxième espèce.

	phlébite	pas de phlébite	
aspirine	42	200	242
aspirine + X	54	300	354

On calcule le coefficient d'indépendance

	phlébite	pas de phlébite	
aspirine	0,17	0,83	242
aspirine + X	0,15	0,85	354

$$\mu_e = 0{,}15 + 0{,}83 = 0{,}98 \rightarrow \text{ et } s = 0{,}031$$

$$0{,}98 - 1{,}96 \times 0{,}03 < \mu \leq 0{,}98 + 1{,}96 \times 0{,}03$$

$$0{,}92 < \mu < 1.04$$

Le test d'indépendance confirme l'absence de différence entre les deux préventions et l'indépendance entre la survenue d'une phlébite et le mode de prévention.

9.3 Questions

Ex 10 : Y-a-t-il un lien entre risque R+ ou R- et sexe

Il s'agit de données qualitatives et l'on cherche un lien entre 2 modalités le risque et l'absence de risque et l'appartenance à l'un ou l'autre groupe : hommes ou femmes. On cherche à savoir si le risque est lié au sexe mais pas si le sexe est lié au risque.

Les données sont présentées dans le tableau suivant :

	Hommes	Femmes	
R+	15	15	30
R-	19	17	36

L'effectif total est supérieur à 60 avec un bon équilibre entre modalités.

Le calcul des fréquences donne :

	Hommes	Femmes	
R+	0,5	0,5	30
R-	0,53	0,47	36

Le calcul de l'indice d'indépendance donne :

$$\mu_e = 0,5 + 0,47 = 0,97$$

$$s^2 = \frac{0,5 \times 0,5}{29} + \frac{0,53 \times 0,47}{35} = 0,0157 \text{ et } s = \sqrt{0,0157} = 0,125$$

$$0,97 - 1,96 \times 0,125 < \mu < 0,97 + 1,96 \times 0,125$$

$$0,72 < \mu < 1,22$$

Comme μ peut prendre une valeur supérieure à 1, au risque $\alpha = 0,05$ on ne rejette pas l'hypothèse nulle et on va conclure à l'indépendance entre risque et sexe.

Ex 11 : Y-a-t-il un lien entre risque R+ ou R- et tabac

Il s'agit de données qualitatives et l'on cherche un lien entre 2 modalités : fumeur ou non-fumeur et l'appartenance à l'un ou l'autre groupe : le risque et l'absence de risque. L'hypothèse nulle est qu'il y indépendance entre la consommation de tabac et le risque. Le tableau de données en est le suivant et montre un effectif suffisant et une bonne répartition des modalités.

	fumeur	Non-fumeur	
R+	21	9	30
R-	14	22	36

	fumeur	Non-fumeur	
R+	0,7	0,3	30
R-	0,39	0,61	36

Ces données permettent le calcul de l'indice d'indépendance.

$$\mu_e = 0,39 + 0,3 = 0,69$$

$$s^2 = \frac{0,7 \times 0,3}{35} + \frac{0,39 \times 0,61}{29} = 0,014 \text{ et } s = \sqrt{0,014} = 0,118$$

$$0,69 - 1,96 \times 0,118 < \mu < 0,69 + 1,96 \times 0,118$$

$$0,46 < \mu < 0,92$$

Comme μ est inférieur à 1 on peut rejeter l'hypothèse d'indépendance et conclure, au risque $\alpha = 0,05$, à l'existence d'un lien entre appartenance au groupe R+ (groupe le plus représenté parmi les fumeurs) et consommation de tabac.

Ex 12 : Le traitement A est-il plus efficace sur la cholestérolémie s'il est associé au régime ?

Ce sont des données qualitatives et l'on cherche à savoir s'il y a un lien entre l'une ou l'autre modalité thérapeutique (traitement A seul ou traitement A associé au régime) et la baisse du cholestérol.

Pour cela on utilise le test d'indépendance. Les données sont regroupées dans le tableau de contingence suivant :

	Baisse du cholestérol	Pas de baisse du cholestérol	
Traitement A seul	26 (0,53)	23 (0,47)	49
Traitement A + régime	9 (0,53)	8 (0,47)	17

Après calcul, on trouve $\mu = 0,999$ et $s_\mu = 0,174$.

$$0,71 < \mu < 1,28$$

μ peut prendre une valeur supérieure à 1 et l'on conclut à l'indépendance entre type de traitement et efficacité. Il n'y a donc pas de supériorité de l'association A plus régime sur A seul.

Cette question pourrait être revue en la séparant en plusieurs parties : par exemple en recherchant si le lien traitement/efficacité existe chez les hommes, chez les femmes ou dans un groupe d'âge.

QCM 84 des chercheurs veulent mettre en évidence un lien entre vaccination et survenue de maladie neurologique. Ils suivent 800 personnes qui vont être vaccinées durant le mois suivant et 1000 témoins. Le suivi dure 10 ans at au bout de 10 ans les résultats sont les suivants : 192 vaccinés et 107 témoins développent une maladie neurologique. La survenue de maladie neurologique est-elle liée à la vaccination ?

A. Je ne peux le montrer sur une rétrospective
B. Je mets en évidence un lien significatif
C. Les conditions d'application du test sont respectées
D. Il manque des informations pour répondre
E. Pour montrer la significativité il faudrait des groupes de même taille

10. Etude de la concordance

La concordance est la conformité ou la similitude de 2 ou plusieurs jugements de même nature qui se rapportent au même objet. La concordance implique nécessairement l'existence d'une liaison c'est-à-dire que les données soient appariées mais la réciproque n'est pas vraie. Aucun des résultats ou jugements soumis à l'analyse n'est considéré comme supérieur à l'autre (aucun des deux ne sert de référence pour l'autre). Cette double évaluation appliquée à chaque objet implique donc un appariement dans lequel le point commun est l'objet soumis au jugement comme par exemple deux méthodes différentes mises en jeu pour le diagnostic d'une maladie. Plusieurs indicateurs vont être calculés pour estimer la concordance : le coefficient de concordance, l'évaluation des discordances, les proportions d'agrément ...

10.1 Le test Kappa de Cohen

L'évaluation de la concordance amène au calcul d'un coefficient de concordance appelé coefficient Kappa dont on estime la force sur une échelle de valeur et dont on peut estimer la significativité par rapport à un risque d'erreur.

10.2 Test de concordance entre 2 jugements binaires

Exemple : on pratique deux tests A et B dont la réponse est notée + ou –. Cette présentation des données a déjà été utilisée pour la comparaison de deux séries de données qualitatives appariées.

	A +	A -	
B +	a	b	f_1
B -	c	d	f_2
	g_1	g_2	N

Calcul du coefficient de concordance K

Le taux de concordance observé vaut $p_0 = \frac{a+d}{N}$; c'est la proportion de sujets bien classés ou le taux d'efficience, c'est-à-dire la proportion de sujets pour lesquels il y a similitude de jugement. Il y a une part de cette concordance qui est due au hasard et que l'on appelle la concordance aléatoire qui peut être estimée de la façon suivante : $p_c = \frac{a'+d'}{N}$. C'est l'hypothèse nulle où les réponses positives et négatives sont équilibrées. Dans cette expression a' et d' valent respectivement : $a' = \frac{f_1 \times g_1}{N}$ et $d' = \frac{f_2 \times g_2}{N}$. Il est donc possible de calculer p_c de la façon suivante : $p_c = \frac{f_1 x g_1 + f_2 x g_2}{N^2}$

On évalue la concordance par le coefficient **Kappa** qui est la différence entre concordance observée et concordance aléatoire rapportée à la quantité de concordance potentielle.

$$K = \frac{p_0 - p_c}{1 - p_c} \text{ ou } K = \frac{2(ad - bc)}{f1g2 + f2g1}$$

- La concordance est jugée excellente si Kappa est compris entre 0,81 et 1
- La concordance est jugée bonne si kappa est compris entre 0,61 et 0,8
- La concordance est jugée moyenne si kappa est compris entre 0,41 et 0,6
- La concordance est jugée faible si kappa est compris entre 0,21 et 0,4
- La concordance est jugée mauvaise si kappa est compris entre 0 et 0,2

Représentation graphique des différentes fractions de la concordance

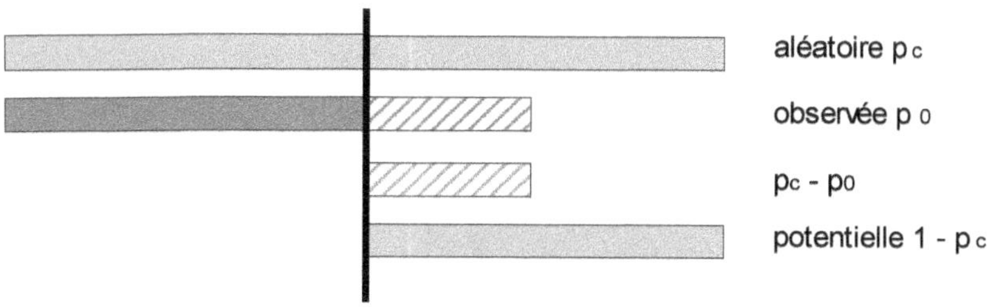

10.3 Evaluation du biais systématique

La mesure de la concordance entre les 2 jugements des 2 observateurs ne fait référence à aucune vérité établie et il est important de chercher à savoir si la différence entre les deux jugements est statistiquement significative. La divergence des deux jugements est considérée comme statistiquement significative si elle est ne peut être rattachée au hasard. On l'évalue par le test du X^2 de Mac Nemar (test des discordances applicable aux jugements appariées). Ce test estime l'équilibre des réponses discordantes observées ; ce sont les réponses +, - et -, + représentées dans le tableau de contingence par les sous-groupes b et c. Dans l'hypothèse nulle il y a une répartition non significative entre b et c.

$$X^2_{MN} = \frac{(|b - c| - 1)^2}{b + c}$$

La condition d'application du test est la suivante : $\frac{b+c}{2} \geq 5$. Le X^2 observé est ensuite comparé à un X^2 théorique (table du X^2 de Pearson) à 1 degré de liberté. Si le X^2 est non significatif on accepte l'hypothèse nulle selon laquelle la divergence observée ne correspond pas à une divergence réelle des jugements des observateurs.

10.4 Evaluation de la significativité du coefficient Kappa observé

Cela revient à comparer Kappa à un coefficient égal à zéro avec comme hypothèse nulle l'absence de différence entre le coefficient Kappa observé et la valeur théorique zéro qui correspond à l'absence totale de concordance.

Pour cela on va d'abord évaluer l'écart-type d'un coefficient Kappa nul K_0 : $S_{K0} = \sqrt{\frac{p_c}{N(1-p_c)}}$. Ensuite, on évalue l'intervalle de confiance à 5 % de K_0 : $K_0 \pm 1{,}96 \times S_{K0}$. Si la valeur de K est comprise dans l'intervalle de confiance de K_0 alors on ne rejette pas l'hypothèse nulle et K n'est pas significatif. Ce que l'on peut écrire : si $\frac{K}{S_{K0}} > 1{,}96$ alors K est significatif à 5 %. Un test unilatéral est préférable pour interpréter K et dans ce cas on écrit $\frac{K}{S_{K0}} > 1{,}69$ et K est significatif à 5 %. On préfère un test unilatéral car on ne s'occupe que de la seule hypothèse alternative où K est plus grand.

10.5 Evaluation de la valeur maximale de Kappa

Elle correspond à la valeur maximale que peut prendre le coefficient Kappa avec les données recueillies. Elle est liée à la répartition des valeurs observées et à la taille de l'échantillon.

Dans l'hypothèse où la superposition des résultats des tests A et B est seulement due au hasard, les effectifs aléatoires a et d valent respectivement :

pour a c'est le nombre maximal de réponses positives possible (cela correspond à la plus faible des valeurs de f_1 et g_1) et pour d le nombre maximal de réponses négatives possible (cela correspond à la plus petite des valeurs f_2 et g_2). Ceci permet de calculer une concordance aléatoire p_c et une concordance maximale observable.

$$pM = \frac{\min(f_1 \text{ ou } g_1) + \min(f_2 \text{ ou } g_2)}{N} \quad \text{et} \quad p_c = \frac{a' + d'}{N} \quad \Rightarrow \quad K_M = \frac{p_M - p_c}{1 - p_c}$$

Cette valeur maximale de kappa peut servir de référence dans le cas de 2 méthodes diagnostiques. C'est le maximum de ce l'on est en droit d'attendre compte tenu des données observées et de la répartition des différents jugements. Connaissant la concordance maximale observable, il est possible de calculer le coefficient Kappa ajusté K_a qui se calcule de la façon suivante : $K_a = \frac{K}{K_M}$

Limites du test Kappa

- le test est sensible au déséquilibre entre les fréquences des jugements portés par les 2 observateurs ou les 2 tests et donc aux proportions f_1/f_2 et g_1/g_2. C'est ce que l'on appelle l'imbalance.
- le test Kappa néglige le degré de discordance mais ceci peut être complété par le X^2 de Mac Nemar.

Exemple :

Une équipe médicale souhaite évaluer son activité et sa capacité à établir le diagnostic de la maladie X. Cette équipe reçoit 1200 patients par an dont 260 atteints de cette maladie. 2 praticiens appelés A et B sont spécialistes de cette maladie et ils utilisent plusieurs méthodes pour affirmer ce diagnostic : la radiologie et un dosage biologique. A est un médecin sénior et B un jeune praticien. A a établi 230 fois le diagnostic et B 201 fois. Entre les 2 praticiens les diagnostics se répartissent de la façon suivante :

		A	
		Diagnostic confirmé	Diagnostic non confirmé
B	Diagnostic confirmé	200	1
	Diagnostic non confirmé	30	29

- Comparez les diagnostics des deux praticiens ?

Ce sont des données qualitatives appariées et on va utiliser un test de concordance :

- $p_0 = \frac{a+d}{N}$ $p_0 = \frac{200+29}{260} = 0{,}88$
- $p_c = \frac{f_1 x g_1 + f_2 x g_2}{N^2}$ $p_c = \frac{201x230+30\,x\,59}{260^2} = 0{,}71$
- $K = \frac{p_0 - p_c}{1-p_c}$ $K = \frac{0{,}88-0{,}71}{1-0{,}71} = \frac{0{,}17}{0{,}29} = 0{,}59$
- $S_{K0} = \sqrt{\frac{p_c}{N(1-p_c)}}$ $S_{K0} = \sqrt{\frac{0{,}71}{260(1-0{,}71)}} = 0{,}069$

Donc la limite supérieure de l'intervalle de confiance de K_0 vaut 0,138. Comme Kappa est plus grand, le coefficient est significatif et la concordance est moyenne.
Il faut ensuite analyser les discordances par le test du X^2 de Mac Nemar.

$$X^2_{MN} = \frac{(|b-c|-1)^2}{b+c} = \frac{[(|1-30|)-1]^2}{31} = 25{,}29$$

Pour α = 5% et ddl = 1 le X^2 théorique vaut 3,84. On rejette l'hypothèse nulle et il y a un déséquilibre entre les discordances. Le praticien A fait plus souvent le diagnostic que le praticien B.

On va ensuite évaluer la concordance maximale possible :

$$p_M = \frac{f_1 + g_2}{N} = \frac{201+30}{260} = 0{,}89$$

Le Km vaut alors : $K_M = \frac{p_M - p_c}{1-p_c} = \frac{0{,}89-0{,}71}{0{,}29} = 0{,}615$

Ceci permet d'évaluer la valeur ajustée de K_a qui vaut : 0,59/0,615= 0,957. Les observations non concordantes entre A et B ne concernent pratiquement que les diagnostics que B n'a pas faits.

10.6 La proportion d'agrément

La proportion d'agrément évalue dans un groupe de réponses la proportion de réponses similaires. Il s'en calcule deux :

La proportion d'agréments positifs : c'est le nombre de jugements trouvés positifs par les deux juges parmi toutes les réponses au moins une fois positives. Comme c'est un pourcentage il s'exprime avec son intervalle de confiance.

La proportion d'agréments négatifs : c'est le nombre de jugements trouvés négatifs par les deux juges parmi toutes les réponses au moins une fois négatives. Comme c'est un pourcentage il s'exprime avec son intervalle de confiance.

A partir du tableau de contingence on obtient :

	A +	A -	
B +	a	b	f_1
B -	c	d	f_2
	g_1	g_2	N

$$P+ = \frac{a}{(a+b+c)} \quad \text{et} \quad P- = \frac{d}{(d+b+c)}$$

Et [IC] défini par un écart valant +/- 1,96 $\sqrt{\frac{P+(1-P+)}{n}}$ pour P+ ou +/- 1,96 $\sqrt{\frac{P-(1-P-)}{n}}$ pour P-

avec n = (a + b +c) pour P+ et n = (b + b +d) pour P-

Plus l'échantillon est grand plus les proportions d'agrément sont connues avec précision.

10.7 Concordance entre deux jugements à plusieurs catégories

Exemple : on évalue la concordance des réponses entre deux observateurs, sachant que la réponse peut être oui, non ou ne sait pas à propos de 100 questions.

	Oui	Non	Ne sait pas	
Observateur A	35	25	40	100
Observateur B	45	30	25	100

Il faut ensuite construire le tableau qui superpose les réponses identiques.

		A			
		Oui	Non	Ne sait pas	
B	oui	28	4	12	44
	Non	6	12	16	34
	Ne sait pas	4	4	14	22
		38	20	42	100

Ensuite il faut évaluer la concordance :

Taux de concordance observée : $p_o = (28 + 12 + 14)/100 = 0,54$

Taux de concordance aléatoire :

$p_c = (((44 \times 38)/100) + ((20 \times 34)/100) + ((22 \times 42)/100))/100 = 0,327$

$$K = \frac{0,54 - 0,327}{1 - 0,327} = 0,316$$ (Concordance faible)

10.8 Comparaison de 2 coefficients de concordance

Elle utilise un test classique de l'écart réduit avec une estimation de la variance de chaque coefficient. L'hypothèse nulle est l'absence de différence entre les 2 coefficients.

- évaluation de l'écart-type de Kappa : $S_K = \sqrt{\dfrac{p_o(1 - p_o)}{N(1 - p_c)^2}}$
- comparaison des 2 coefficients Kappa

$$\varepsilon = \frac{\lfloor K_1 - K_2 \rfloor}{\sqrt{S^2_{K1} + S^2_{K2}}}$$ avec $N > 30$ et si $\varepsilon \geq 1,96$ alors K_1 est différent de K_2

10.9 Concordance entre plusieurs observateurs

Elle fait appel à des méthodes complexes comme la méthode de Fleiss. Il existe une approche simple qui consiste à évaluer le coefficient Kappa de chaque coupe possible d'observateurs et à comparer les coefficients Kappa obtenus. Ceci n'est possible que si N >30.

10.10 Questions

Ex 13 : Si l'on regarde les paramètres biologiques avec une lecture qualitative, augmentation ou concentration normale, y-a-t-il concordance entre cholestérol et apoprotéine B ?

Les données sont qualitatives et appariées car les 2 dosages sont réalisés pour le même patient. Elles peuvent être regroupées en 4 classes.

	Chol> 2 g/L	Chol< 2 g/L	
Apo B > 1,3 g/L	26	5	31
Apo B < 1,3 g/l	12	23	35
	38	28	66

- Dans un premier temps il est possible de calculer tous les éléments nécessaires à l'évaluation de la concordance.

$$p_0 = \frac{a+d}{N} = \frac{26+23}{66} = 0,74$$

$$p_c = \frac{f_1 x g_1 + f_2 x g_2}{N^2} = \frac{31x38 + 35 x 28}{4356} = 0,49$$

$$K = \frac{p_0 - p_c}{1 - p_c} = \frac{0,74 - 0,49}{0,51} = 0,49$$

$$S_{K0} = \sqrt{\frac{p_c}{N(1-p_c)}} = \sqrt{\frac{0,49}{66x0,51}} = 0,121 \text{et} \frac{K}{S_{K0}} = 4,02 > 1,96$$

La concordance est moyenne (0,41 < K < 0,6) et significative.

- Evaluation du biais : les divergences observées sont-elles bien réparties. On utilise le test de Mac Nemar qui est applicable car (12 + 5)/2 est supérieur à 5.

$$X^2_{MN} = \frac{(|b-c|-1)^2}{b+c} = \frac{(|5-12|-1)^2}{17} = 2,12$$

et pour α = 5 % et ddl = 1 le X^2 théorique vaut 3,84 et le test est non significatif.

Au total la concordance est moyenne et les divergences sont bien réparties. Face à une concordance moyenne il faut se poser la question de la mauvaise superposition des informations fournies par les 2 paramètres et se demander s'ils sont complémentaires ou simplement peu concordants.

QCM 85 Dans l'évaluation de la concordance la proportion d'agréments positifs

A. Est la proportion de jugements identiques parmi tous les jugements
B. Est la proportion de jugements positifs identiques parmi tous les jugements
C. Est la proportion de jugements positifs identiques parmi tous les jugements positifs au moins une fois
D. Ne tient pas compte des jugements négatifs
E. Est indépendante de l'effectif total

QCM 86 Dans l'évaluation de la concordance, la concordance aléatoire représente

A. Le risque alpha et vaut 5% en général
B. Est basée sur les valeurs théoriques des données concordantes positives et négatives
C. Est la proportion de jugements identiques parmi tous les jugements
D. Est liée à l'effectif des données discordantes
E. Aucune de ces réponses n'est exacte

QCM 87 La significativité d'un coefficient de concordance

A. Est évaluée par rapport à la concordance maximale
B. Est évaluée par comparaison à un coefficient de concordance valant 1
C. Est évaluée par comparaison à un coefficient de concordance nul
D. Tient compte de l'intervalle de confiance du coefficient que l'on a calculé
E. Aucune de ces réponses n'est exacte

QCM 88 Dans l'évaluation de la concordance le taux d'efficience

A. Représente la proportion de jugements similaires parmi tous les jugements
B. Représente la proportion de jugements différents parmi tous les jugements
C. Représente l'ensemble des jugements similaires ou non
D. Aucune de ces réponses n'est exacte

QCM 89 Dans l'évaluation de la concordance le test de Mac Nemar compare

A. Les proportions de jugements discordants entre elles
B. Les proportions de jugements concordants entre elles
C. Les proportions de jugements discordants à une situation où on en observe autant de chaque type
D. Les proportions de jugements concordants à celles des jugements discordants
E. Aucune de ces réponses n'est exacte

QCM 90 A propos du test Kappa de Cohen

A. Il est sensible à l'effet d'imbalance
B. Il nécessite que l'un des deux jugements serve de référence pour l'autre
C. Deux coefficients Kappa peuvent être comparés par une test de l'écart réduit
D. Son hypothèse nulle est l'absence de concordance
E. Son hypothèse nulle est la superposition parfaite des deux jugements

11. Évaluation d'une méthode diagnostique

Pour évaluer l'intérêt d'une méthode utilisée à des fins diagnostiques, il faut vérifier qu'elle fournit une information valide. La méthode doit faire la preuve

- de sa qualité technique
- de sa spécificité : le dosage de la glycémie ; dose-t-on le glucose seul ou d'autres sucres avec lui
- de sa fiabilité : la précision du dosage est-elle satisfaisante ; donc l'écart-type de la distribution des valeurs est-il faible.

11.1 Quels indices utilise-t-on ?

Pour qualifier une méthode diagnostique on utilisera 4 indices de bases (la sensibilité, la spécificité, la valeur prédictive positive et la valeur prédictive négative). Et des indices obtenus à partir de ces 4 indices comme les rapports de vraisemblance ou l'Odds ratio. Certains de ces indices dépendent de la fréquence da la maladie ou prévalence.

La **prévalence** de la maladie dans cette population est égale à la probabilité pour qu'un sujet pris au hasard soit réellement atteint de la maladie. Et donc dans la population à laquelle on applique le test il y a des malades M+ et des sujets indemnes de la maladie M-.La **prévalence** est donc est une mesure de l'état de santé d'une population à un instant donné. Pour une maladie elle représente le nombre de cas observé à un moment donné par rapport à l'ensemble de la population. C'est une proportion qui s'exprime généralement en pourcentage.

Les résultats de l'examen diagnostique peuvent être classés soit positifs T+ soit négatifs T-.

Pour un test quantitatif il faudra en plus définir un seuil à partir duquel ce test est considéré comme positif : exemple pour le cholestérol la valeur normale pour la population varie de 2,50 à 1,60 g/l (m $\pm 1{,}96\ \sigma$) alors que le seuil de risque de maladie cardio-vasculaire est établi à 2 g/l.

L'ensemble de la population se répartit comme suit vis-à-vis de la maladie et du résultat de l'examen.

P (M+) est la probabilité d'être considéré comme malade

P (M-) est la probabilité de ne pas être malade

	M+	M-
T+	p1	p2
T-	p3	p4
	P (M+)	P (M-)

Pour décrire la valeur diagnostique de ce test nous disposons de 4 indices qui sont :

- **la sensibilité Se** = elle est égale à la probabilité pour un sujet malade d'avoir un résultat positif au test = P (T+/M+)

- **la spécificité Sp** = elle est égale à la probabilité pour un sujet non malade d'avoir un résultat négatif à l'examen = P (T-/M-)

- **la valeur prédictive positive VPP** = elle est égale à la probabilité d'être malade pour un sujet dont le résultat du test est positif soit P (M+/T+)

- **la valeur prédictive négative VPN** = elle est égale à la probabilité d'être non malade pour les sujets dont le résultat du test est négatif soit P (M-/T-)

La valeur diagnostique de l'examen est d'autant meilleure qu'il est à la fois sensible et spécifique et il est d'autant plus intéressant à utiliser que VPP et VPN sont élevées.

Pour évaluer ce test deux situations sont possibles : soit on dispose d'un échantillon représentatif de la population et tiré au sort dans la population ou soit on ne dispose que d'un groupe témoin et d'un groupe de malades.

11.2 Évaluation avec un échantillon représentatif tiré au sort

Les sujets sont classés T+ ou T- selon le résultat de l'examen et M+ ou M- selon les résultats obtenus avec une méthode de référence indépendante de la méthode que l'on évalue : ex. cancer de la prostate, biopsie et dosage de PSA (antigène spécifique de la prostate).

Les N sujets de l'étude se répartissent en 4 groupes

	M+	M-
T+	VP	FP
T-	FN	VN

VP = vrai positif : examen positif chez un malade

FP = faux positif : examen positif chez un non malade

FN = faux négatif : examen négatif chez un malade

VN = vrai négatif : examen négatif chez un non malade

Dans ce cas-là les indices sont les suivants :

- Se = proportion de vrais positifs chez les malades : $Se = \frac{VP}{VP+FN}$
- Sp = proportion de vrais négatifs chez les non malades : $Sp = \frac{VN}{VN+FP}$

Avec ces 2 résultats il est possible de calculer l'indice de Youden

Indice de Youden= (Se + Sp - 1).

Cet indice représente la performance de la méthode et il est proche de zéro quand celle-ci n'a aucune valeur diagnostique.

- VPP est la proportion de vrais positifs parmi les sujets ayant un test positif ou $VPP = \frac{VP}{VP+FP}$
- VPN est la proportion de vrais négatifs parmi les sujets ayant un test négatif ou $VPN = \frac{VN}{VN+FN}$

Avec ces deux résultats, il est possible de calculer la valeur discriminante du test qui est égale à VPP + VPN – 1. Ces deux indices permettent aussi de calculer le rapport $k = \frac{VPP}{1-VPN}$ qui est le risque relatif. Un sujet a k fois plus de chance d'être atteint de la maladie si le test est positif que si le test est négatif.

Pour chacun de ces 4 pourcentages il sera possible de calculer les écart-types correspondants en utilisant la formule $\sigma_{p_0} = \sqrt{\frac{p_0 q_0}{n}}$ en faisant attention de choisir l'effectif correspondant : le nombre de malades pour Se, le nombre de test + pour VPP, ... Et donc chacun de ces indices sera exprimé au travers de sa valeur calculé et de son écart type ou de son intervalle de confiance. La précision de ces indices est donc dépendante de la taille de l'échantillon.

11.3 Évaluation avec un groupe témoin et un groupe de malades

Dans ce cas l'examen est un facteur aléatoire. On peut facilement estimer la sensibilité et la spécificité du test mais pas les valeurs prédictives. Pour les estimer, il faut par avance connaître la prévalence de la maladie dans la population ou respecter cette valeur dans le choix de la taille de l'échantillon. Si par exemple la prévalence est de 0,001 le groupe témoin doit être 1000 fois plus grand.

Les formules de calcul de VPP et VPN tiennent alors comptent de la prévalence.

$$VPP = \frac{Se.p}{Se.p + (1-Sp)(1-p)} \text{ et } VPN = \frac{Sp.(1-p)}{Sp.(1-p) + (1-Se).p}$$

11.4 Représentation graphique : méthode ROC

Elle utilise la méthode ROC (*Receiver Operating Characteristics*). La sensibilité et la spécificité d'un test varient en sens inverse et dépendent des seuils de décision choisis. Dans le cas d'une pathologie qui est marquée par l'augmentation de la valeur du marqueur mesuré, la représentation des 4 groupes possibles de résultats par rapport à un seuil peut être faite de la façon suivante :

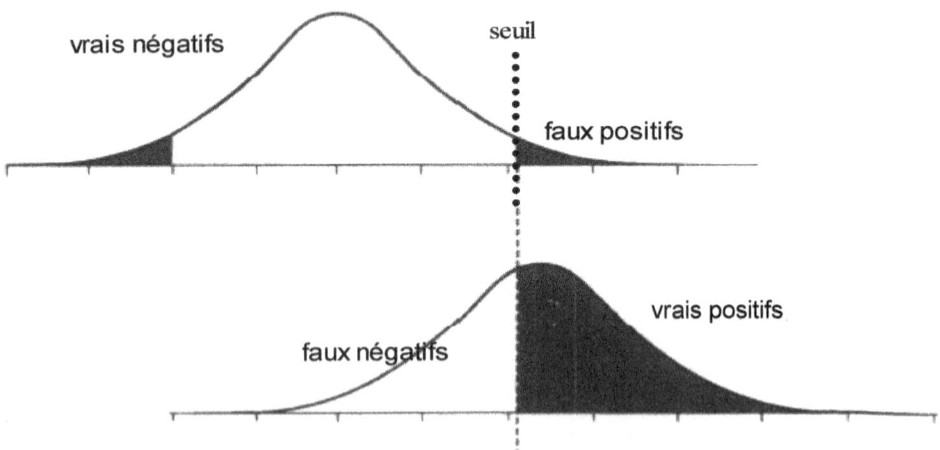

Les courbes ROC sont la représentation graphique des valeurs de sensibilité et de spécificité pour les différents seuils. En ordonnée, on place la sensibilité et en abscisse le paramètre (1 - spécificité) pour que les deux axes évoluent dans le même sens.

Le tracé de la courbe ROC permet de choisir un seuil d'interprétation pour l'examen. On peut assimiler l'absence de maladie à l'hypothèse nulle et la présence de la maladie à l'hypothèse alternative. Le problème qui se pose consiste à pouvoir choisir au vu des résultats de l'examen entre ces deux hypothèses et on conclura qu'un sujet est malade s'il a un test positif et qu'il est non malade dans le cas contraire.

- si en réalité le sujet est non malade et qu'il est test + on conclut qu'il est malade et l'on se trompe. La probabilité d'une telle erreur est égale à (1-Sp) ou α. Si par contre son test est négatif on conclut qu'il est non malade avec une probabilité égale à Sp ou (1-α).
- si le sujet est malade et a un test négatif on conclut qu'il est non malade et on se trompe. L'erreur est égale à (1-Se) ou β. Si par contre il présente un test + on le considère comme malade avec une probabilité égale à Se ou (1-β).

Exemple : évaluation d'un dosage pour différents seuils (N = 60) : un sujet est classé d+ si son résultat est supérieur au seuil. (m+ = malade, m- = non malade)

sujet	résultat	groupe
1	2	m-
2	3	m-
3	5	m-
4	7	m-
5	8	m+
6	9	m-
7	9	m-
8	11	m-
9	12	m-
10	13	m-
11	14	m-
12	15	m+
13	17	m-
14	19	m-
15	21	m-
16	21	m-
17	21	m-
18	23	m+
19	24	m+
20	25	m+
21	26	m+
22	28	m-
23	29	m-
24	30	m+
25	31	m+
26	32	m+
27	32	m-
28	32	m+
29	36	m+
30	39	m+

sujet	résultat	groupe
31	33	m+
32	34	m+
33	35	m+
34	36	m+
35	39	m+
36	40	m+
37	41	m+
38	42	m+
39	43	m+
40	44	m+
41	44	m+
42	44	m-
43	44	m+
44	45	m-
45	47	m+
46	48	m-
47	52	m+
48	54	m+
49	56	m-
50	63	m-
51	65	m+
52	65	m+
53	67	m+
54	70	m+
55	72	m+
56	75	m+
57	82	m+
58	82	m-
59	84	m+
60	86	m+

Tableau 1 (seuil 10)

	m+	m-
dosage +	35	18
dosage -	1	6

Se	0.97
Sp	0.25
VPP	0.66
VPN	0.86
bien classés	0,68
Youden	0,21

Tableau 2 (seuil 20)

	m+	m-
dosage +		
dosage -		

Se	
Sp	
VPP	
VPN	
bien classés	
Youden	

Tableau 3 (seuil 30)

	m+	m-
dosage +		
dosage -		

Se	
Sp	
VPP	
VPN	
bien classés	
Youden	

Le même type de tableau peut être construit pour d'autres seuils comme 40 et 50. L'ensemble de ces données permet alors de construire les graphes qui suivent. Ceux-ci facilitent le choix du seuil discriminant.

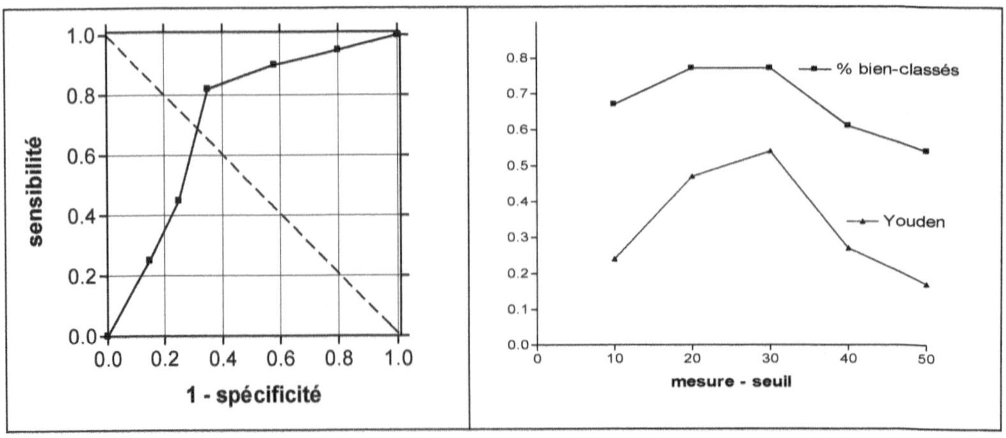

Au mieux la courbe pourrait être construite en prenant chaque valeur comme une valeur de seuil permettant ainsi un calcul plus précis de la surface sous la courbe. La surface sous la courbe donne une bonne représentation globale des performances d'une méthode. La surface de la courbe peut être calculée de façon simple en utilisant la méthode trapézoïdale. 2 points successifs reliés par une droite sont déterminés par 2 coordonnées en abscisse et 2 coordonnées en ordonnées. Ils déterminent avec l'axe des abscisses un trapèze de surface égale à base x hauteur à mi base. La somme des surfaces des différents trapèzes donne la surface sous la courbe. Le calcul de l'écart-type de la surface est lui plus complexe.

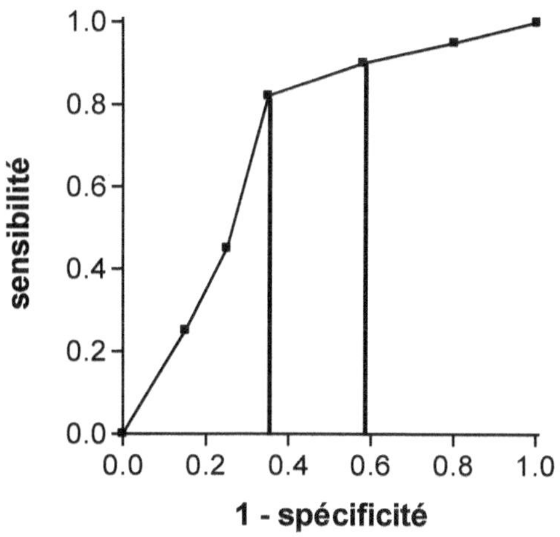

Il existe des tests qui permettent de comparer 2 ou plusieurs surfaces sous la courbe et donc de comparer les performances de méthodes diagnostiques.

Le choix d'un seuil discriminant peut se faire de façon simple avec une méthode graphique :

- soit en traçant la diagonale qui relie le 100 % de sensibilité au 0 % de spécificité. Dans ce cas le seuil est la valeur à l'intersection de cette diagonale et de la courbe ROC.
- soit en traçant la courbe suivante (pourcentage de sujets « bien classés » c'est-à-dire nombre de vrais positifs et vrais négatifs sur nombre total de sujet en fonction du seuil). Le seuil correspondra au point le plus élevé de la courbe.
- ou la courbe de l'indice de Youden en fonction du seuil ; le seuil discriminant correspondant au sommet de la courbe.

Ou d'une façon algébrique en utilisant la formule suivante qui n'est applicable que si les variables ont une distribution gaussienne :

$$\lambda = \frac{(m_+ + m_-)}{2} + 2 \times \text{Log}(\frac{p_+}{p_-}) \times \frac{(p_+ s_+^2 + p_- s_-^2)}{(m_+ - m_-)}$$

où m_+ et m_- sont les moyennes observées dans chaque sous-groupe,
(m+ correspond au groupe où la moyenne est la plus élevée)
où s_+ et s_- sont les écarts-type observés dans chaque sous-groupe,
où p_+ et p_- sont les proportions de chaque sous-groupe.

11.5 Evaluation de la capacité informative

Au-delà, du choix d'un seuil et du calcul de la sensibilité, la spécificité et des valeurs prédictives, il faut évaluer la capacité informative d'un test. En effet, les valeurs prédictives ne représentent que les probabilités conditionnelles en post-test, c'est-à-dire en fonction du résultat du test.

Ces valeurs prédictives dépendent en fait de deux facteurs :

·La probabilité d'avoir la maladie avant la prescription du test, ce que l'on appelle la probabilité pré-test ou primaire ;

·La capacité discriminante du test, qui s'exprime par les rapports de vraisemblance du test.

- **Détermination des rapports de vraisemblance**

Le rapport de vraisemblance d'un résultat X d'un test à la recherche d'une maladie M est défini par le rapport de la probabilité d'un résultat X parmi les malades (M) par la probabilité du même résultat X parmi les patients non malades (m); ces patients étant examinés dans les mêmes conditions diagnostiques.

$$\text{Soit RV} = \frac{\text{probabilité du résultat X si M}}{\text{probabilité du résultat X si m}}$$

Il y a autant de rapports de vraisemblance que de modalités de résultats pour le test. Donc, en ce qui nous concerne, il y aura deux rapports de vraisemblance : un rapport positif et un rapport négatif.

$$\text{Soit RV(+)} = \frac{\%\,VP}{\%\,FP} = \frac{Se}{1 - Sp}$$

$$\text{Et } RV(-) = \frac{\%FN}{\%VN} = \frac{1-Se}{Sp}$$

Ainsi, pour un test où la réponse est exprimée de façon binaire, l'on peut représenter sous la forme d'un tableau à quatre cases les différentes réponses possibles :

	M	m
T+	a	b
T-	c	d
	n1	n2

où a, b, c, d sont les effectifs observés, tels que a + c = n1, et b + d = n2.

Ce qui nous donne pour les rapports de vraisemblance :

$$RV(+) = \frac{a/n1}{b/n2} \quad \text{et} \quad RV(-) = \frac{c/n1}{d/n2}$$

L'établissement de ces deux rapports de vraisemblance va nous permettre d'apprécier la valeur informative du test. Ce rapport de vraisemblance qualifie la capacité du test à faciliter le diagnostic de la maladie. La maladie est connue avec une certaine prévalence (c'est-à-dire le nombre de fois où l'on l'identifie, ou probabilité de diagnostic avant le test ou probabilité pré-test). Le test est censé faciliter le diagnostic et donc améliorer la probabilité de faire ce diagnostic ou probabilité post-test. Le rapport de vraisemblance quantifie la relation entre probabilité pré et post-test. Son interprétation peut être faite selon l'échelle suivante :

Valeur du rapport de vraisemblance		**Changement entre la probabilité prétest et posttest d'avoir la maladie**
Test positif : 10 et plus	Test négatif : 0,1 et moins	Important
5 - 10	0,1 – 0,2	modéré
2 – 5	0,2 – 0,5	Faible mais parfois cliniquement significatif
1 – 2	0,5 – 1	Faible rarement cliniquement significatif
1	1	Aucun

- **Evaluation du risque relatif et de l'Odds Ratio**

Risque relatif : c'est le rapport de la probabilité de maladie chez les sujets exposés au facteur étudié (groupe test+) à la probabilité de maladie chez les sujets non exposés (groupe test-). Il mesure une association entre ce facteur et la maladie que cette association soit de nature causale ou non.

Odds Ratio (rapport des cotes) : la côte est, dans un groupe ou échantillon, le rapport du nombre de patients ayant présenté un événement sur le nombre de patients n'ayant pas présenté ce même événement. C'est une approximation acceptable d'un risque relatif lorsque la probabilité de survenue d'un événement est faible. Il est utilisé en épidémiologie pour étudier les facteurs associés à la présence d'une maladie. Il permet de quantifier l'intensité de la liaison entre le facteur de risque et l'incidence de l'événement pathologique.

Le risque relatif RR et l'Odds Ratio OR sont calculés de la façon suivante à partir du tableau de données :

$$RR = \frac{\frac{a}{a+b}}{\frac{c}{c+d}} = \frac{VPP}{1\text{-}VPN} \quad OR = \frac{\frac{a}{c}}{\frac{b}{d}} = \frac{a.d}{b.c} = \frac{VP \times VN}{FP \times FN} = \frac{RV+}{RV-}$$

Si l'un des effectifs a, b, c, d est faible il est préférable de pratiquer un ajustement de chaque groupe en le majorant de 0,5. OR et RR sont indépendants de la probabilité primaire de maladie ou d'événement dans la population où ils sont évalués et indépendants de l'effectif N sur lequel leur calcul a été fait. Ils permettent de préciser voire évaluer l'importance de la liaison entre le facteur de risque (un test positif) et l'incidence de l'événement (la maladie).

L'intervalle de confiance de l'OR est évalué sur une échelle logarithmique. On détermine d'abord l'erreur standard du logarithme naturel de OR :

$$ES(\ln OR) = \sqrt{\frac{1}{a} + \frac{1}{b} + \frac{1}{c} + \frac{1}{d}}$$

Si l'un des effectifs est faible, a, b, c et d seront majorés de 0,5.

L'intervalle de confiance à 5 % vaut alors :

$$\text{Exp}[\ln OR - 1{,}96\ ES(\ln OR)] < OR < \text{Exp}[\ln OR + 1{,}96\ ES(\ln OR)]$$

Si la borne inférieure de l'intervalle de confiance est supérieure à 1 on pourra conclure que la maladie est bien liée au facteur de risque ou au test positif.

Exemple : une maladie est associée à la positivité d'un test. On évalue ceci dans un groupe de malades A (n = 80) et un groupe témoin B (n = 100) avec les résultats suivants :

	A	B	
Test positif	66	8	74
Test négatif	14	92	106
	80	100	180

$$RR = \frac{66/74}{14/106} = 6{,}75 \quad \text{et} \quad OR = \frac{66 \times 92}{8 \times 14} = 54{,}2$$

IC(OR) varie de 20,22 à 123,18

Il y a 54 fois plus de risque de faire la maladie lorsque le test est positif.

11.6 Étude de l'indépendance entre les 2 méthodes diagnostiques

Enfin, il faut évaluer l'indépendance des 2 tests que l'on compare. On utilise un test de concordance : soit le test du coefficient Kappa soit le test du coefficient Φ dérivé du test du X^2 et que l'on applique aux résultats obtenus pour chaque test dans le groupe étudié.

	test A +	test A -
test B+		
test B -		

Ensuite, on calcule le coefficient Φ : $\Phi = \sqrt{\frac{X^2}{N}}$ (X^2 sans correction de Yates).

La liaison est faible quand Φ est inférieur à 0,30 et forte quand Φ est supérieur à 0,60.

11.7 Questions

Ex 14 : Evaluez les performances de Apo B et cholestérol pour classer le risque des sujets du groupe étudié ?

Selon l'OMS un cholestérol > 2 g/L ou une Apoprotéine B > 1,3 g/L sont associées au risque. Il est possible de bâtir les tableaux de contingence qui rassemblent ces informations. L'échantillon est représentatif de la population.

- Pour le cholestérol au seuil de 2 g/L

	R+	R-	
Chol> 2 g/L	VP = 28	FP = 10	38
Chol< 2 g/L	FN = 2	VN = 26	28
	30	36	

Calcul des performances

- Se = VP/N_{R+} = 28/30 = 0,93
- $\sigma_{Se} = \sqrt{\frac{Se \times (1 - Se)}{N_{R+}}} = \sqrt{\frac{0,93 \times 0,07}{30}} = 0,046$
- Sp = VN / N_{R-} = 10/36 = 0,72 et σ_{Sp} = 0,075
- VPP = VP / VP+FP = 28/38 = 0,74 et σ_{VPP} = 0,071
- VPN = VN / VN+FN = 26/28 = 0,93 et σ_{VPN} = 0,049
- Youden = 0,93 + 0,72 – 1 = 0,65
- % bien classés = 0,82 soit 82 %
- RV+ = 0,93 / (1-0,72) = 3,36
- RV- = (1 – 0,93)/0,72 = 0,09
- OR non ajusté = 3,36/ 0,09 = 36 ; avec un cholestérol > 2 g/L il y 36 fois plus de risque d'appartenir au groupe R+

- Pour l'apoprotéine B au seuil de 1,3 g/L

	R+	R-	
Apo B >1,3 g/L	VP =22	FP = 9	31
Apo B< 1,3 g/L	FN = 8	VN = 27	35
	30	36	

Calcul des performances

- Se = VP / N_{R+} = 0,73 et σ_{Se} = 0,081
- Sp = VN / N_{R-} = 0,75 et σ_{Sp} = 0,072
- VPP = VP / VP+FP = 0,71 et σ_{VPP} = 0,082
- VPN = VN / VN+FN = 0,77 et σ_{VPN} = 0,071
- Youden = 0,48
- % bien classés = 0,74 soit 74 %
- RV+ = 2,93
- RV- = 0,35
- OR non ajusté = 8,2 ; avec une apoprotéine B > 1,3 g/L il y 8,2 fois plus de risque d'appartenir au groupe R+

La question 8.8.1 nous avait montré qu'il existait une concordance moyenne (K = 0,49) entre cholestérol et Apo B, avec une non significativité de la répartition des divergences. Cependant si l'on regarde plus précisément les résultats 12 sujets ont un cholestérol élevé avec une apoprotéine B normale et 5 l'inverse. On peut alors se demander quelles seraient les performances de l'association des 2 paramètres (un test + est alors signifié par l'augmentation de l'un ou l'autre ou des 2 paramètres).

	R+	R-	
Chol> 2 g/L et/ou Apo B >1,3 g/L	VP =29	FP = 14	43
Chol< 2 g/L et Apo B< 1,3 g/L	FN = 1	VN = 22	23
	30	36	

Les performances deviennent alors :

- Se = 0,97 et σ_{Se} = 0,033
- Sp = 0,61 et σ_{Sp} = 0,081
- VPP = 0,67 et σ_{VPP} = 0,071
- VPN = 0,96 et σ_{VPN} = 0,043
- Youden = 0,58
- % bien classés = 0,77 soit 77 %
- RV+ = 2,48
- RV- = 0,05
- OR non ajusté = 45,6
- Avec au moins un paramètre supérieur au seuil il y 45,6 fois plus de risque d'appartenir au groupe R+. (OR ajusté = 30,5 variant de 5,2 à 178,8)

Dans cette configuration la sensibilité est meilleure (on trouve plus de vrais positifs), la spécificité est plus faible (on trouve plus de faux positifs) et la valeur prédictive négative est très élevée (les deux résultats négatifs associent le sujet au groupe R-). L'association des 2 variables est ici plus performante pour discriminer entre les deux groupes. Dans ces calculs il est aussi possible de prendre en compte le coût de prise en charge du patient pour chercher le meilleur seuil.

Ex 15 : A partir des résultats de cholestérol observés dans cet échantillon, proposez un nouveau seuil de décision pour le cholestérol et comparez ces performances au seuil de l'OMS ?

Les données sont quantitatives. L'échantillon est représentatif de la population. Le tirage au sort permet de supposer que la prévalence est respectée dans cet échantillon de 66 personnes. Les individus sont répartis en 2 groupes R+ et R-. Le seuil que l'on va définir servira à discriminer entre R+ et R-. Dans un premier temps, on va compter le nombre de VP, FP, FN et VN possibles pour chaque valeur du cholestérol.

Ces dénombrements permettront de calculer la sensibilité, la spécificité et les valeurs prédictives observées pour chaque valeur de cholestérol (toutes ne sont pas présentées dans le tableau suivant :

Cholestérol g/L	Sp	1-sp	Se	Youden	VPP	VPN	bien classés
1,320	0,028	0,972	1,000	0,028	0,462	1,000	0,470
1,560	0,139	0,861	1,000	0,139	0,492	1,000	0,530
1,560	0,139	0,861	1,000	0,139	0,492	1,000	0,530
1,560	0,139	0,861	1,000	0,139	0,492	1,000	0,530
1,680	0,278	0,722	0,967	0,244	0,527	0,910	0,591
1,720	0,306	0,694	0,967	0,272	0,537	0,920	0,606

1,980	0,722	0,278	0,933	0,656	0,737	0,930	0,818
2,050	0,750	0,250	0,933	0,683	0,757	0,930	0,833
2,100	0,778	0,222	0,933	0,711	0,778	0,930	0,849
2,120	0,806	0,194	0,933	0,739	0,800	0,940	0,864
2,140	0,806	0,194	0,900	0,706	0,794	0,910	0,849
2,260	0,833	0,167	0,867	0,700	0,813	0,880	0,849
2,260	0,833	0,167	0,867	0,700	0,813	0,880	0,849
2,360	0,917	0,083	0,767	0,683	0,885	0,830	0,849
2,360	0,917	0,083	0,767	0,683	0,885	0,830	0,849

2,890	1,000	0,000	0,433	0,433	1,000	0,680	0,742
3,000	1,000	0,000	0,367	0,367	1,000	0,650	0,712
3,000	1,000	0,000	0,367	0,367	1,000	0,650	0,712
3,450	1,000	0,000	0,100	0,100	1,000	0,570	0,591
3,450	1,000	0,000	0,100	0,100	1,000	0,570	0,591
3,690	1,000	0,000	0,033	0,033	1,000	0,550	0,561
3,690	1,000	0,000	0,033	0,033	1,000	0,550	0,561

Ces données permettent de tracer la courbe ROC correspondante :

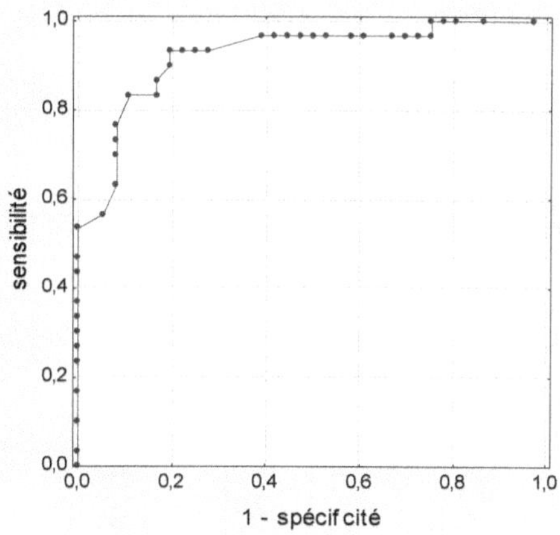

La surface sous la courbe est égale à 0,923 (s_{surf} = 0,047). La comparaison à une surface égale à 0,5 est significative. Le cholestérol est un paramètre discriminant les groupes R+ et R-.

De ce tableau nous pouvons aussi extraire d'autres informations :

L'indice de Youden maximum correspond à un cholestérol de 2,12 g/L.

Pour ce seuil les performances sont les suivantes :

	R+	R-	
Chol> 2,12 g/L	VP = 28	FP = 7	35
Chol< 2,12 g/L	FN = 2	VN = 29	31
	30	36	

Se = 0,93 et σ_{Se} = 0,046

Sp = 0,81 et σ_{Sp} = 0,066

VPP = 0,80 et σ_{VPP} = 0,068

VPN = 0,94 et σ_{VPN} = 0,044

Youden = 0,74

% bien classés = 0,86 soit 86 %

RV+ = 4.80

RV- = 0,08

VI+ = 151, VI- = -229 et CIA = 126

OR non ajusté = 57,3

Avec un cholestérol supérieur à 2,12 g/L, il y 57,3 fois plus de risque d'appartenir au groupe R+ (OR ajusté = 44,8 variant de 9,8 à 205)

Il est ensuite possible de comparer les résultats observés au seuil de l'OMS et au seuil proposé par ce travail.

- Comparaison des sensibilités : ce sont des données qualitatives et on va comparer une répartition observé à une répartition théorique (OMS) :

	VP	FN	
Ce travail	28	2	30
OMS	28	2	30

Il n'existe aucune différence.

- Comparaison des spécificités sur le même principe :

	VN	FP	
Ce travail	29	7	36
OMS	26	10	36

On utilise un test du X^2

$X^2 = 1{,}24$ ce qui pour ddl = 1 et $\alpha = 5\ \%$ est non significatif.

- De façon plus large il serait possible de comparer les Odds Ratio par le test approprié. La comparaison des surfaces des courbes ROC n'est pas appropriée ; les données étant les mêmes, elles conduiraient à des courbes superposées.

QCM 91 Dans une évaluation des performances d'une méthode diagnostique, la précision de la sensibilité dépend

A. Du nombre de malades
B. Du nombre de témoins
C. Du nombre de résultats positifs
D. De la taille de l'échantillon
E. De la valeur propre de la sensibilité

QCM 92 Dans une évaluation des performances d'une méthode diagnostique, la précision de la spécificité dépend

A. Du nombre de malades
B. Du nombre de témoins
C. Du nombre de résultats positifs
D. De la taille de l'échantillon
E. Du nombre de malades dans la population

QCM 93 Une courbe ROC

A. Est tracée avec en abscisse la sensibilité
B. Est tracée avec en ordonnée la sensibilité
C. Est tracée avec en abscisse la spécificité
D. Est tracée avec en ordonnée le complémentaire de la spécificité
E. Est tracée avec en ordonnée la différence sensibilité - spécificité

QCM 94 La valeur prédictive positive d'une méthode

A. Représente la proportion de résultats faux positifs parmi tous les résultats positifs
B. Représente la proportion de résultats faux négatifs parmi tous les résultats négatifs
C. Représente la proportion de faux positifs dans l'ensemble de l'échantillon testé
D. Représente la proportion de résultats vrais positifs parmi tous les résultats positifs
E. Aucune de ces réponses n'est exacte

QCM 95 les valeurs prédictives positives et négatives d'une méthode

A. Sont indépendantes de la prévalence de l'événement testé par cette méthode
B. Sont dépendantes de la prévalence de l'événement testé par cette méthode
C. Sont inversement proportionnelles à la prévalence de l'événement testé par cette méthode
D. Aucune de ces réponses n'est exacte

QCM 96 La sensibilité d'une méthode diagnostique utilisée pour une maladie

A. Est évaluée dans un groupe témoin
B. Est évalué chez des malades
C. Dépend de la taille totale de l'échantillon (malades + témoins)
D. Correspond au pourcentage de vrais positifs chez les malades
E. Représente la proportion de vrais positifs

QCM 97 Dans l'évaluation d'une méthode diagnostique un rapport de vraisemblance positif valant 10 signifie

A. Qu'il y a 10 fois plus de témoins que de malade dans l'échantillon
B. Qu'il y a 10 fois plus de malades que de témoins dans l'échantillon
C. Que la probabilité d'être malade est 10 fois plus élevée lorsque le test est positif
D. Que la probabilité de ne pas être malade est 10 fois plus élevée chez les témoins
E. Qu'il y a 10 fois plus de malades que de non malades dans la population

QCM 98 Dans l'évaluation d'une méthode diagnostique un rapport de vraisemblance négatif valant 1 signifie

A. Qu'il y a autant de malades que de témoins dans l'échantillon
B. Qu'un test est aussi souvent négatif chez les malades que les témoins
C. Qu'il y a autant de faux négatifs que de vrais négatifs
D. Que la proportion de faux négatifs est égale à celle des vrais négatifs
E. Que le test est aussi souvent positif que négatif

QCM 99 La prévalence d'un événement

A. Est la probabilité de voir cet événement se produire à un moment donné
B. Est la probabilité de voir cet événement se produire par unité de temps
C. Est la significativité d'un test statistique
D. Est calculée à partir des rapports de vraisemblance
E. Est la proportion annnuelle d'événements

QCM 100 On s'intéresse aux performances d'une méthode de diagnostic de la maladie X. Pour cela un échantillon représentatif de la population est constitué par tirage au sort. Dans cet échantillon, 89 malades (sur les 101 inclus) ont un test positif, contre seulement 9 sujets sains (parmi les 111 sujets sains inclus). La prévalence de la maladie dans la population ?

A. Est de 0,69
B. Est de 0,46
C. Est de 0,46 +/- 0.066
D. Est de (89+108)/212
E. Autre réponse

QCM 101 (Suite) La sensibilité (alpha = 5%) de cette méthode pour le diagnostic de la maladie X est de :

A. 0,88
B. 0,91
C. 0.88 +/- 0.032
D. 0.88 +/- 0.016
E. 0,90
F. Autre réponse

QCM 102 (suite) En réalité dans la population la prévalence est de 0,32. Notre échantillon est-il représentatif ?

A. Oui parce que tiré au sort
B. Non parce que la prévalence de la population est différente de celle de l'échantillon
C. Oui parce c'est simplement le fait du hasard de trouver cette prévalence dans cet échantillon
D. Oui mais sous certaines conditions
E. On ne peut pas le montrer car on ne connait pas la variance de la prévalence dans la population

QCM 103 Comparez la prévalence de l'échantillon et celle de la population ?

A. Ce sont des données quantitatives
B. J'utilise un test de Mac Nemar pour cette comparaison
C. La prévalence est significativement plus élevée dans l'échantillon que la population
D. il y a 5% de chance que la prévalence de l'échantillon soit différente de celle de la population
E. Comme il y a tirage au sort je dois trouver la même prévalence dans l'échantillon et la population

12. Comparaison de deux moyennes

La comparaison de deux moyennes est une approche de la comparaison de deux échantillons. Le test utilise les valeurs de moyenne, écart type et taille de chaque échantillon. L'hypothèse nulle est l'absence de différence entre les 2 moyennes et cette hypothèse, nous permet de dire que sous réserve de l'erreur alpha ces 2 échantillons sont issus de la même population.

12.1 Comparaison d'une moyenne observée à une moyenne théorique μ

Le raisonnement est le même que celui suivi pour les comparaisons de pourcentages et utilise le test de l'écart réduit. L'écart e, normalement nul ou très proche de zéro, entre la moyenne observée et la moyenne théorique ne doit pas dépasser une certaine valeur qui dépend du risque consenti α. La comparaison est basée sur une estimation de l'écart-type s de l'échantillon car le plus souvent σ écart-type de la population est inconnu. L'hypothèse nulle est la suivante : l'écart entre la moyenne observée dans l'échantillon et la moyenne de la population n'est pas différent de zéro.

En fait la moyenne observée m ne diffère de μ au risque α que si $|m-\mu| \geq \varepsilon \dfrac{\sigma}{\sqrt{n}}$. On ne connaît pas σ mais son estimation s qui lui est suffisamment proche si l'échantillon est grand ($n \geq 30$).

De façon générale : $\varepsilon = \dfrac{|m-\mu|}{\dfrac{s}{\sqrt{n}}}$ et donc

au risque 5 % si $\varepsilon \geq 1,96$ la différence est significative

si $\varepsilon < 1,96$ la différence n'est pas significative

12.2 Comparaison de deux moyennes observées

Le problème : de deux populations A et B de moyenne μ et de variances respectives σ_a^2 et σ_b^2, on extrait par tirage au sort 2 échantillons de grande taille

(n_a et $n_b \geq 30$) qui ont pour moyennes m_a et m_b et on s'intéresse aux valeurs que peur prendre la différence $m_a - m_b = d$.

Si $m_a = m_b = \mu$ la différence d est nulle ; en pratique d doit rester proche de la valeur théorique 0. On appelle d - 0 l'écart e entre les moyennes. Les fluctuations de d sont connues si on connaît la probabilité que l'écart sorte d'un intervalle (-e, +e) ou si on connaît le risque d'erreur correspondant à cet intervalle.

On montre que l'écart $m_a - m_b$ suit une loi de probabilité sensiblement normale de moyenne 0 et de variance appelée variance de la différence

$\sigma^2 d = \frac{\sigma_a^2}{n_a} + \frac{\sigma_b^2}{n_b}$ qui est la somme des variances de m_a et m_b.

Les fluctuations de l'écart sont décrites par la table de l'écart réduit si on exprime l'écart en prenant pour unité l'écart-type qui vaut : $\sigma_d = \sqrt{\frac{\sigma_a^2}{n_a} + \frac{\sigma_b^2}{n_b}}$ et donc

$$\varepsilon = \frac{d - 0}{\sigma_d} = \frac{m_a - m_b}{\sigma_d}$$

Pour comparer 2 moyennes observées dans 2 populations de même moyenne μ et de variances σ_a^2 et σ_b^2 et dont on tire 2 échantillons ayant les moyennes respectives m_a et m_b. La question qui se pose est la suivante : au vu de la différence ($m_a - m_b$) est-il raisonnable de penser que ces échantillons proviennent de 2 populations de même moyenne ?

On calcule d'abord l'écart réduit ε et on adopte un risque d'erreur qui est le plus souvent de 5 %.

- l'hypothèse sera rejetée (A et B sont des populations de moyennes différentes) si $\varepsilon \geq 1{,}96$

- l'hypothèse sera acceptée si $\varepsilon < 1{,}96$

Par extension pour comparer 2 moyennes de 2 échantillons il faut calculer

$$\varepsilon \text{et } \varepsilon = \frac{m_a - m_b}{\sqrt{\frac{s_a^2}{n_a} + \frac{s_b^2}{n_b}}}$$

- si $\varepsilon < 1{,}96$ la différence entre les 2 moyennes n'est pas significative au risque 5 %

- si $\varepsilon \geq 1{,}96$ la différence entre les 2 moyennes est significative et le risque correspondant à ε peut être trouvé dans la table de l'écart réduit.

Tout ceci n'est vrai que si n_a et n_b sont ≥ 30.

On ne peut en aucun cas baser le test de signification sur la possibilité de recouvrement des intervalles de confiance des 2 moyennes.

12.3 Comparaison de deux moyennes observées dans le cas de petits échantillons

Contrairement à la plupart des autres tests qui portent le nom de leurs auteurs, celui adapté aux petits échantillons n'a pas tout à fait la même histoire. Dans le cas d'échantillons de taille $n < 30$ nous utilisons le test t de Student. Il est basé sur les tables de Student décrites par William S. Gosset en 1908.

Il faut dans ce cas faire une hypothèse supplémentaire : la normalité de la distribution dans l'échantillon. On utilise alors le test de Student que l'on interprète avec la table du t de Student (au lieu du ε de la table de l'écart réduit) en prenant comme degré de liberté (n - 1). L'intervalle de confiance vaut $m \pm t\sqrt{\frac{s^2}{n}}$.

Pour comparer 2 moyennes il faut respecter 2 hypothèses :

- la normalité des distributions des 2 populations
- l'égalité des variances dans les 2 populations

Cette égalité se teste en faisant le rapport F des 2 variances et en vérifiant que ce rapport ne dépasse pas une valeur limite que l'on cherche dans la table de Fischer (cf paragraphe 14.1). Cette valeur tient compte de la taille des échantillons.

$F = \frac{s_a^2}{s_b^2}$ et par convention on place au numérateur la plus grande des 2 variances. Si F est plus grand que la valeur de référence, on conclut que les 2 variances ne sont pas égales et le test t de Student n'est pas possible.

La comparaison des 2 moyennes est basée sur le calcul de t qui vaut :

$$t = \frac{|m_a - m_b|}{\sqrt{\frac{s^2}{n_a} + \frac{s^2}{n_b}}}$$

Cette expression est distribuée selon la loi de Student à (n_a + n_b - 2) degrés de liberté.

Pour le calcul de t, l'écart-type des différences s_d vaut : $s_d = \sqrt{\frac{s^2}{n_a} + \frac{s^2}{n_b}}$.

Dans cette équation s^2 est la variance commune des 2 échantillons. C'est la moyenne pondérée des 2 variances avec comme pondération les degrés de liberté respectifs et on peut l'écrire : $s^2 = \frac{(n_a - 1)s_a^2 + (n_b - 1)s_b^2}{n_a + n_b - 2}$

12.4 Comparaison de deux moyennes observées dans le cas de séries de données appariées

Dans ce cas chaque sujet de l'échantillon A est lié d'une certaine manière à un sujet homologue de l'échantillon B. (Exemple : une double correction d'une même copie, le suivi d'un paramètre biologique mesurable deux saisons de suite, le suivi d'un paramètre biologique avant et après un traitement). Dans ce cas l'écart entre les deux mesures dépend de la première.

On forme pour chaque couple de valeurs la différence des 2 valeurs mesurées et on compare la moyenne des n différences à la valeur absolue 0 (l'hypothèse nulle H_0 est que la moyenne des différences entre les 2 mesures est nulle) :

- par la méthode de l'écart réduit si $n \geq 30$

- ou la méthode du t de Student si $n < 30$ avec une condition d'application : la distribution des différences doit être gaussienne.

$$\varepsilon = \frac{m_d - 0}{\frac{s_d}{\sqrt{n}}} \quad \text{ou} \quad \varepsilon = \frac{m_d - 0}{\frac{s_d}{\sqrt{n}}}$$

où m_d est la moyenne des différences et s_d est l'écart-type des différences.

Exemple : étude des différences entre dosages du cholestérol réalisés par 2 méthodes chez 14 personnes :

Cholestérol méthode I	Cholestérol méthode II	Différence	Différence²
1,65	1,92	-0,27	0,0729
2,32	2,23	0,09	0,0081

1,63	1,61	0,02	0,0004
1,85	1,58	0,27	0,0729
1,56	1,45	0,11	0,0121
2,89	2,61	0,28	0,0784
1,35	1,43	-0,08	0,0064
2,21	2,36	-0,15	0,0225
2,1	2,25	-0,15	0,0225
2,45	2,36	0,09	0,0081
2,32	2,21	0,11	0,0121
1,56	2,21	-0,65	0,4225
1,98	2,24	-0,26	0,0676
1,35	2,01	-0,66	0,4356
	Total	-0,089	1,242

La distribution des différences suit une loi normale (coefficient de symétrie = + 0,13 et d'aplatissement = -0,87).

La moyenne des différences vaut : -0,089

La variance des différences vaut $s^2 = \dfrac{\sum x^2 - \dfrac{(\sum x)^2}{n}}{n-1} = \dfrac{1{,}24 - \dfrac{(-1{,}25)^2}{14}}{13} = 0{,}087$

$$t = \frac{|-0{,}089 - 0|}{\dfrac{\sqrt{0{,}087}}{\sqrt{14}}} = 1{,}13 \text{ avec ddl} = 13$$

Dans la table de t pour ddl = 13 et $\alpha = 0{,}05 \rightarrow t = 2{,}16$. La différence est non significative pour un risque α de 5 %

12.5 Questions

Ex 18 : Comparer les concentrations de cholestérol dosées avant traitement des hommes et des femmes

Ce sont des données quantitatives.

Cholestérol	N	Moyenne	Ecart type
Femmes	32	2,35	0,62
Hommes	34	2,32	0,67

L'hypothèse nulle est qu'il n'y a pas de différence entre les 2 concentrations moyennes.

On utilise un test de l'écart réduit car les 2 groupes ont un effectif > 30

$$\varepsilon = \frac{|m_a - m_b|}{\sqrt{\frac{s_a^2}{n_a} + \frac{s_b^2}{n_b}}} = \frac{|2{,}35 - 2{,}32|}{\sqrt{\frac{0{,}67^2}{34} + \frac{0{,}62^2}{32}}} = 0{,}19 \text{ et } P = 0{,}85$$

Le test est non significatif pour $\alpha = 0{,}05$ car ε est < 1,96.

Au risque $\alpha = 5$ %, on ne peut pas rejeter l'hypothèse nulle d'absence de différence entre les 2 concentrations moyennes (la significativité du test est de P = 0,88).

Ex 19 : Même questions pour le poids et les triglycérides des hommes et des femmes

Les données sont quantitatives pour des groupes de taille supérieure à 30.

H_0 : il n'y a pas de différence de concentration moyenne de triglycérides ou de poids entre femmes et hommes.

		Poids	triglycérides
Femmes	Moyenne	71,9	2,30
	Ecart type	18,4	0,61
Hommes	Moyenne	83,2	2,17
	Ecart type	16,8	0,59

- Pour le poids : la démarche est la même

On trouve $\varepsilon = 2{,}51$ et P = 0,014

Au risque $\alpha = 5$ % le test est significatif et il existe une différence de poids moyen entre les hommes et les femmes, la significativité étant égale à 0,014.

- Pour les triglycérides

On trouve $\varepsilon = 0{,}93$ et P = 0,36

Au risque $\alpha = 5$ %, le test est non significatif et on ne peut pas rejeter l'hypothèse nulle d'absence de différence entre les 2 moyennes.

Ex 20 : Comparer les concentrations de cholestérol des hommes fumeurs et hommes non-fumeurs

Ce sont des données quantitatives

Les effectifs des échantillons sont inférieurs à 30 et le cholestérol à une distribution normale dans chaque sous-groupe

	N	Moyenne	Variance
Hommes fumeurs	19	2,40	0,43
Hommes non-fumeurs	15	1,87	0,094

Pour la comparaison on utilise le test t de Student après avoir vérifié que le rapport des 2 variances est non significatif par un test de Fischer

F_{15}^{19} = 0,43/0,094 = 4,57

Dans la table de Fischer la valeur de référence pour ddl = 14 et 18 vaut 2,40. En l'absence d'égalité des variances le test t ne peut être effectué. Pour comparer ces concentrations il faudra utiliser un test non paramétrique qui n'est pas soumis aux mêmes conditions.

Ex 21 : Comparer le poids des hommes de plus 50 ans à celui des femmes de plus de 50 ans

Les données sont quantitatives avec une distribution gaussienne (vérification par la droite de Henry). Les tailles d'échantillons sont inférieures à 30.

	N	Moyenne	Variance
Hommes	19	84,4	178,75
femmes	18	74,7	461,3

On utilise le test t après vérification de l'égalité des variances.

F = 461,3/178,75 = 2,58 pour une valeur de référence égale à 2,21, les 2 variances ne sont pas homogènes et le test t de Student n'est pas applicable. Il faudra utiliser un test de Kruskal-Wallis non paramétrique

Ex 22 : Comparer les concentrations de cholestérol des hommes avant et après traitement mesuré par la méthode I

Il s'agit de données quantitatives appariées. Le nombre d'hommes est de 34 mais seulement 16 prennent le traitement sans régime. C'est donc un échantillon de petite taille. Les résultats sont les suivants :

Cholestérolémie initiale	Cholestérol après traitement	différence
1,65	1,69	-0,04
1,76	1,85	-0,09
1,76	1,7	0,06
1,89	1,56	0,33
1,91	2,01	-0,1
1,92	1,75	0,17

1,96	1,8	0,16
1,97	1,89	0,08
1,98	1,56	0,42
2,05	1,75	0,3
2,36	2,12	0,24
2,41	1,69	0,72
2,56	1,85	0,71
3	2,01	0,99
3,35	2,4	0,95
3,98	3,65	0,33
	Moyenne	0,33
	variance	0,12

La distribution des différences est gaussienne

- aplatissement standardisé = 0,74
- symétrie standardisée = - 0,37
- on va utiliser un test t (n<30)

$$t = \frac{|m - 0|}{\frac{s}{\sqrt{n}}} = 3,75 \text{ et } P = 0,002 \text{ pour ddl} = 15$$

Le test est significatif. Les valeurs observées après traitement sont significativement plus basses que les valeurs initiales. Le traitement est efficace.

- **Ex 23 : Comparer le poids chez les femmes avant et après traitement**

Les données sont quantitatives appariées. L'échantillon est petit (n=19) et la distribution des différences est gaussienne (aplatissement standardisé = - 0,41 et symétrie standardisée = 0,49).

$$t = \frac{|m - 0|}{\frac{s}{\sqrt{n}}} = 0,08 \text{ et } P = 0,94 \text{ pour ddl} = 18$$

Au risque α = 5 % le test est non significatif et on conclut à l'absence de différence de poids avant et après traitement chez les femmes

QCM 104 Avec les données de l'exercice 18 de ce chapitre, la comparaison par un test de Student est possible

A. Car les données sont appariées
B. Car une taille d'échantillon >30 permet l'utilisation de ce test
C. Car il n'est pas nécessaire que la distribution soit gaussienne dans la population
D. Car il n'est pas nécessaire que la distribution soit gaussienne dans l'échantillon
E. Car les données sont qualitatives

QCM 105 Dans une population, on se demande si la distribution des poids de naissance est une distribution normale de moyenne 3500 g et écart-type 500 g (hypothèse H0) Sur un échantillon représentatif de 160 naissances observé en 2011, la distribution des poids est la suivante:

groupe	A	B	C	D	E	F
poids	< 2500	2500-3000	3000-3500	3500-4000	4000-4500	> 4500
effectif	6	20	64	49	16	5

Dans cet échantillon de 160 enfants le poids moyen vaut 3540 g et la précision de cette moyenne est de 60 g. On peut dire que cet échantillon n'est pas différent de la population (au risque alpha = 5%) car

A. La moyenne observée est proche de celle de la population
B. Car échantillon et population ont le même écart type
C. Car t = 1,66
D. Car t = 1,31
E. Car $X^2 < 3,84$

QCM 106 La même évaluation est reconduite l'année suivante en 2012, sur un groupe de 160 naissances. On veut comparer les deux échantillons

A. les données sont appariées
B. les données sont indépendantes
C. les données sont quantitatives
D. les données sont gaussiennes comme en 2011

QCM 107 L'utilisation du test t de Student

A. Est toujours possible pour les grands échantillons
B. Est dépendante de la taille de l'échantillon
C. Nécessite une distribution gaussienne dans la population
D. Nécessite une distribution gaussienne de la moyenne de l'échantillon
E. Est possible pour les données qualitatives

QCM 108 La comparaison du poids des hommes et des femmes avec un test de l'écart réduit conduit au résultat suivant : ε = 2,51

A. Cela signifie qu'il y a, au risque alpha 5%, une différence entre les hommes et les femmes
B. Cela signifie que l'on ne rejette pas l'hypothèse nulle
C. Cela signifie que l'hypothèse nulle est vérifiée au risque alpha 5%
D. Cela signifie que, au risque alpha 5%, on peut rejeter l'hypothèse nulle
E. Cela signifie que dans 95% des cas on peut rejetter l'hypothèse nulle

QCM 109 Dans un groupe de 100 personnes tirées au sort il y a 22 cardiaques et 78 non cardiaques. Dans la population nommée P la tension artérielle moyenne est de 127 mm Hg (écart type 23 mm Hg). Dans ce groupe de 100 personnes la tension artérielle moyenne vaut 143 mm Hg pour les cardiaques nommés C (écart type 23) et de 118 pour les non cardiaques nommés NC (écart type 23). Les non cardiaques sont=ils différents de la population

A. Non car les écarts types de P et NC sont égaux
B. Oui car 118 est dans l'intervalle de confiance de la moyenne de P
C. Oui car ce sont des données appariées
D. Oui car t = 3.46
E. Non car ils appartiennent à la population

QCM 110 suite - La comparaison des groupes C et NC (suite)

A. N'est pas possible car ils appartiennent au même échantillon
B. N'est pas possible car on ne sait pas si C est comparable à P
C. N'est pas possible car C et NC ne sont pas appariés
D. Nécessite une distribution gaussienne de la tension artérielle dans les 2 groupes
E. Autre réponse

QCM 111 Dans la population la tension artérielle (TA) est de 135 mm Hg. On tire au sort un échantillon de 200 personnes (100 hommes et 100 femmes). La tension artérielle moyenne des hommes est de 140 mm Hg et celle des femmes de 130 mm Hg. La variance de TA dans les deux groupes est de 36.

Parmi les propositions suivantes lesquelles sont justes

A. Les hommes sont une TA significativement plus élevée
B. L'écart type de la moyenne est le même dans les deux groupes
C. La précision de la moyenne dépend de la taille de l'échantillon
D. On ne peut évaluer la précision de la moyenne que si l'échantillon a une distribution gaussienne
E. L'homogénéité des variances est une condition nécessaire pour comparer les moyennes

QCM 112 (suite) Pour comparer la TA des hommes et des femmes

A. J'ai utilisé un test de student
B. Les données sont qualitatives
C. Les conditions d'applications de ce test sont vérifiées
D. J'ai utilisé un test de X^2
E. Cette comparaison n'a pas lieu d'être faite car les variances sont égales

13. Comparaison de 2 variances

Elle est utile

- dans les comparaisons de plusieurs moyennes

- quand on souhaite comparer les moyennes de 2 groupes de petites tailles pour vérifier l'égalité des 2 variances avant de calculer la variance commune

- pour comparer les variabilités de 2 distributions de mesures

La comparaison peut être basée sur la différence ou le rapport des 2 variances.

13.1 Comparaison de 2 variances par leur rapport

De 2 populations qui ont la même variance σ^2 on extrait par tirage au sort 2 échantillons : l'un d'effectif n_a et de variance estimée s_a^2 et l'autre d'effectif n_b et de variance estimée s_b^2.

On s'intéresse aux valeurs que peut prendre le rapport $F = \frac{s_a^2}{s_b^2}$. s_a^2 et s_b^2 sont proches de σ^2 et donc leur rapport est peu différent de 1.

Si les deux populations ont une loi de probabilité normale la loi de probabilité de F est connue. Il est possible avec des tables adaptées de définir les limites inférieures et supérieures Fi et Fs de variations de F pour différents risques en fonction des degrés de libertés $n_a - 1$ et $n_b - 1$.

Pour utiliser ces tables, il n'est pas nécessaire que n soit grand mais il faut que les lois de distributions des 2 populations soient normales.

La valeur de Fs est lue directement dans la table et dans la table du risque 5 % Fs est la valeur qui n'a que 5 % de chances d'être dépassée par les fluctuations d'échantillonnage.

La valeur de Fi est obtenu de la façon suivante : $F_x = \frac{s_b^2}{s_a^2}$ et $F_i = \frac{1}{F_x}$ en tenant compte des degrés de liberté affectés à A et B. Fi est la valeur telle que $F = \frac{s_a^2}{s_b^2}$ n'a que 5 % de chances d'être inférieur à cette valeur. F reste dans l'intervalle Fi - Fs avec 10 % de chances d'erreur.

La question posée est donc : à partir de 2 échantillons A et B extraits de 2 populations ayant une distribution normale et ayant des variances estimées s_a^2 et s_b^2 peut-on admettre que les variances σ_a^2 et σ_b^2 des deux populations sont égales?

Si ceci est vrai $F = \frac{s_a^2}{s_b^2}$ doit rester au risque 10 % dans l'intervalle de fluctuation limité par Fi et Fs. En règle générale on place au numérateur la variance la plus élevée pour avoir F > 1.

Dans ce cas si:

- F <Fs les deux variances ne diffèrent pas significativement à 5 %
- F ≥Fs les 2 variances diffèrent significativement à 5 %

Les degrés de liberté valent n - 1 et il faut que les populations aient des distributions normales.

13.2 Comparaison de 2 variances à partir de leur différence

Lorsque l'on extrait d'une population caractérisée par μ et σ² à loi de probabilité normale un échantillon de n sujets la variance estimée de l'échantillon suit une loi de probabilité normale de moyenne σ² et de variance $\frac{2\,\sigma^4}{n}$.

On peut donc comparer 2 variances par un test comparable au test de l'écart réduit et: $\varepsilon = \frac{\left|s_a^2 - s_b^2\right|}{\sqrt{\frac{2\,s_a^4}{n_a} + \frac{2\,s_b^4}{n_b}}}$

- si ε≥ 1,96 les 2 variances sont significativement différentes à 5 %
- si ε< 1,96 les 2 variances ne sont pas significativement différentes à 5 %

En pratique :

- si les 2 variances sont égales la comparaison des moyennes est possibles même pour de petits échantillons et soit les moyennes sont différentes soit les moyennes sont égales
- si les 2 variances sont différentes la comparaison de moyennes n'est possible que pour les grands échantillons et les groupes sont différents même si la comparaison des moyennes ne montre pas de différence.

13.3 Questions

- **Ex 24 : Comparer les variances du cholestérol des hommes et femmes qui fument.**

  Ce sont des données quantitatives. Les échantillons sont de petite taille.

  Pour comparer les variances on utilise un test basé sur leur rapport.

	femmes	hommes
	1,72	1,58
	1,75	1,91
	1,89	1,92
	1,98	1,96
	2,29	1,97
	2,32	1,98
	2,36	2,12
	2,36	2,26
	2,56	2,36
	2,56	2,41
	2,59	2,54
	2,69	2,56
	2,69	2,59
	2,89	3,31
	3	3,35
	3,25	3,45
		3,45
		3,69
		3,98
variance	0,194	0,512

Pour comparer les variances on utilise le test basé sur leur rapport F = 0,512 / 0,194 = 2,64

Dans la table de Fischer, pour ddl = 19 et 15, le F théorique vaut 2,38.

La valeur calculée de F est supérieure à la valeur théorique.

L'hypothèse nulle d'absence de différence des variances est rejetée.

La différence entre les variances est significative.

QCM 113 La comparaison de deux variances

A. Permet de vérifier la normalité de la distribution dans les deux groupes
B. Permet de vérifier l'homogénéité des 2 variances
C. Est possible par la comparaison de leur rapport à une valeur limite
D. Utilise un test dont l'hypothèse nulle est l'absence de différence entre les variances
E. Utilise un test dont l'une des conditions est l'absence de différence des moyennes des 2 groupes

14. Analyse de la variance : comparaison de plusieurs moyennes

14.1 La méthode paramétrique

La comparaison des moyennes de plusieurs séries de mesures effectuées sous diverses conditions d'une variables x (inscrites dans un tableau à plusieurs colonnes) est basée sur la signification du rapport F entre 2 variances :

L'une au numérateur qui est la variance dite "entre colonnes" :

$$\frac{\sum\left(\frac{T_i^2}{n_i}\right)-\frac{T_G^2}{N}}{c-1}$$

L'autre au dénominateur qui est la variance dite "résiduelle" : $\dfrac{\sum x^2-\sum\frac{T_i^2}{n_i}}{N-c}$

avec n_i = nombre de mesure de i dans la colonne i;

N = nombre total de mesures = $\sum n_i$, T_i = total des mesures de la colonne i,

T_G = total général des mesures

Dans ce calcul :

la variance entre colonnes exprime la variabilité d'une mesure d'une colonne à l'autre.

la variance résiduelle exprime la variabilité des mesures dans une colonne.

Les moyennes sont significativement différentes à 5 % dans leur ensemble si F dépasse la limite F_{N-c}^{c-1} lue dans la table de F.

Ce test n'est applicable que si les diverses séries de données proviennent de populations distribuées normalement et ayant toutes la même variance. Ces deux conditions d'applications seront vérifiées en s'assurant de la normalité de la distribution dans chaque série de mesure et en effectuant un test d'homogénéité des variances des différentes séries de mesures (test de Hartley).

Quand F est > seuil cela signifie que les valeurs se ressemblent plus dans une colonne que d'une colonne à l'autre.

Exemple : on veut comparer le rythme cardiaque moyen de 3 groupes d'individus (peu (A), moyennement (B) ou bien entraînés (C)) après une course à pieds. On suppose que le rythme cardiaque est distribué normalement chez ces sportifs.

Données :

sujets	groupe A	groupe B	groupe C
1	165	145	124
2	145	123	156
3	148	142	123
4	152	138	124
5	121	156	128
6	145	123	114
7	149	158	123
8	169	159	158
9	138	165	119
10	178	124	152
11	142	158	125
12	146		124
13	124		133
14	198		

n_i	14	11	13	N = 38
Ti	2120	1591	1703	5414
Ti²	4494400	2531281	2900209	
Ti²/n_i	321028,57	230116,45	223093	774238,02
$\sum x^2$	326474	232637	225645	784756

Calculs :

variance "entre colonnes" : $\dfrac{\sum\left(\dfrac{T_i^2}{n_i}\right)-\dfrac{T_G^2}{N}}{c-1}=\dfrac{774238{,}02-\dfrac{(5414)^2}{38}}{2}=1442{,}74$

avec ddl = c - 1 = 2

- variance "résiduelle" $\dfrac{\sum x^2 - \sum \dfrac{T_i^2}{n_i}}{N-c} = \dfrac{784756-774238{,}02}{35} = 300{,}51$

avec ddl = N - c = 35

donc $F_{N-c}^{c-1} = \dfrac{1442{,}74}{300{,}51} = 4{,}801$ qui est significatif à mieux que 1 %. En effet dans la table de Fischer la valeur théorique de F pour ddl = 35 et 2 et α = 5 % vaut 3,27.

Avec cette table un risque α = 5 % signifie qu'il y a 5 % de chances que le test ne soit pas significatif alors que la valeur observée de F est supérieure à la valeur théorique pour les degrés de liberté correspondants.

14.2 Test d'homogénéité des variances

Le test de Hartley peut s'appliquer à cette question sous réserve que les groupes aient des effectifs proches.

On calcule $L = \dfrac{N-K}{K}$ où N est l'effectif total et K le nombre de groupe et L est le nombre de degré de liberté du test

On calcule ensuite le rapport entre la plus grande variance et la plus petite et si ce rapport est supérieur à une valeur théorique indiquée dans la table de Hartley pour un seuil de 5 % on rejettera l'hypothèse d'homogénéité des variances et s'il est nettement inférieur à la valeur indiquée pour un seuil de 10 % on acceptera l'hypothèse d'homogénéité. En cas de doute il faudra recourir à un autre test comme celui de Bartlett ou de Neyman et Pearson.

14.3 La comparaison des groupes 2 à 2

Si l'analyse de la variance ou le test de Kruskall et Wallis (comparaison non paramétrique de plusieurs groupes) permettent de rejeter l'hypothèse nulle et si l'on veut savoir si toutes les moyennes ou tous les rangs moyens diffèrent entre eux ou si seulement certains sont différents, on va effectuer une comparaison des échantillons.

On pourrait comparer toutes les moyennes 2 à 2 mais ceci n'est pas licite car chaque comparaison va être faite avec un test ou le risque consenti vaut α = 5

% et on va effectuer $\frac{k(k-1)}{2}$ comparaisons. Plusieurs méthodes sont utilisables pour effectuer ces comparaisons.

La méthode de Bonferroni : On pratique toutes les comparaisons 2 à 2 avec un risque consenti égal à $\frac{\alpha}{\frac{k(k-1)}{2}}$ au lieu de 5 % (k est le nombre d'échantillons). La méthode est très simple mais peut être très exigeante si le nombre de groupe est important.

La méthode des moyennes classées (Schwartz) : On classe les moyennes ou les rangs moyens de chaque groupe par ordre croissant et on teste successivement les couples formés

Exemple : $m_1 < m_4 < m_2 < m_3$ ou R1 < R4 < R2 < R3

On teste m_1 versus m_4, m_4 versus m_2 et m_2 versus m_3. Selon que les tests réalisés permettent ou non le rejet de l'hypothèse nulle on pourrait obtenir un résultat global de ce type $m_1 = m_4 < m_2 = m_3$.

Les tests réalisés sont soit le test de Wilcoxon soit un test de Student ou un test de l'écart réduit mais pour ces deux derniers on utilise la variance résiduelle à (N – k) ddl qui est la variance commune.

14.4 Questions

Ex 24 : Comparer le poids moyen des 4 groupes suivants : hommes R+, hommes R-, femmes R+, femmes R-,

Ce sont des données quantitatives non appariées,

L'hypothèse nulle est qu'il n'y a pas de différence de poids entre les 4 groupes

	H R+	H R-	F R+	F R-
effectif	15	19	15	17
	92	101	69	54
	86	80	68	85
	106	59	73	87
	99	59	71	87
	87	102	87	104
	71	54	56	65
	111	59	73	58

	102	73	61	54
	76	71	68	62
	104	95	72	68
	84	91	51	65
	89	89	52	45
	87	86	100	78
	102	58	87	45
	86	85	123	78
		51		54
		59		102
		78		
		96		
Moyenne	92,1	76,1	74,1	70,1
variance	131,56	293,33	359,48	336,72
T_i	1382	1446	1111	1191
T^2_i/n_i	127328,27	110048,21	82288,07	83440,06

Pour comparer ces groupes de données quantitatives nous allons réaliser une analyse de variance, L'hypothèse nulle est l'absence de différence entre les moyennes des 4 groupes, La normalité de distribution du poids est vérifiée par la méthode de la droite de Henry et l'homogénéité des variances par le test de Hartley,

F = 359,48 / 131,56 = 2,73

L = 66 – 4 / 4 = 15,5, Dans la table de Hartley pour L = 15 et k=4 la valeur théorique pour α=5 % vaut 3,9 et pour α = 10 % elle vaut 3,4, Il y a homogénéité des variances,

La variance entre groupes vaut s^2 = 1454,56 pour ddl = 3 (K – 1)

La variance résiduelle vaut s^2 = 282,99 pour ddl = 62 (N – K)

F = 1454,56 / 282,99 = 5,14 et dans la table de F pour α = 5 % la valeur théorique est de 2,76, Le test est significatif et il existe une différence de moyenne entre les groupes, il est alors possible de les comparer entre eux et nous allons utiliser la méthode de Schwartz,

Les moyennes sont classées par ordre croissant et chaque groupe est comparé au précédant par un test de Student car les effectifs sont inférieurs à 30, La variance commune étant la variance résiduelle.

	moyenne	écart-type	N	t =	P =
FR-	70,06	18,356	17		
FR+	74,07	18,960	15	0,67	0,51
HR-	76,11	17,127	19	0,35	0,73
HR+	92,13	11,470	15	2,76	0,01

Le poids est plus élevé dans le groupe HR+ que dans les autres groupes qui ne sont pas différents entre eux.

Ces mêmes questions pourraient être déclinées pour les autres variables quantitatives, ou en prenant d'autres critères de classification comme l'âge, le tabac ou en créant des catégories à partir de variables quantitatives (cholestérol > 2 g/L, ou < 2 g/L ...,).

QCM 114 à propos de l'analyse de la variance.

A. C'est une méthode de comparaison de moyennes dans plus de 2 groupes
B. Est possible si tous les groupes ont une distribution gaussienne
C. Est possible s'il y a homogénéité des variances
D. La variance résiduelle représente la variabilité intergroupe
E. Le nombre de degré de liberté de la variance intergroupe est n – 1

QCM 115 Lors d'un test des comparaisons de plusieurs groupes (plus de 4) il est possible d'effectuer des comparaisons multiples selon la méthode de Bonferroni

A. En appliquant un risque global alpha = 5%
B. En partageant le risque en fonctions du nombre de groupes
C. En partageant le risque en fonction du nombre de comparaison
D. Avec des conditions d'applications propres à chacune des comparaisons
E. En utilisant pour chaque comparaison la variance résiduelle

QCM 116 On dispose de 5 séries de 11 mesures. Combien de fois la variance entre séries doit–elle être supérieure à la variance résiduelle pour conclure à une différence significative entre les moyennes des 5 séries de mesures au risque α = 5%

A. Au moins 11 fois
B. Au moins 5,7 fois
C. Au moins 2,56 fois
D. Entre 2,3 et 2,6 fois
E. Au moins 1 fois

15. Test d'indépendance entre variables quantitatives

15.1 Notions générales

Ce test est utilisé pour savoir si à un moment donné deux variables x et y appariées c'est-à-dire recueillies chez le même individu ou la même situation sont indépendantes l'une de l'autre ou liées.

Exemple : poids de naissance du nouveau-né et âge de la mère au moment de la naissance.

Exemple : poids et taille d'un individu

Exemple : posologie d'un médicament et effet de ce médicament.

L'hypothèse nulle de ce test est l'absence de lien entre les deux variables. C'est-à-dire que si les variables sont indépendantes y aura en moyenne la même valeur quel que soit x et inversement. La courbe qui représente les variations de la valeur moyenne de y en fonction de x est appelée courbe de régression de y en x.

Exemple :

x	1	2	3	4	5	6	7	8	9
y	1,01	0,98	1	1,02	1	1	0,96	1,04	1

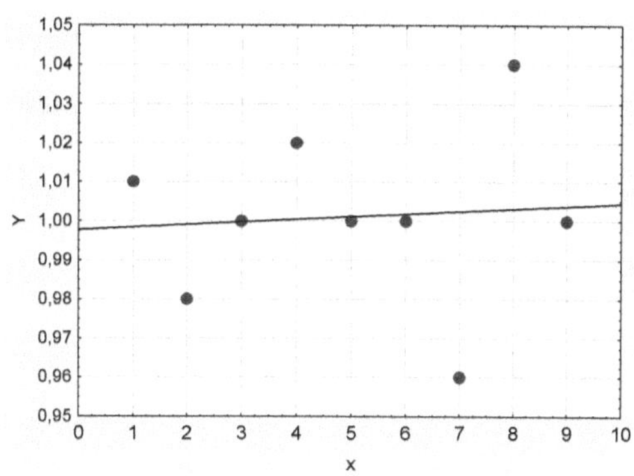

L'hypothèse nulle H_0 est la suivante : y est indépendant de x et dans ce cas y = f(x) est une droite horizontale. La pente de la droite observée fluctue autour de zéro. Si l'écart entre la pente et zéro est trop grand et on rejettera l'hypothèse nulle et on conclura que x et y sont liées.

La droite qui représente, le mieux possible dans un nuage de points, la moyenne de y en fonction de x est celle qui rend minimale somme des carrés des écarts des points y ($\sum(y-m_y)^2$) à cette droite que l'on appelle la droite des moindres carrés. Cette droite est celle qui minimise les distances de chaque point à la droite

Cette droite passe par le centre de gravité du nuage de points de coordonnées m_x et m_y et sa pente est définie par l'équation $p_0 = \frac{\sum(x-m_x)(y-m_y)}{\sum(x-m_x)^2}$. Pour juger de l'écart entre l'horizontale et la droite on peut aussi travailler avec un autre coefficient appelé coefficient de corrélation.

$$r = p_0 \frac{s_x \text{ (écart-type de x)}}{s_y \text{ (écart-type de y)}}$$

On montre que r est toujours compris entre -1 et+1 et si l'hypothèse nulle est vraie alors r est égal à zéro ou proche de zéro.

La valeur du risque correspondant à r peut être obtenue soit par la table du coefficient de corrélation avec ddl = n - 2 soit avec la formule :

$t = \frac{r}{\sqrt{1-r^2}}\sqrt{n-2}$ avec ddl = n - 2 ou n est le nombre de paires de valeurs x,y.

- si $\alpha > 5\ \%$ la liaison n'est pas significative entre x et y
- si $\alpha < 5\ \%$ la liaison est significative et il y a un lien entre x et y

La valeur de référence de t est trouvée dans la table de Student

Cette liaison peut être positive et la pente est positive ou négative si la pente est négative, La liaison est d'autant plus forte que r est proche de +1 ou -1.

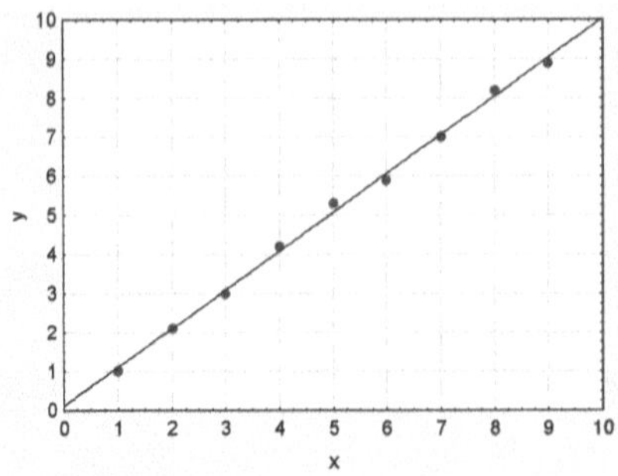

Liaison positive r et p> 0

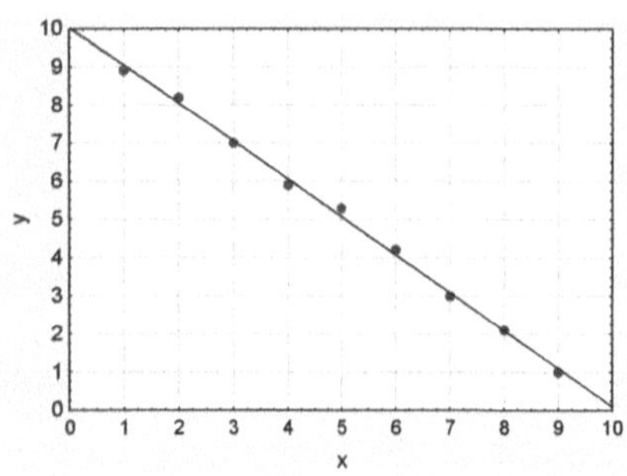

Liaison négative r et p< 0

si r = 0 il y a indépendance entre les 2 variables.

Pour savoir si la pente de la droite diffère de zéro on utilise un test de l'écart réduit appliqué à la pente :

$$t = \frac{p_0 - 0}{s_{p_0}} \text{ à } n-2 \text{ ddl avec } s^2_{p_0} = \frac{(\frac{s_y}{s_x})^2 - p_0^2}{n-2}$$

On parle de corrélation lorsque les 2 variables de par leur nature et leur distribution sont entièrement aléatoires (2 paramètres biologiques distincts). Et on parle de régression lorsque une variable est contrôlée et l'autre aléatoire (courbe effet-dose) : l'effet est aléatoire et la dose contrôlée.

Le développement des équations de r et de la pente permet de proposer des formules de calcul plus faciles à mettre en œuvre.

Calcul pratique de r et p_0 :

$$r = \frac{\sum(x-m_x)(y-m_y)}{\sum(x-m_x)^2\sum(y-m_y)^2}$$

$$\sum(x-m_x)^2 = \sum x^2 - \frac{(\sum x)^2}{n} \text{ et } \sum(y-m_y)^2 = \sum y^2 - \frac{(\sum y)^2}{n}$$

$$\sum(x-m_x)(y-m_y) = \sum xy - \frac{\sum x.\sum y}{n}$$

$$r = \frac{\sum xy - \frac{\sum x \sum y}{n}}{\sqrt{\left[\sum x^2 - \frac{(\sum x)^2}{n}\right]\left[\sum y^2 - \frac{(\sum y)^2}{n}\right]}} \quad \text{et} \quad p_0 = \frac{\sum xy - \frac{\sum x \sum y}{n}}{\left[\sum x^2 - \frac{(\sum x)^2}{n}\right]}$$

15.2 La corrélation

Elle étudie la liaison entre 2 variables aléatoires. Par définition une variable aléatoire est une variable dont la détermination n'appartient pas à l'expérimentateur ; c'est-à-dire qu'elle n'est pas influencée par l'expérimentateur qui ne fait que la mesurer.

Comme elles sont aléatoires on peut inverser x et y .et l'hypothèse nulle est l'indépendance entre les deux variables.

- on vérifie d'abord l'indépendance ou la liaison entre les 2 variables par le calcul de r et de sa significativité.

- on pourrait ensuite tracer la droite de régression y = f(x) ou x = f(y) car les 2 variables sont aléatoires. Ceci permet à la fois de voir le nuage de points, le sens de variation de la droite et la dispersion des points autour de la droite.

- on calcule le coefficient de corrélation observé et on teste la significativité de la liaison en faisant un test t ou en utilisant la table du coefficient de corrélation,

$$t = \frac{r}{\sqrt{1-r^2}}\sqrt{n-2} \quad \text{avec ddl} = n - 2$$

- plus la valeur de r est proche de 1 ou -1 et plus forte est la corrélation entre les deux variables. Une valeur de r proche de 1 signifie une bonne superposition des 2 valeurs de chaque couple de valeurs comme un coefficient Kappa proche de 1 signifiait une bonne superposition des jugements.

- le signe + ou – associé à r renseigne aussi sur le sens de cette relation. Une valeur positive signifie que les 2 variables varient dans le même sens. Une valeur négative signifie que les variables ne varient pas dans le même sens.

- la valeur de r est la même que l'on étudie les variations de y en fonction de x ou de x en fonction de y.

- comparaison de 2 coefficients de corrélation

De même que l'on peut comparer 2 coefficients de concordance Kappa, il est possible de comparer 2 coefficients de corrélations. Il faut d'abord effectuer une transformation du coefficient r que l'on appelle la transformation de Fischer :

$$z_1 = \frac{1}{2}\ln\frac{(1+r_1)}{(1-r_1)}$$

Ensuite on utilise un test semblable au test de l'écart réduit pour comparer les 2 coefficients transformés.

$$t = \frac{\lfloor z_1 - z_2 \rfloor}{\sqrt{(\frac{1}{n_1-3}) + (\frac{1}{n_2-3})}}$$

La valeur limite de rejet de t et la significativité du résultat sont alors lues dans la table de student.

La valeur limite de rejet de t est trouvée dans la table de Student pour (n_1 + n_2 – 6) degrés de liberté.

Exemple : soit 2 corrélations définies de la façon suivante

r_1 = 0,5 avec n_1 = 100 et r_2 = 0,65 avec n_2 = 80

La transformation des coefficients de corrélation donne :

z_1 = 0,5 ln ((1 + 0,5)/(1 - 0,5)) = 0,5 ln (3) = 0,5 x 1,098 = 0,549

z_2 = 0,5 ln ((1 + 0,65)/(1 - 0,65)) = 0,5 ln (4,71) = 0,5 x 1,55 = 0,775

et la comparaison donne le résultat suivant :

$$t = \frac{\lfloor 0,775 - 0,549 \rfloor}{\sqrt{(\frac{1}{80-3}) + (\frac{1}{100-3})}} = \frac{0,226}{0,152} = 1,49$$

Dans la table pour ddl = 174, la valeur limite de t est proche de 1,98 et donc pour α = 5% on ne rejette pas l'hypothèse d'absence de différences entre les 2 coefficients de corrélation.

15.3 La régression

Dans ce cas une variable est contrôlée et l'autre est aléatoire et on ne peut utiliser le test de corrélation à cause de son aspect symétrique. Une variable contrôlée est une variable dont la détermination dépend de l'expérimentateur comme la posologie journalière d'un médicament prescrit par un médecin ou bien c'est une variable indépendante du contrôle de l'expérimentateur mais déterminée d'avance comme l'âge, la latitude ou la longitude.

Pour évaluer les variations de y variable aléatoire en fonction de x variable contrôlée on utilise alors le test de la pente. Par exemple dans l'étude de la taille en fonction de l'âge, l'âge est une variable contrôlée (l'âge ne varie pas en fonction de la taille mais l'inverse est possible). La courbe effet-dose de réponse à un médicament correspond aussi à une régression (la dose est contrôlée).

- le test n'est applicable que si la distribution de y pour x donné (variable dépendante) est normale et de variance constante quel que soit x.

La régression est bien représentée par une droite de type y = ax + b pour le modèle linéaire simple. L'ordonnée à l'origine de cette droite est donnée pour x = 0 par $y = m_y - p_0 m_x$

Connaissant x, il sera alors facile de déterminer une valeur de y. Cette détermination de y n'est **possible que dans l'étendue des valeurs de x connues** par l'échantillon. En dehors de cette étendue la relation entre x et y n'est pas décrite par la droite de régression. Cette possibilité fait de la régression un modèle prédictif. La force du modèle peut être donnée par le **coefficient de détermination R^2** (carré du coefficient de corrélation) qui est compris entre zéro et 1. Il exprime la proportion de variabilité expliquée par le modèle de régression. Par exemple, un coefficient R^2 = 0,87 signifie que 87% de la variabilité donc de la dispersion des points autour de la droite de régression est expliquée par le modèle de type y = ax + b mais que 13% de cette dispersion n'est pas expliquée par ce modèle.

La régression de y en x peut être caractérisée par une droite qui passe par le centre de gravité de coordonnées m_x et m_y et qui a une pente p_0, et dont l'équation est : $y - m_y = p_0\,(x - m_x)$

Pour savoir si la pente est différente de zéro il faut faire le test t appliqué à la pente : $t = \frac{p_0 - 0}{s_{p0}}$ à n - 2 ddl. La valeur limite de rejet de t est alors lue dans la table de student.

Il est même possible de comparer la pente à une pente théorique : $t = \frac{p_0 - p}{s_{p0}}$

et même de comparer les pentes de 2 droites indépendantes (par exemple comparer les effets de 2 médicaments en fonction de la dose).

Pour exprimer l'intensité de la liaison entre x et y, on utilisera le coefficient de corrélation exact ρ en remplaçant p_0, s_x, s_y, par leurs valeurs dans la population p, σ_x, σ_y, car r est l'estimation de ρ dans l'échantillon. Plus ρ est élevé en valeur absolue et plus la part de variabilité de y pour x donné est réduite.

De plus, il ne faut pas oublier que l'interprétation doit aussi tenir compte de la dispersion des valeurs de y comme le montre les deux exemples suivants :

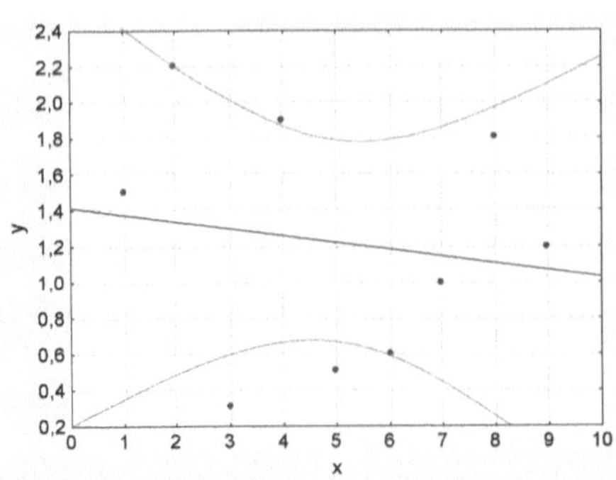

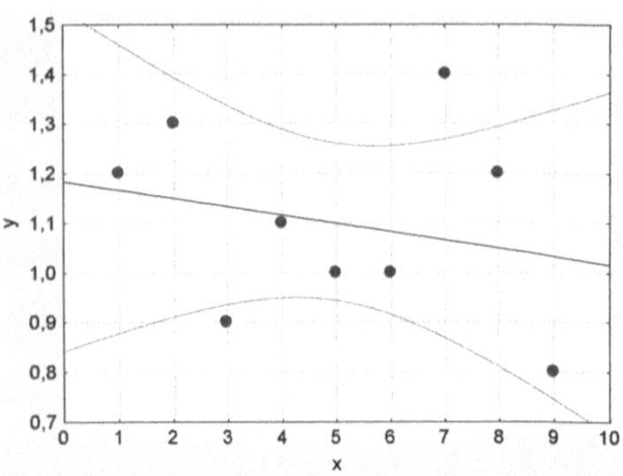

Les relations entre x et y sont représentées avec des droites de même pente mais la dispersion des points est beaucoup plus grande dans le deuxième schéma rendant plus difficile l'utilisation de la droite de régression.

Le modèle de régression décrit ici est fondé sur l'hypothèse d'une relation linéaire entre x et y, Dans ce cas, la courbe de y en x peut être considérée comme une droite dont on vérifiera la linéarité, Ceci est faisable si on dispose de plusieurs valeurs de y pour chaque valeur de x.

Le test de linéarité est une analyse de variances où chaque valeur de x détermine un groupe, Dans ce cas on calcule la variance résiduelle comme pour l'analyse de variance décrite précédemment. La deuxième étape est une analyse de la variance permettant de calculer par différence une variance appelée « déviation par rapport à la droite ». Puis on fait un test F (rapport de 2 variances) :

$$F_{n-c}^{c-2} = \frac{\text{déviation}}{\text{résiduelle}}$$

$$\text{déviation} = \frac{\left(\sum\left(\frac{Ti^2}{n_i}\right) - \frac{T_G^2}{n}\right) - p_0^2\left[\sum x^2 - \frac{(\sum x)^2}{n}\right]}{c-2} \quad \text{et} \quad \text{résiduelle} = \frac{\sum y^2 - \sum \frac{Ti^2}{n_i}}{n-c}$$

c étant le nombre de valeurs de x et n le nombre total de valeurs,

T_i est la somme des valeurs de y pour une valeur de x

T_G est la somme des valeurs de T_i

Si cette analyse de variances est significative alors on conclura à l'absence de linéarité de la droite de régression et si elle n'est pas significative on admettra la linéarité. Dans ce cas il sera possible d'estimer des valeurs de y à partir de l'équation de la droite.

En cas de non linéarité, il est possible de chercher quel type de courbe représente le mieux le lien entre x et y. Ce pourra être une hyperbole, une parabole, une courbe d'allure exponentielle …les valeurs de y seront alors estimée à partir de l'équation de cette courbe.

Exemple : résultats de la courbe de calibration d'un nouveau dosage. Il s'agit de mesurer la densité optique d'une réaction colorée déclenchée par l'adjonction au milieu réactionnel d'une quantité connue de substrat. En x la concentration de substrat est un caractère contrôlé et en y le résultat de la mesure de densité optique effectivement observé est aléatoire.

X	Y en double	
1	3	4
2	2	4
3	5	7
4	7	7
5	8	8,4
6	10	11,2
7	9,8	12,5
8	14	14,2
9	12,9	16,3
10	15	14,1

Pente = 1,43
Ordonnée à l'origine1,40
Equation de la droite : y = 1,43 + 1,40
R = 0,97

test de la pente : t = 15,105 et P << 10^{-5}
La pente est significativement différente de 0
Test de linéarité
Variance résiduelle = 15,15 ddl = 10
Variance « déviation de la droite » = 11,48 ddl = 8
F = 0,947 et P = 0,51

P > 0,05 la linéarité est acceptable

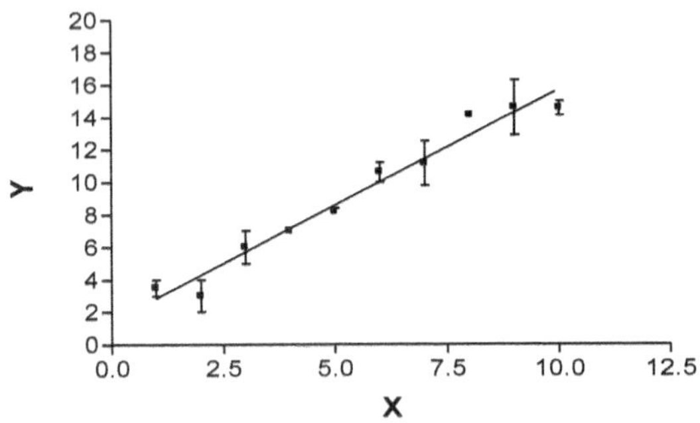

15.4 La corrélation intraclasse

Elle est utilisée pour évaluer l'agrément ou la concordance entre deux évaluations quantitatives du même sujet ou du même objet. Le coefficient de corrélation intra classe **CCI** mesure la proportion de variance totale des 2 mesures expliquée par la variance entre mesures.

Par exemple la mesure de la tension artérielle d'un même individu avec deux systèmes de mesure. Il s'agit ici de savoir si les deux résultats ne sont pas différents. A partir des deux mesures on établit deux nouvelles variables : la moyenne des deux mesures et leur écart.

Sujet	1ère mesure x_1	2ème mesure x_2	Moyenne X	Ecart Y
1	123	118	120,5	5
2	116	131	123,5	-15
3	122	122	122	0
4	....	.....		

L'hypothèse nulle est l'absence d'écart entre les 2 mesures sachant qu'aucune ne sert de référence à l'autre.

Pour calculer le **CCI** on calcule d'abord deux paramètres appelés Sxx et Syy.

Sxx = $\sum X^2 - \frac{(\sum X)^2}{n}$ et Syy = $\sum Y^2 - \frac{(\sum Y)^2}{n}$

Et CCI = $\frac{(4Sxx+Syy)}{(4Sxx-Syy)}$

L'interprétation se fait sur une échelle de valeur comme le coefficient Kappa et pour CCI > 0,9 la corrélation est excellente. La significativité du coefficient de corrélation intra-classes peut être lue dans la table de Pearson comme pour le coefficient r.

15.5 Les corrélations partielles

Pour étudier simultanément les liaisons existant entre plus de 2 variables, il faut recourir aux analyses multivariées ou multidimensionnelles.

La méthode des corrélations partielles est limitée aux variables *quantitatives :* elle permet d'étudier la corrélation par *régression linéaire* entre 2 variables à « niveau *constant* » d'une ou de plusieurs autres variables étudiées. Dans cette analyse, les 2 variables ont des rôles *symétriques*. Elle mesure l'importance de chaque variable explicative et permet de *limiter le nombre de liaisons significatives*, Ainsi, des liaisons peuvent apparaître ou disparaître mais, comme dans toute étude multivariée, la liaison mise en évidence n'a de valeur que si elle correspond à une hypothèse ou si sa signification médicale est raisonnable.

Dans cette analyse, aucune variable n'est privilégiée par le calcul, Les résultats s'expriment par autant de coefficient r (avec un p) qu'il y a de paires de variables. Il n'y a pas de classement des variables, chaque corrélation est basée sur le test de *régression linéaire* (simple).

Exemple : on s'intéresse au lien existant entre 3 variables x, y et z. On estime d'abord les 3 coefficients de corrélation $r_{x,y}$, $r_{x,z}$ et $r_{y,z}$, ensuite on calcule un coefficient de corrélation partielle entre x et y pour une valeur constante de z,

$$r_{xy,\,z} = \frac{r_{xy} - r_{xz} \times r_{yz}}{\sqrt{(1 - r_{xz}^2)(1 - r_{yz}^2)}}$$

le même type de coefficient peut être calculé entre x et z pour une valeur constante de y ou entre y et z pour une valeur constante de x.

La significativité de ce coefficient est évalué par un test t à n – 3 ddl (n – 3 car il y a trois coefficient de corrélation).

$$t = \frac{r}{\sqrt{1 - r^2}} \sqrt{n - 3}$$

15.6 La régression multiple

C'est une méthode de régression linéaire proche de la précédente, Elle traite également des variables quantitatives.

Il y a une variable privilégiée : la variable expliquée ou *dépendante* (qui est quantitative).

Elle teste la liaison entre cette variable et des variables quantitatives potentiellement prédictives ou explicatives de la variable dépendante. Chaque variable prédictive est affectée d'un coefficient (qui est un coefficient de corrélation partielle) dont la signification statistique est testée. On peut classer l'importance des variables. L'ensemble des variables prédictives est caractérisé par un coefficient de régression multiple (r) dont le carré (r^2) mesure le pourcentage de variabilité de la variable expliquée. Les logiciels de calcul proposent de réaliser ce calcul *pas à pas* ce qui permet de choisir les variables qui permettent de prédire au mieux la variable expliquée. La variable la plus explicative est sélectionnée la première et ainsi de suite jusqu'à ce que l'information prédictive supplémentaire apportée par une nouvelle variable ne soit plus significative.

Si le coefficient de régression multiple est significatif le lien entre les variables pourra être exprimé par une équation du type :

$$y = ax + bz + cw + d$$

Dans cette équation y est la variable dépendante et x, z, w sont les variables explicatives.

15.7 La régression logistique

C'est aussi un modèle multiparamétrique qui combine les variables quantitatives et qualitatives. La variable dépendante ou expliquée est une variable dichotomique de type 0 ou 1, Les variables explicatives sont quantitatives ou qualitatives.

Ces variables explicatives sont combinées pour former une équation qui donne la probabilité de voir le 0 ou le 1 se produire.

Ce modèle est intéressant pour associer des variables qui permettent de classer les individus dans un groupe ou l'autre.

15.8 Questions

Ex 26 : Les concentrations du cholestérol et de sa protéine de transport l'apoprotéine B évoluent-elles dans le même sens,

Il s'agit de données quantitatives. Les 2 variables sont aléatoires. On cherche à savoir s'il y a indépendance entre les 2 variables. Pour cela on réalise une étude de corrélation.

On choisit x = cholestérol et y = apoprotéine B.

$n = 66$

$\sum x = 150{,}12$ et $\sum x^2 = 370{,}82$ et $(\sum x)^2 = 22536{,}01$

$\sum y = 84{,}09$ et $\sum y^2 = 118{,}37$ et $(\sum y)^2 = 7071{,}13$

$\sum xy = 205{,}63$

$$r = \frac{\sum xy - \frac{\sum x \sum y}{n}}{\sqrt{\left[\sum x^2 - \frac{(\sum x)^2}{n}\right]\left[\sum y^2 - \frac{(\sum y)^2}{n}\right]}} = \frac{205{,}6 - \frac{150{,}1 \times 84{,}1}{66}}{\sqrt{\left[370{,}8 - \frac{225636}{66}\right]\left[118{,}3 - \frac{7071{,}1}{66}\right]}} = 0{,}76$$

On teste ensuite la significativité de r par un test t à n – 2 ddl,

$$t = \frac{r}{\sqrt{1-r^2}}\sqrt{n-2} = \frac{0{,}76}{\sqrt{1-0{,}58}}\sqrt{64} = 9{,}38$$

Dans la table de t pour ddl = 64 on trouve une valeur théorique égale à 2,0 pour α = 5 %, Dans la table du coefficient de corrélation, pour α = 5 % et ddl = 64 la valeur limite de r vaut 0,24. Cette valeur est largement dépassée ici.

La corrélation entre cholestérol et apoprotéine B est significative et positive, cela signifie que l'on rejette l'hypothèse nulle d'absence de variation de y en fonction de x et que l'on peut dire que plus x augmente et plus y augmente car r est positif. Les 2 variables varient dans le même sens.

Ex 27 : Y-a-t-il une relation entre la diminution observée du cholestérol après traitement associé ou non au régime et sa valeur initiale chez l'homme (la deuxième mesure est faite par la méthode 1)

Ici une variable est aléatoire, c'est la variation de la cholestérolémie initiale alors que la cholestérolémie initiale est considérée comme une variable contrôlée. Dans l'hypothèse nulle les 2 variables sont indépendantes. Si elles ne le sont pas on pourra avec la droite de régression estimer des valeurs de variations selon la cholestérolémie initiale.

La taille de l'échantillon est n = 34

Cholestérol	variation
1,56	-0,07
1,56	0,07
1,58	0,08
1,6	-0,36
1,65	-0,04
1,76	-0,09
1,76	0,06
1,78	0,03
1,89	0,33
1,91	-0,1
1,92	0,17
1,96	0,16
1,97	0,08
1,98	0,42
1,98	-0,37
1,98	-0,37
2,05	0,3
2,12	-0,2
2,14	0,18

Cholestérol	variation
2,26	0,26
2,32	0
2,36	0,24
2,41	0,72
2,54	0,09
2,56	0,71
2,59	0,19
2,59	0,58
3	0,99
3,31	1,33
3,35	0,95
3,45	1,47
3,45	1,47
3,69	0,69
3,98	0,33

x est la cholestérolémie initiale et y la variation de la cholestérolémie.

On calcule la pente en on fait un test de la pente.

$\sum x = 79{,}01$ et $\sum x^2 = 198{,}4$ et $(\sum x)^2 = 6242{,}6$

$\sum y = 10{,}3$ et $\sum xy = 32{,}14$

$$p_0 = \frac{\sum xy - \frac{\sum x \sum y}{n}}{\sum x^2 - \frac{(\sum x)^2}{n}} = 0{,}55$$

et $s_{p0} = 0{,}083$

$t = p_0/s_{p0} = 0{,}55/0{,}083 = 6{,}58$ qui est significatif pour $\alpha = 5$ % et ddl = 32. La valeur limite de t dans ce cas est de 2,04, il y a un lien significatif entre la cholestérolémie initiale et la variation observée après traitement chez les hommes.

L'ordonnée à l'origine de la droite vaut $y = m_y - p_0 m_x$

Soit y = 10,3/34 - 0,55 x (79,01/34) = -0,98

L'équation de la droite de régression est : variation = 0,55 cholestérol – 0,98

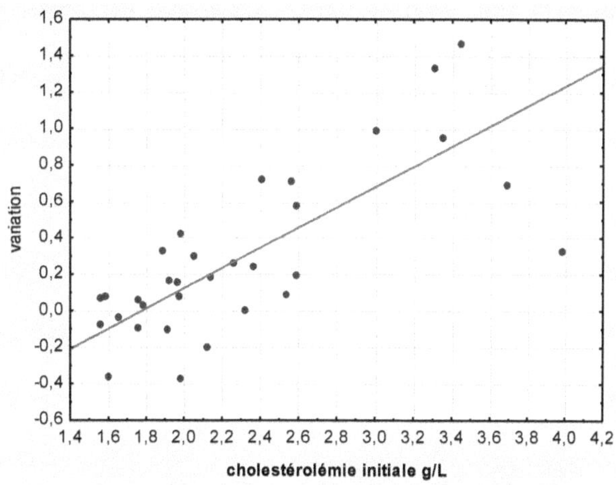

Pour des valeurs de cholestérol comprises entre 1,56 g/L et 3,98 g/L, il sera possible d'estimer une variation possible sous l'action du traitement.

Exemple : pour un cholestérol de 2,9 g/L, la variation estimée de y serait de y = 0,55 cholestérol – 0,98 soit une variation de (0,55 x 2,9)- 0,98 = 0,61 g/L.

Cependant la dispersion des points autour de la droite est importante, ce qui limite la portée du lien entre x et y. En effet $R^2 = 0{,}57$ ce qui veut dire que cette équation ne permet d'expliquer que 57% de la variation du cholestérol en fonction de la cholestérolémie initiale sous l'effet du traitement. Comme le régime n'est pas pris en compte il explique probablement une partie de ce résultat et il pourrait être intéressant de faire deux sous-groupes (avec ou sans régime) ou d'utiliser un modèle avec ajustement sur le régime.

Le même raisonnement pourrait être tenu pour le groupe des femmes, Dans ce cas on trouve aussi une pente significative et l'équation de la droite est la suivante : y = 0,49 x – 0,89.

Ex 28 : Comparer les résultats des dosages de cholestérol réalisés avec les méthodes I et II

Ce sont des données quantitatives. L'hypothèse nulle est que les 2 dosages fournissent les mêmes résultats. Dans l'idéal les résultats devraient même être superposés.

Pour comparer les 2 mesures on va les corréler. Les calculs ne seront pas détaillés.

n = 66 ,r = 0,73 et t = 8,53

Pour α = 5 % et ddl = 64 la valeur théorique de t vaut 1,96, Il y a une corrélation positive et significative entre les 2 mesures.

L'équation de la droite est la suivante : y = 0,69 x + 0,65

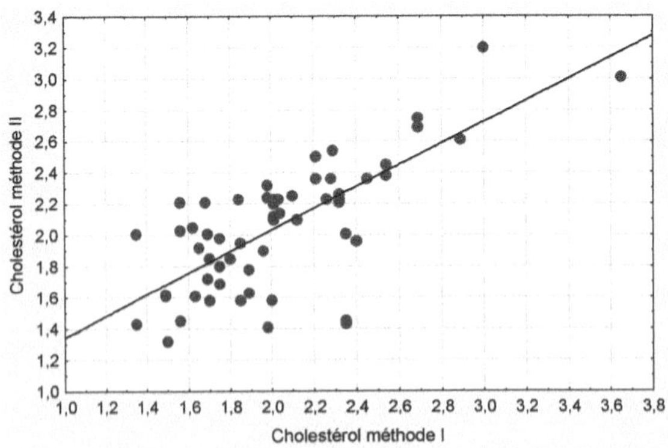

La pente de la droite n'est pas proche de 1 et l'ordonnée à l'origine est différente de 0, Même si la corrélation est significative les 2 méthodes ne donnent pas vraiment les mêmes résultats et ce que montre le test de corrélation c'est que quand la mesure augment la deuxième aussi et qu'il y a des écarts entre les deux mais elle ne quantifie pas vraiment cet écart.

Pour mieux analyser ces données appariées il est possible d'utiliser la **méthode de Bland et Altman**. Ces deux auteurs proposent de réaliser un test t pour données appariées et de représenter autrement les données.

Le test t pour données appariées conduit aux résultats suivants :

- n = 66
- moyenne des différences m = - 0,017
- variance des différences s^2 = 0,097
- la distribution des différences est gaussienne et t = 0,44 et P = 0,65

On ne peut pas rejeter l'hypothèse d'absence de différences entre les 2 méthodes.

Pour illustrer les données on utilise la méthode de Bland et Altman qui propose de tracer un graphe avec en abscisse la moyenne des 2 mesures et ordonnée la différence des 2 mesures,

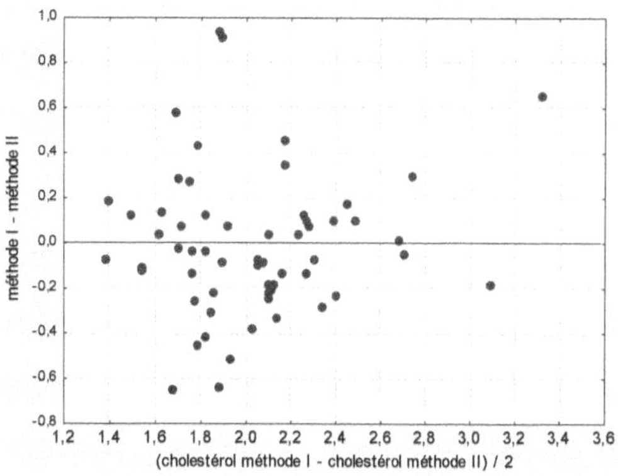

Ce graphe illustre bien l'importance des écarts entre les 2 méthodes qui varient de environ –0,7 à +0,9 et sont donc importants et dispersés autour de zéro,

Ex 29 : Y-a-t-il un lien entre cholestérol, triglycérides et âge ?

Ce sont 3 variables quantitatives et on cherche à savoir si le lien entre cholestérol et triglycérides est dû à la relation cholestérol âge ou triglycérides âge,

Dans un premier temps on les 3 coefficients de corrélation en posant :

x = cholestérol

y = triglycérides

z = âge

r_{xy} = 0,89 significatif

r_{xz}= 0,19 non significatif

r_{yz}= 0,09 non significatif

calcul de la corrélation entre cholestérol et triglycérides à âge constant :

$$r_{xy,\,z} = \frac{r_{xy} - r_{xz} \times r_{yz}}{\sqrt{(1-r_{xz}^2)(1-r_{yz}^2)}} = \frac{0{,}89 - 0{,}19 \times 0{,}09}{\sqrt{(1-0{,}09^2)(1-0{,}19^2)}} = 0{,}9$$

Dans la table de r pour ddl = n – 3 la valeur limite de r vaut 0,24,

La corrélation entre cholestérol et triglycérides est significative et n'est pas expliquée par l'âge.

Ex 30 : Peut-on établir une relation entre poids et âge, cholestérol, triglycérides et taille ?

Ce sont des variables quantitatives. La taille de l'échantillon est n = 66. Pour caractériser la relation entre poids et les 3 variables quantitatives, nous allons utiliser la régression multiple. Comme cholestérol et triglycérides sont étroitement corrélés indépendamment de l'âge on ne retient pas la variable triglycérides,

Après calcul on trouve un coefficient r = 0,5 qui est significatif,

L'équation de la droite de régression est la suivante : poids = 0,29 x cholestérol + 0,43 x taille

La droite passe par zéro et la variable âge est non retenue par le modèle car non significative pour expliquer le poids dans ce groupe d'adultes,

Cette équation permettrait de prévoir le poids d'un sujet si l'on connaît sa taille et sa cholestérolémie,

Ex 31 : Y-a-t-il un lien entre cholestérol et poids chez les sujets de plus de 70 ans ?

L'échantillon est ici de petite taille et on va utiliser le test non paramétrique de Spearman. H_0 est l'absence de relation entre cholestérol et poids.

Il y a 7 personnes dans ce groupe et les valeurs observées sont les suivantes :

Poids	cholestérol	Poids par ordre croissant	cholestérol		Poids par rang	Cholestérol par rang
71	1,78	51	2,39		1	6
51	2,39	52	3,36		2	7
101	2,32	54	2,1		3	3
52	3,36	58	1,56		4	1
54	2,1	71	1,78		5	2
73	2,29	73	2,29		6	4
58	1,56	101	2,32		7	5

Pour évaluer la corrélation entre x et y, chaque valeur de x ou y est remplacée par son rang et les valeurs de X sont rangées par ordre croissant. Ensuite on calcule le coefficient de corrélation de Pearson sur les valeurs des rangs et sa significativité est trouvée dans la table du coefficient r de Pearson,

Pour cet échantillon de 7 valeurs, on trouve :

r = - 0,35 et t = 0,85 qui est non significatif pour α = 5 % et ddl = 5 (valeur limite de t = 2,57 et de r = 0,75).

On ne rejette pas l'hypothèse nulle d'absence de lien entre poids et cholestérol chez les plus de 70 ans.

QCM 117 La corrélation d'une variable avec elle-même

A. est toujours nulle
B. est nulle dès lors que la variable a une variance nulle
C. est nulle si *et seulement si* la variable est de moyenne et de variance nulles
D. est égale à sa variance
E. vaut toujours 1

QCM 118 A la question « Y-a-t-il un lien entre cholestérol et poids chez les sujets de plus de 70 ans ? » vous trouvez un coefficient de corrélation égal à 1,2. Cela signifie

A. Que la relation entre cholestérol et poids est très forte
B. Que la relation entre cholestérol et poids et très forte et positive
C. Que le poids augmente quand le cholestérol augmente
D. Que plus le cholestérol est élevé plus le poids est grand
E. Que vous avez fait une erreur de calcul

QCM 119 A la question « Y-a-t-il un lien entre cholestérol et poids chez les sujets de plus de 70 ans ? » vous trouvez un coefficient de corrélation égal à -0.35. Cela signifie :

A. Que la relation entre cholestérol et poids est très forte
B. Que la relation entre cholestérol et poids est significative et négative
C. Qu'il n'y a pas de relation entre poids et cholestérol chez les plus de 70 ans
D. Que l'échantillon n'a pas la taille suffisante pour répondre à la question
E. Aucune de ces réponses n'est exacte

QCM 120 Un coefficient de corrélation négatif entre y et x

A. Signifie que la droite de corrélation entre x et y a une pente positive
B. Signifie que y augmente quand x augmente
C. Signifie que y diminue quand x augmente
D. Signifie que x augmente quand y diminue
E. Signifie qu'il n'y a pas de lien entre x et y

QCM 121 La méthode de régression linéaire

A. Evalue la relation entre y et x avec y variable contrôlée
B. Evalue la relation entre y et x avec x variable contrôlée
C. La force de la relation est donnée par le coefficient de corrélation
D. Est basée sur la comparaison de la pente de la droite y=f(x) à une valeur zéro
E. Ne permet pas de quantifier la relation entre x et y

QCM 122 Pour évaluer l'agrément entre les deux méthodes de dosage du cholestérol

A. J'utilise une corrélation intra classe
B. J'utilise une corrélation de Pearson
C. J'utilise une comparaison de moyennes observées (test de Student)
D. L'hypothèse nulle est l'absence d'agrément entre les deux méthodes
E. Aucune de ces réponses n'est exacte

QCM 123 Je compare les méthodes I et II de dosage du cholestérol effectuée après traitement (données de l'exercice)

A. L'agrément entre les méthodes est satisfaisant car r > 0.7 est significatif
B. L'agrément entre les méthodes est satisfaisant car CCI >0.7 est significatif
C. La taille de l'échantillon ne permet pas cette analyse
D. La différence de moyenne entre les deux méthodes montre le non rejet de l'hypothèse nulle
E. Un CCI > 0,7 montre l'absence de concordance entre les deux méthodes de mesure

QCM 124 La régression multiple

A. Permet d'évaluer la relation entre une variable explicative et des variables expliquées
B. Permet d'associer des variables explicatives et expliquée
C. Est réalisée avec des données aléatoires appariées
D. Est associée à un coefficient de détermination

QCM 125 le coefficient de détermination

A. Correspond à la pente de la droite de régression
B. Evalue la concordance entre deux variables quantitatives aléatoires
C. Confirme la linéarité de la droite y = f(x) lorsqu'il est significatif
D. Evalue l'adéquation entre le modèle y = f(x) est la réalité des données observées
E. Signifie s'il est inférieur à 1 que les données ne sont pas gaussiennes

16. Les tests non paramétriques

Ce sont des tests utilisables pour comparer des séries de données quantitatives appariées ou non. Ils sont utilisables pour les petits échantillons ou lorsque les distributions des variables ne sont pas gaussiennes dans les échantillons. Plusieurs tests sont utilisables si les conditions d'applications du test t ou du test de l'écart réduit ne sont pas vérifiées ou pour corréler deux variables. Pour la majorité des tests les valeurs observées, classées par ordre croissant sont remplacées par leur rang..

16.1 Le test des suites de Wald-Wolfowitz

C'est le plus simple, il ne nécessite aucun calcul.

Les valeurs observées sont classées selon leur rang par ordre croissant sans tenir compte du groupe

H0 : l'appartenance d'une valeur à l'un ou l'autre groupe est indépendante de son rang

On construit un compteur qui part de 1 (rang 1 pour la plus petite des valeurs) et on ajoute 1 à ce compteur chaque fois que le classement change de groupe.

Ensuite on compare le résultat du compteur à une valeur théorique issue de la table de Wald

Si la valeur du compteur est supérieure à Wt (valeur limite de rejet de H0 trouvée dans la table de Wald) alors le résultat est non significatif. En pratique plus le compteur est élevé plus les valeurs sont bien réparties dans les deux groupes. A l'extrême si toutes les valeurs d'un groupe sont supérieures à celles de l'autre groupe le compteur reste à la valeur 2.

Il n'y a pas de condition d'application sauf que le test n'est pas utilisable s'il y a des valeurs identiques dans les deux groupes (ex-aequo).

Exemple

On veut comparer des mesures recueillies dans deux groupes A et B. les résultats sont les suivants

A :	1	1,2	3	7	8	9	10	
B :	1,1	2	3,5	3,9	4	11	12	14

On peut établer le compteur suivant (en grisé le groupe A)

valeur	**1**	**1,1**	**1,2**	**2**	**3**	**3,5**	**3,9**	**4**
compteur	1	2	3	4	5	6		

valeur	**7**	**8**	**9**	**10**	**11**	12	14	
compteur	7				8			

Compteur = 8 ➔ et dans la table n_1 et n_2 = 7 ➔ W = 4

Le test est non significatif pour α = 5%

16.2 Le test de la médiane

Il est basé sur un test de X^2 de comparaison de 2 répartitions. Les modalités étant les valeurs supérieures à la médiane et les valeurs inférieures ou égales à la médiane.

L'hypothèse nulle est la suivante les 2 groupes ont la même médiane.

On commence par déterminer la médiane de l'ensemble des valeurs observées dans les 2 groupes, puis pour chaque groupe on compte le nombre de valeurs supérieures ou inférieures à cette médiane. Les résultats sont reportés dans un tableau de contingence.

Exemple : on veut comparer des mesures réalisées dans 2 groupes

Groupe A	3,2	2,9	1,5	3,5	2,3	2,1	1,6	2,9	2,7	2,5	2,8	2,5
Groupe B	1,3	1,5	2,3	2,1	2,6	1,9	1,5	2,5	2,1	1,9	2	2,3

La médiane de ces 24 valeurs vaut 2,3. Ceci permet de bâtir le tableau suivant

	Valeurs observées				Valeurs théoriques		
	Gpe A	Gpe B			Gpe A	Gpe B	
> médiane	8	2	10		5	5	10
≤ médiane	4	10	14		7	7	14
	12	12	24		12	12	24

On peut ensuite calculer un X^2 sur ce tableau : X^2 = 6,17 p = 0,013

Pour α = 5% et ddl = 1 X^2_{th} = 3,84

Le test est significatif et les mesures du groupes A sont plus élevées que celles du groupe B.

Ce test a une condition d'application : le nombre de mesures observées doit être supérieur ou égal à 20.

16.3 Le test de Mann et Whitney

Pour des variables quantitatives, les tests de comparaison nécessitent certaines hypothèses comme la normalité de la distribution ou l'égalité des variances. Ceci est souvent très difficile à vérifier pour de petits effectifs.

Exemple : liaison entre un caractère quantitatif et un caractère qualitatif à deux classes. On range les valeurs de x dans chaque groupe par ordre croissant.

groupe A, $n_a = 7$	x =	3	9	15	32	41	49	50
groupe B, $n_b = 5$	x =	12	23	42	51	56		

Pour comparer les deux moyennes, il faudrait faire un test t qui suppose l'égalité des variances et la normalité de la distribution de x ce qui n'est pas vérifiable ici.

On utilise donc des tests qui ne sont pas soumis à ces conditions d'applications, comme le test U de Mann et Whitney.

On calcule l'indice U égal au nombre de couples (x_a, x_b) où x_b est inférieur à x_a.

X_a	x_a	x_b	x_a	x_b	x_a	x_a	x_b	x_a	x_a	x_b	x_b
3	9	12	15	23	32	41	42	49	50	51	56

On compte pour chaque x_a le nombre de x_b qui lui sont inférieurs et on totalise.

$U_{xa,xb} = 0 + 0 + 1 + 2 + 2 + 3 + 3 = 11$

$U_{xb,\, xa} = 1 + 1 + 3 + 4 + 5 + 6 = 22$

U peut prendre toutes les valeurs comprises entre 0 et $n_a n_b$. On compare ensuite U à une valeur théorique U_0 dans l'hypothèse nulle où les deux échantillons proviennent de la même population.

Dans l'hypothèse nulle, pour un x_b déterminé, xa a autant de chance de lui être inférieur que supérieur.

Le nombre de $x_a > x_b$ vaut donc en moyenne $\frac{n_a}{2}$ et ceci est vrai pour chaque x_b.

$$U_0 = \frac{n_a n_b}{2} \quad \text{et} \quad \sigma_u^2 = n_a n_b \frac{N+1}{12}$$

Dès que les effectifs de chaque groupe sont supérieurs à n=10, U suit une loi normale ou presque et on peut calculer : $\varepsilon_u = \frac{U - U_0}{\sqrt{\sigma_u^2}} = \frac{U - \frac{n_a n_b}{2}}{\sqrt{\sigma_u^2}}$

Sinon, on utilise la table de U qui donne la plus petite valeur de U telle que l'hypothèse nulle soit vérifiée. Si U est supérieur à U_0 alors l'hypothèse nulle est vérifiée.

Dans l'exemple $n_b = 5$ et $n_a - n_b = 2$ et donc U = 5. $U_{xa,xb} = 11 > 3$ et il n'y a pas de différence.

Pour les « ex-æquo », si ils appartiennent à même un groupe, on les place l'un à côté de l'autre dans la série croissante des valeurs de x. Si les « ex-aequo » se trouvent dans les 2 groupes on effectue un tirage au sort pour les classer.

16.4 Le test W de Wilcoxon ou test de la somme des rangs

Comme pour le test de Mann et Whitney, on classe l 'ensemble des valeurs des 2 groupes par ordre croissant et affecte à chaque valeur son rang de classement. Ensuite on compare les sommes des rangs de chaque groupe, l'hypothèse nulle étant l'absence de différence entre ces deux sommes.

En pratique, on ne travaille qu'avec un seul groupe et la somme des rangs observée dans ce groupe (W_x) est comparée à une valeur théorique (W_0) pour un risque α défini. Si W_x est supérieur à W_0 alors les deux groupes ne sont pas différents et si W_x est inférieur à W_0 l'hypothèse nulle peut être rejetée et les mesures deux groupes sont considérées comme différentes.

La valeur de W_0 est obtenue avec la formule suivante :

$$W_0 = \frac{1}{2} n_x (N+1) \quad \sigma_x^2 = n_y \, n_x \, (N+1)$$

Où n_x et n_y sont les effectifs des groupes x et y et N l'effectif total des deux groupes.

Pour des échantillons de taille supérieure à 8 on peut admettre que W suit une loi de distribution normale et on peut comparer W_x à sa valeur théorique W_0 par un test de l'écart réduit :

$$\varepsilon = \frac{|W_x - W_0|}{\sqrt{\sigma_x^2}} \text{ où } \sigma_x^2 = n_y\ n_x\ (N+1)$$

Si ε est inférieur à 1,96 alors l'hypothèse nulle n'est pas rejetée et si ε est supérieur à 1,96 l'hypothèse nulle est rejetée et il existe une différence significative entre les deux séries de mesures.

Lorsqu'il y a dans les deux séries de mesures des valeurs identiques ou « ex aequo », on affecte au rang de chacune d'elles une valeur moyenne.

Exemple : si la 6ème et la 7ème valeur sont égales leur rang moyen est 6,5. Si la 6ème et la 7ème et la 8ème valeur sont égales on leur affecte le rang moyen 7.

16.5 Le test T de Wilcoxon pour les données non paramétriques appariées

Dans le cas des données appariées, les données sont regroupées par paires. On calcule pour chaque paire la différence observée puis on classe les valeurs par valeurs absolues croissantes en mentionnant pour chacune d'elles si elle est positive ou négative comme dans le tableau suivant :

1ère mesure	2ème mesure	différence	|différence|	signe	rang
87	87	0	0		
65	68	+3	3	+	2
71	67	-4	4	-	3
68	67	+1	1	+	1
82	82	0	0		
58	65	-7	7	-	4
……	……				

- Soit M la somme des rangs des différences de signe négatif (3 + 4 = 7)
- Soit P la somme des rangs des différences de signe positif (1 + 2 = 3)

Si n est le nombre de paires de différence non nulles, la somme de M et P vaut : $M+P=\frac{n(n+1)}{2}$.

Le test T de Wilcoxon pour données appariées consiste à comparer la plus faible des valeurs de M ou P à sa valeur théorique T pour un risque α défini et un effectif approprié. Si cette valeur de M ou P est supérieure à T alors l'hypothèse nulle n'est pas rejetée, alors que si la valeur de M ou P est inférieure à la valeur théorique, on peut rejeter l'hypothèse nulle d'absence de différence entre les mesures. Pour α = 5 % et n < 6 la différence n'est jamais significative. La valeur théorique de T peut être trouvée dans la table de Wilcoxon pour α = 5 % et n = nombre de paires non nulles.

Si les deux séries de valeurs proviennent de la même population, l'hypothèse nulle est qu'il y autant de différences positives que négatives et les valeurs absolues de ces différences doivent en moyenne être les mêmes. Leur valeur commune est alors la suivante : $T_0=\frac{1}{2}x\frac{n(n+1)}{2}$.

La variance de M ou P est la suivante : $\sigma_M^2=\sigma_P^2=\frac{1}{24}n(n+1)(2n+1)$

Quand le nombre de différences non nulles est supérieur à 20 il est possible de comparer M ou P à T_0 par un test de l'écart réduit :

$\varepsilon_P=\frac{|P-T_0|}{\sqrt{\sigma_P^2}}$ qui est significatif à 5 % si ε est supérieur ou égal à 1,96. L'hypothèse nulle d'absence de différence entre les mesures peut alors être rejetée.

16.6 Analyse de variance non paramétrique : le test de Kruskal-Wallis

Il est utilisé pour comparer 2 ou plusieurs groupes lorsque la variable mesurée ne suit pas une distribution normale.

Comme pour le test de Wilcoxon, on range les N valeurs des k échantillons par ordre croissant et on affecte à chaque valeur son rang de classement. Dans le cas d'ex-æquo on affecte le rang moyen. Lorsqu'il y a dans les deux séries de mesures des valeurs identiques ou « ex aequo », on affecte au rang de chacune d'elles une valeur moyenne.

Exemple : si la 6ème et la 7ème valeur sont égales leur rang moyen est 6,5. Si la 6ème et la 7ème et la 8ème valeur sont égales on leur affecte le rang moyen 7.

Ensuite on calcule la somme des rangs obtenus pour chaque échantillon. T_1 pour le groupe 1, T_2 pour le groupe 2 et ainsi de suite. T est la somme des rangs de tous les groupes et on peut écrire $T = \frac{N(N+1)}{2}$.

On calcule le rang moyen pour chaque groupe et le rang moyen global ($R_1 = \frac{T_1}{n_1}, \ldots\ldots\ldots, R = \frac{T}{N}$).

Enfin on calcule l'indice KW qui suit sous H_0 une loi de Chi² à (k-1) ddl. Il est nécessaire que l'effectif de chaque groupe soit au moins égal à 5.

$$KW = \frac{12}{N(N+1)} \sum n_i (R_i - R)^2$$

Dans cette expression ni est l'effectif d'un groupe, Ri le rang moyen de ce groupe et R le rang moyen de tous les groupes.

La significativité du résultat est trouvée dans la table du Chi² pour ddl = nombre de groupes – 1.

Le test est limité par une condition : les effectifs dans chaque groupe doivent être supérieurs ou égaux à 5.

16.7 La corrélation non paramétrique de Spearman

Elle permet de résoudre les situations des petits échantillons ou lorsque les données ne sont pas distribuées normalement. La mesure de l'association des variables x et y est basée sur les rangs. Les variables x et y sont d'abord classées par ordre croissant en respectant le signe + ou - associé à la variable et ensuite on attribue aux valeurs leurs rangs.

On calcule ensuite le coefficient de corrélation de Pearson sur les rangs et on l'interprète de la même façon.

Exemple : y-a-t-il une relation entre le poids et la taille de ces 6 hommes ?

L'hypothèse nulle est l'absence de relation entre poids et taille.

Poids et taille sont remplacés par leur rang dans la série de valeur correspondante :

Homme	Poids en Kg	Rang du poids	Taille en cm	Rang de la taille
A	78	2	180	4
B	84	4	192	6
C	57	1	169	1
D	108	6	178	2
E	89	5	179	3
F	79	3	182	5

On peut ensuite calculer un coefficient de corrélation sur les rangs à la place des valeurs observées.

Le coefficient de corrélation calculé sur les rangs vaut : r = 0,08. Pour α = 5% et ddl = n – 2 = 4, la valeur limite du coefficient r vaut 0,81. L'hypothèse nulle n'est pas rejetée et on conclut à l'absence de relation entre poids et taille dans ce groupe d'hommes.

16.8 Questions

Ex 32 : Comparer les concentrations de cholestérol des hommes fumeurs et hommes non-fumeurs

Le test t de Student n'est pas applicable car le rapport des variances est significatif. On va donc utiliser le test de Mann et Whitney.

Les données sont classées par ordre croissant et l'on compte pour chaque valeur de cholestérol de fumeurs le nombre de valeurs de cholestérol de non-fumeurs qui lui sont inférieures (voir le tableau qui suit).

F	Non F	
1,56		0
1,56		0
	1,58	
1,6		1
1,65		1
1,76		1
1,76		1
1,78		1
1,89		1
	1,91	
	1,92	
	1,96	
	1,97	

On trouve $U_{F,nF} = 65$

$$U_0 = \frac{n_a n_b}{2} = \frac{19 \times 15}{2} = 142,5$$

$$\sigma_u^2 = n_a n_b \frac{N+1}{12} = 19 \times 15 \times \frac{19+15+1}{12} = 831,25$$

$U_{F,nF} < U_0$ le test est significatif pour α = 5 %

Comme n = 15 et 19 on peut faire un test de l'écart réduit.

	1,98	
1,98		6
1,98		6
2,05		6
	2,12	
2,14		7
	2,26	
2,32		8
	2,36	
	2,41	
	2,54	
	2,56	
	2,59	
2,59		13
3		13
	3,31	
	3,35	
	3,45	
	3,45	
	3,69	
	3,98	

$$\varepsilon_u = \frac{U - U_0}{\sqrt{\sigma_u^2}} = \frac{142{,}5\text{-}65}{\sqrt{831{,}25}} = 2{,}68 \text{ et } P = 0{,}01$$

Le test est significatif pour α = 5 %.

La cholestérolémie des non-fumeurs est plus élevée que celle des fumeurs.

Ex 33 : Comparez les poids des femmes de plus de 50 ans fumeuses mesurés avant et après traitement (associé ou non au régime)

Ce sont des données quantitatives appariées d'un échantillon de taille n = 9. Il est difficile de vérifier la normalité de la distribution des différences observées.

Pour comparer les deux résultats appariés on va utiliser un test T de Wilcoxon.

Les données sont les suivantes et on analyse les variations dans le sens poids après – poids avant traitement.

Avant	Après	différence	|différence|	signe	rang
87	87	0	0		
65	68	+3	3	+	1
71	67	-4	4	-	2
73	68	-5	5	-	3
72	65	-7	7	-	4
87	78	-9	9	-	5
104	94	-10	10	-	6
68	79	+11	11	+	7
45	58	+13	13	+	8

Il y a 8 différences non nulles et on trouve M = 20 pour les 5 différences négatives et P = 16 pour les 3 différences positives.

$$T_0 = \frac{1}{2} x \frac{n(n+1)}{2} = \frac{7 x 8}{4} = 14$$

Dans la table de T de Wilcoxon, pour n = 8 la valeur limite de T est égale à 4. Cette valeur est inférieure à P et M. Le test est non significatif et l'hypothèse nulle ne peut être rejetée. Après traitement le poids n'est pas différent de celui mesuré avant traitement.

Ex 34 : Comparer le cholestérol moyen des 4 groupes suivants : hommes R+, hommes R-, femmes R+, femmes R-.

Nous avons déjà vu cette question avec une approche qualitative. Cette fois ci nous aurons une approche quantitative.

Les données sont les suivantes :

	H R+	H R-	F R+	F R-
N	15	19	15	17
	2,54	2,32	2,69	1,68
	3,45	1,56	2,56	1,32
	2,56	1,76	2,29	2,59
	2,41	1,89	3	1,98
	2,26	2,12	3,25	2,36
	3,69	1,91	3,36	2,26
	3,31	1,96	2,36	1,56
	2,36	2,05	1,98	2,1
	2,14	1,78	2,54	1,58
	3,45	1,97	2,89	1,89
	1,65	1,92	2,39	1,72
	3,98	1,56	3,36	2,56
	3	1,76	3,69	1,75
	2,59	1,98	2,69	2,32
	3,35	1,58	3,28	1,56
		1,98		1,94
		1,98		1,59
		1,6		
		2,59		
Moyenne	2,85	1,91	2,82	1,93
variance	0,44	0,068	0,238	0,146

Pour comparer ces groupes, on va réaliser une analyse de variance. L'hypothèse nulle est alors qu'il n'y a pas de différence entre les groupes. Conditions de réalisation :

- Les distributions du cholestérol mesurées dans chaque groupe suivent des lois normales (droite de Henry).
- Evaluation de l'homogénéité des variances par le test de Hartley
  - F = 0,44 / 0,068 = 6,47
  - L = 66 – 4 / 4 = 15,5. Dans la table de Hartley, pour L = 15 et k = 4, la valeur théorique pour α=5 % vaut 3,9. Il n'y a pas homogénéité des variances.

Il faut donc recourir à un autre test comme celui de Kruskall Wallis.

Le tableau des rangs est le suivant :

	HR+	HR-	FR+	FR-
	43,5	36	51,5	11
	62,5	3,5	46	1
	46	14,5	35	48,5
	42	17,5	54,5	26
	33,5	31	56	38
	64,5	19	60,5	33,5
	58	22	38,5	3,5
	38,5	29	26	30
	32	16	43,5	6,5
	62,5	23	53	17,5
	10	20,5	41	12
	66	3,5	60,5	46
	54,5	14,5	64,5	13
	49	26	51,5	36,5
	59	6,5	57	3,5
		26		21
		24		8
		9		
		49		
Rang moyen	45,25	25,83	44,85	20,6
Ni(Ri-R)²	**2070,93**	**1117,75**	**2318,8**	**2828,97**

T = N(N+1)/2 = 66x67/2 = 2211 et R = 2211/66 = 33,5

$$KW = \frac{12}{N(N+1)} \sum n_i (R_i - R)^2 = \frac{12}{66x67} x\,8336{,}46 = 22{,}62 \text{ et ddl} = 3$$

pour ddl=3 et α=5 % X^2 = 7,81,

La différence entre les groupes est significative et on peut les comparer 2 à 2 par un test comme le test de Mann Whitney ou celui de Wilcoxon,

Il y a 6 comparaisons possibles et nous utilisons par exemple le test de Wilcoxon basé sur les sommes des rangs en choisissant pour chaque test un risque α = 0,05/6 = 0,008,

HR+/HR- ➔ KW = 15,27 et P = 0,0001

HR+/FR+ ➔ KW =0,06 et P = 0,8 non significatif

HR+/FR- ➔ KW = 11,15 et P = 0,0008

HR-/FR+ ➔ KW = 18,57 et P < 0,0001

HR-/FR- ➔ KW = 0,01 et P = 0,91 non significatif

FR+/FR- ➔ KW = 13,91 et P = 0,0002

Les groupes dont le cholestérol est différent et plus élevé sont les groupes à risque sans qu'il y ait de différence entre eux,

QCM 126 Dans les tests non paramétriques le remplacement des valeurs par leur rang

A. Augmente la puissance du test
B. Diminue la puissance du test
C. Dépend du risque alpha
D. Permet d'utiliser la moyenne pour les comparaisons
E. Confère de la robustesse aux tests

QCM 127 Dans le test T de Wilcoxon

A. La prise en compte des différences nulles augment la puissance du test
B. Le test est basé sur les rangs moyens de chaque série de valeur
C. Le test est basé sur les écarts des valeurs appariées
D. Le test est basé sur les des différences des valeurs appariées
E. Aucune de ces réponses n'est exacte

QCM 128 Les tests non paramétriques

A. Sont utilisables dans un échantillon de répartition gaussienne
B. Nécessitent des effectifs au moins égaux à 30
C. N'ont pas de conditions d'applications
D. Nécessitent des effectifs supérieurs ou égaux à 5
E. Aucune de ces réponses n'est exacte

QCM 129 A propos du test des suites

A. le compteur est au maximum égal au nombre total de mesures
B. le compteur est au maximum égal au nombre total de mesures moins une
C. le compteur augmente de 1 à chaque fois que le rang d'une valeur change de groupe
D. il est utilisable pour des groupes de tailles différentes
E. il n'est utilisable que si les distributions des échantillons sont gaussiennes

QCM 130 Comparer le poids des hommes non-fumeurs R- ou R+ (données de l'exercice général)

homme R- non-fumeur	102	54	59	95	91	85	51					
homme R+ non-fumeur	92	86	106	99	87	71	111	102	104	89	102	86

A. J'utilise un test de student pour données appariées
B. J'utilise un test de la médiane
C. J'utilise un test de Kruskall Wallis
D. Les hommes R+ sont plus lourds que les hommes R-
E. Je ne peux conclure car l'étude est observationnelle

QCM 131 Avec les données du QCM précèdent vous réalisez le test de Kruskal-Wallis et un test de la médiane sachant que la médiane des deux groupes vaut 90,5.

A. Le test de la médiane n'est pas applicable car $n < 20$
B. Le test de KW est applicable car les deux groupes ont des effectifs supérieurs ou égaux à 5
C. On trouve KW = 3,45 pour ddl =1 et $\alpha = 5\%$
D. Le test est non significatif et on ne rejette pas H0
E. Il n'y a pas de différence de poids entre les deux groupes

QCM 132 Une équipe de statisticiens curieux souhaite comparer deux séries de données quantitatives et utilise pour cela un test de student (conditions d'application vérifiées) et un test de kruskal-wallis. Pour les deux tests alpha vaut 5%. Les données sont les suivantes :

Groupe A	Groupe B
1	2
2	3
5	4
18	5
11	6
24	17
17	18
25	24
29	2
30	6
24	4

A. Le test de student est significatif (t = 2,18 et ddl = 20)
B. Le test de Kruskal- Wallis est significatif
C. La différence de résultat entre les deux tests s'explique par une perte de puissance
D. Le risque alpha aurait dû être choisi différent pour les deux tests
E. Autant choisir le test significatif, c'est plus intéressant pour la conclusion

QCM 133 La méthode de corrélation de Spearman

A. Teste le lien entre des valeurs quantitatives appariées
B. Teste le lien entre des valeurs quantitatives non appariées
C. Teste le lien entre les rangs de valeurs quantitatives appariées
D. N'a pas de conditions d'applications particulières
E. Aucune de ces réponses n'est exacte

17. Établissement d'une courbe de survie

On parle de courbe de survie ou d'absence de survenue d'événement.

Une courbe de survie est la représentation graphique des taux de survie observés qui estiment, à partir d'une date choisie comme origine, la probabilité pour les sujets d'être encore vivants à des délais successifs.

Cette courbe permet de connaître en fonction du temps la probabilité que l'événement (ici le décès) ne se produise pas.

Donc dire que le taux de survie d'un groupe de malades 5 ans après la date de randomisation est de 0,80 signifie qu'un de ces malades a en moyenne 80 % de chances d'être vivant au bout de 5 ans.

L'intérêt de ces courbes se situe à 3 niveaux :

- intérêt descriptif : pour le groupe étudié
- prédictif : pour la population dont l'échantillon étudié est représentatif
- comparatif : étude thérapeutique

Pour établir cette courbe il faut disposer de certaines données (exemple des données de survie) :

◆ Date d'origine (DO) : c'est le point de départ de la surveillance choisi dans l'histoire du malade qui est le même pour tous les malades.

Exemple : jour de diagnostic ou début de traitement ou date de randomisation (tirage au sort) ; mais chaque malade a une date d'origine qui lui est propre.

◆ Date de point : c'est le jour où l'on arrête le recueil des données ; il est le même pour tous.

◆ Date des dernières nouvelles (DDN) : c'est date à laquelle on a eu pour la dernière fois des nouvelles du sujet.

Exemple : date de dernière consultation

◆Date de l'événement.

◆État : indique si le sujet est vivant ou décédé ou s'il ou été soumis à l'événement.

◆Recul : délai entre la date d'origine et date de point.

◆Temps de participation : c'est la durée pendant laquelle le sujet a été soumis à la possibilité de survenue de l'événement.

- soit de la date d'origine à la date de point
- soit de la date d'origine à la date des dernières nouvelles
- soit de la date d'origine à la date de l'événement

◆Perdus de vue : ce sont les sujets qui ne sont pas suivis selon le protocole prévu ou qui ont abandonnés le protocole et pour lesquels on ne dispose plus d'informations.

◆Exclus vivants : ce sont les sujets suivis régulièrement et vivants à la date de point.

Pour simplifier, les données nécessaires pour calculer la probabilité d'absence d'événements sont pour chaque sujet : le temps de participation et l'état à la date de point ou au moment de l'événement. La terminologie des logiciels de calcul regroupe sous le terme de « données censurées » les individus qui n'ont pas subi l'événement (sujets indemnes, perdus de vue ...).

Il est possible de placer tous les sujets à une même origine fictive sur l'échelle des temps. Ceci facilite la construction du tableau de données.

Au total, les données vont permettre d'évaluer la probabilité d'absence de survenue d'événements en fonction du temps et le temps moyen de survenue des événements. S'il y a plusieurs groupes il va aussi être possible de comparer ces indices entre ces groupes.

Les méthodes utilisées pour évaluer la probabilité de survenue d'événement sont surtout la méthode de Kaplan Meier et la méthode actuarielle,

Exemple : pour évaluer un nouveau traitement susceptible de prévenir la survenue de complications d'une maladie, un expérimentateur constitue 2 groupes de sujets par tirage au sort. Il est prévu de faire le point au bout de 30 mois.

- Le premier groupe composé de 30 personnes reçoit le traitement actuel, 6 personnes sont sujettes à des complications respectivement à 4, 12, 15, 23, 27 et 29 mois et 2 à 8 mois, 4 personnes abandonnent l'étude pour différentes raisons respectivement à 9, 11, 17 et 22 mois de participation,
- Le deuxième groupe de 36 personnes reçoit le nouveau traitement, 4 font des complications à respectivement 16, 17, 21 et 24 mois, 2 abandonnent l'étude à 20 mois et 1 à 26 mois,

On veut savoir si le nouveau traitement permet d'éviter les complications plus efficacement que le traitement actuel.

17.1 Méthode de Kaplan-Meier

Le taux de survenue d'événement ou de survie est estimé par un calcul de probabilité conditionnelle que l'on définit de la façon suivante : survivre 100 jours, c'est avoir survécu 99 jours et survivre le 100ème jour. C'est donc la probabilité de survivre jusqu'au 100ème jour multiplié par la probabilité conditionnelle de survivre le 100ème jour sachant que l'on était vivant le 99ème,

- $S_{100} = S_1 x\ S_{2/1} x\ ,,, x\ S_{100/99}$
- S_1 est la probabilité de survivre le 1er jour
- S_2 est la probabilité de survivre le 2ème jour sachant que l'on a survécu le 1er,

Le jour où il ne se produit pas d'événement, la probabilité conditionnelle est égale à 1.

Le temps est divisé en intervalles marqués par les événements,

- D_1, D_2, ,,, nombre d'événements dans l'intervalle
- N_1, N_2, ,,, nombre de sujets exposés au risque avant l'instant correspondant

La probabilité conditionnelle vaut : $S_{ti+1/ti} = \dfrac{N_i - D_i}{N_i}$

La probabilité cumulée de survie ou de non survenue d'événements est égale à

$$S_t = \frac{N_1 - D_1}{N_1} \times \frac{N_2 - D_2}{N_2} \times .....\times \frac{N_i - D_i}{N_i}$$

Pour cette probabilité il est possible de calculer un écart-type et un intervalle de confiance,

$$\text{var}S_t = S_t^2 \left[\frac{D_1}{(N_1 - D_1)N_1} + ...+ \frac{D_i}{(N_i - D_i)N_i} \right]$$

avec un intervalle de confiance = $S_t \pm 1{,}96\sqrt{\text{var}S_t}$ à 5 %,

Cet intervalle conduit pour les probabilités proches de 1 ou de 0 à des valeurs extrêmes qui peuvent être inférieure à 0 ou dépasser 1.

Dans ces cas-là il est préférable d'utiliser l'estimation faite par Rothman :

$$e = \frac{M}{M + Z_{1-\alpha/2}^2} \left[S_t + \frac{Z_{1-\alpha/2}^2}{2M} \pm Z_{1-\alpha/2} \sqrt{\text{var}S_t + \frac{Z_{1-\alpha/2}^2}{4M^2}} \right]$$

$$\text{Avec } M = \frac{S_t(1-S_t)}{varS_t} \text{ et } z_{1-\alpha/2} = 1{,}96 \text{ pour } \alpha = 5\ \%.$$

Avec les données de l'exemple précédent, pour le 1er groupe on obtient :

Temps de participation	exposés	événements	censurés	S	St	Ecart type St
3	30	0		1,00	1,00	0,000
4	30	1		0,97 = (30-1)/30	0,97	0,033
8	29	2		0,93 = (29-2)/29	0,90 = 0,97 x 0,93	0,055
12	27	1	2	0,96	0,87	0,062
15	24	1		0,96	0,83	0,069
23	23	1	2	0,96	0,79	0,075
27	20	1		0,95	0,75	0,081
29	19	1		0,95	0,72	0,086
30	18	0		1,00	0,72	0,086

Soit au bout de 30 mois une probabilité de ne pas avoir de complications égale à 0,72 et comprise entre 0,72 - 1,96 x 0,086 et 0,72 + 1,96 x 0,086 soit entre 0,55 et 0,89.

Les données permettent 2 types de représentation graphique :

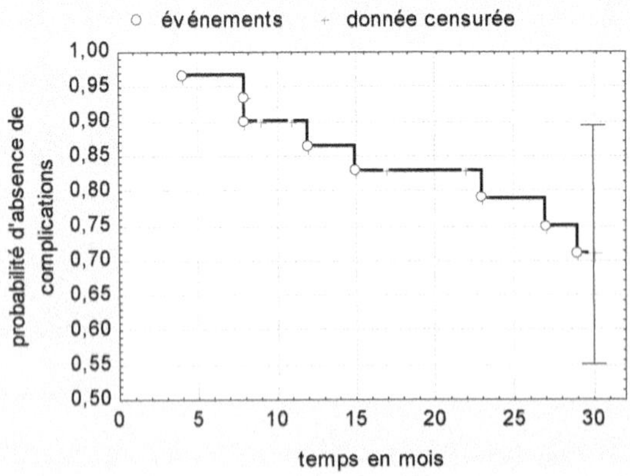

- Soit on représente la variation sur une échelle de 0 à 100 du pourcentage de non survenue de l'événement en fonction du temps. Les probabilités sont présentées sur une courbe en escalier où les changements de niveau se font à chaque événement. Cette représentation est la plus habituelle.

- Soit on représente sur une échelle de temps adaptée le pourcentage cumulé de survenue de l'événement en fonction du temps.

17.2 Méthode actuarielle

Les taux de survenue d'événement sont toujours estimés par un calcul de probabilités conditionnelles mais les intervalles de temps ne sont plus délimités par les événements mais fixés.

Pour chaque intervalle il faut connaître le nombre de sujets exposés au début de l'intervalle (V), le nombre de sujets ayant subis l'événement dans l'intervalle (D), et les sujets indemnes de l'événement dont la participation s'arrête pendant l'intervalle et qui comptent pour 1/2 (L) (on estime qu'ils sont exposés pour la moitié du temps). Le nombre de sujets exposés est donc égal à $N_i = V_i - \frac{L_i}{2}$,

La probabilité de survenue conditionnelle est calculée comme suit :

$$S_{ti+1/ti} = \frac{N_i - D_i}{N_i}$$

Avec les données précédentes et pour des intervalles de 4 mois, on obtient :

intervalle	exposés	événements	censurés	S	St	Ecart type St
0 - 4	30	0		1,00	1,000	
4 - 8	30	1		0,97	0,967	0,033
8 - 12	29	2	2	0,93	0,898	0,055
12 - 16	25	2		0,92	0,826	0,070
16 - 20	23		1	1,00	0,826	
20 - 24	22	1	1	0,95	0,787	0,080
24 - 28	20	1		0,95	0,748	0,086
28 - 32	19	1		0,95	0,709	0,087

Avec la méthode actuarielle, la probabilité d'absence de complications à 32 mois est de 0,71 et est comprise entre 0,54 et 0,88.

Il est aussi possible de calculer la variance et l'intervalle de confiance de la probabilité de survie. La représentation graphique est légèrement différente.

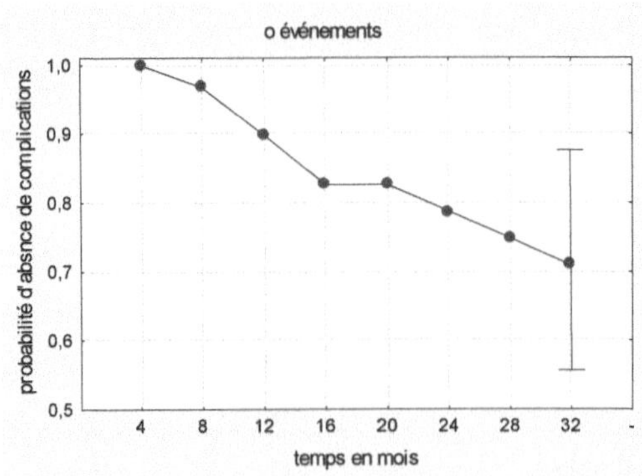

17.3 Comparaison de plusieurs courbes : test du log-rank

La méthode consiste à comparer le nombre d'événements observés (O_i) dans la période, au nombre qu'il pourrait s'en produire (E_i) si la probabilité de survenue était la même dans les 2 groupes (hypothèse nulle).

A chaque événement, on compte les nombres d'événements observés dans chaque groupe (D_i) et de sujets exposés pour les 2 groupes $N_i = N_{Ai} + N_{Bi}$.

Dans chaque groupe le nombre estimé d'événements se calcule de la façon suivante : $E_{Ai} = \frac{N_{Ai}}{N_i} D_i$ et $E_{Bi} = \frac{N_{Bi}}{N_i} D_i$ ce nombre estimé d'événements est basée sur l'hypothèse nulle d'un nombre identique d'événements survenant au même moment dans chaque groupe.

Ensuite on compare les 2 groupes avec un test du X^2 à 1 ddl qui n'est valide que si les 2 courbes ne se croisent pas sur le graphe. On utilise la formule de Mantel : $X^2 = \frac{(O_A - E_A)^2}{\text{var}\ (O_A - E_A)}$ où $\text{var}\ (O_A - E_A) = \sum \frac{N_{Ai} N_{Bi} (N_i - D_i) D_i}{N_i^2 (N_i - 1)}$

Ou bien on utilise un calcul approché qui est plus facile à employer pour calculer la différence entre les 2 courbes, Pour cela on utilise un test du X^2 qui prend en compte les événements observés et estimés :

$$X^2 = \frac{(O_A - E_A)^2}{E_A} + \frac{(O_B - E_B)^2}{E_B}$$

Exemple : pour évaluer un nouveau traitement susceptible de prévenir la survenue de complications d'une maladie, un expérimentateur constitue 2 groupes de sujets par tirage au sort. Il est prévu de faire le point au bout de 30 mois.

- Le premier groupe composé de 30 personnes reçoit le traitement actuel, 6 personnes sont sujettes à des complications respectivement à 4, 12, 15,

23, 27 et 29 mois et 2 à 8 mois, 4 personnes abandonnent l'étude pour différentes raisons respectivement à 9, 11, 17 et 22 mois de participation,

- Le deuxième groupe de 36 personnes reçoit le nouveau traitement, 4 font des complications à respectivement 16, 17, 21 et 24 mois, 2 abandonnent l'étude à 20 mois et 1 à 26 mois,

Avec les données obtenues dans les 2 groupes d'évaluation de traitements contre les complications, on obtient le tableau suivant :

	Traitement actuel : A			Nouveau traitement : B					
temps de participation	exposés	événements	Données censurées	exposés	événements	perdus de vue	événements estimés A	événements estimés B	variance de Oi - Ei
4	30	1		36			0,455	0,545	0,248
8	29	2		36			0,892	1,108	0,494
12	27	1	2	36			0,429	0,571	0,245
15	24	1		36			0,400	0,600	0,240
16	23			36	1		0,390	0,610	0,238
17	23		1	35	1		0,397	0,603	0,239
21	22			34	1	2	0,393	0,607	0,239
23	22	1	1	31			0,415	0,585	0,243
24	20			31	1		0,392	0,608	0,238
27	20	1		30		1	0,400	0,600	0,240
29	19	1		29			0,396	0,604	0,239
total		8			4		4,958	7,042	2,903

Les 2 courbes ne se croisent pas sur le graphe. On trouve $X^2 = 3{,}18$. Pour $\alpha = 5\ \%$ et ddl = 1, le X^2 de référence vaut 3,84 et le test est non significatif. On ne rejette pas l'hypothèse nulle d'absence de différence d'efficacité entre les 2 traitements pour prévenir les complications.

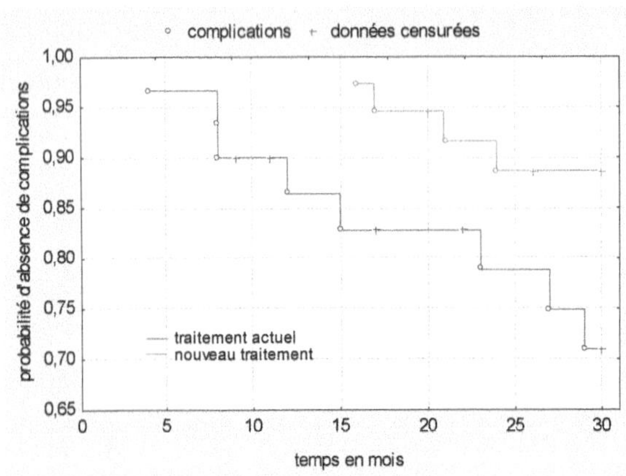

Il est aussi possible de calculer le risque relatif associé à ces données :

$$RR = \frac{\frac{O_B}{E_B}}{\frac{O_A}{E_A}} = \frac{\frac{4}{7,04}}{\frac{8}{4,96}} = \frac{0,57}{1,61} = 0,35$$

L'appartenance au groupe « nouveau traitement » donne un risque relatif de survenue de complications 3 fois plus faible.

Il existe des tests qui permettent de comparer les probabilités d'absence d'événements en tenant compte de plusieurs facteurs. C'est, par exemple, le test d'ajustement de Cox.

17.4 Questions

Ex 35 : Evaluer la probabilité d'être indemne de complications chez les hommes au bout de 60 mois de suivi

Nous allons estimer la probabilité dans le groupe de 34 hommes de ne pas voir survenir de complications dans les 60 mois qui suivent le début du suivi de ce groupe. Et ceci même si des complications surviennent au-delà de 60 mois.

Pour les 34 hommes de l'échantillon surviennent des complications pour 19 d'entre eux dont 12 de 10 à 60 mois, Il n'y a pas de perdus de vue ni abandon.

Les données seront analysées avec la méthode de Kaplan Meier. L'écart type sera calculé sans ajustement de Rothman,

Le tableau fournit l'information suivante : au bout de 60 mois, 12 hommes ont présenté des complications. La probabilité de ne pas subir de complications à

60 mois est de 62 %. Et plus précisément, pour un risque α = 5 %, cette probabilité varie entre 0,46 et 0,78.

Temps de participation	exposés	événements	censurés	S	St	E-type St
10	34	1		0,97	0,97	0,029
14	33	1		0,97	0,94	0,040
21	32	1		0,97	0,91	0,049
24	31	2		0,94	0,85	0,061
25	29	1		0,97	0,82	0,065
28	28	1		0,96	0,79	0,069
29	27	1		0,96	0,76	0,073
51	26	1		0,96	0,74	0,076
59	25	2		0,92	0,68	0,080
60	23	1		0,96	0,65	0,082
63	22	1		0,95	0,62	0,083

Comme pour tous les écarts type, l'étendue de l'intervalle de confiance dépend de la taille de l'échantillon.

Ex 36 : Le tabac influence-t-il la survenue de complications chez les hommes

Pour répondre à cette question deux stratégies sont possibles :

1 - Avec un test d'indépendance on peut regarder s'il y a un lien entre les complications et l'appartenance au groupe fumeur,

	Fumeur	Non-fumeur
Complications	12	8
Pas de complications	7	7

On trouve : 0,55 < μ < 1,25, Il y a indépendance entre la survenue de complications et le tabac.

2 – il est aussi possible de comparer les courbes d'absence d'événements entre les 2 groupes qui donnent en plus une idée du délai de survenue. On utilise la méthode du log-rank.

La date de point est fixée à 72 mois. Attention tous les patients pris en compte dans le test d'indépendance ne sont pas concernés.

L'hypothèse nulle est l'absence de différence entre les 2 courbes.

	Non-fumeurs			fumeurs				
temps de participation	exposés	événements	perdus de vue	exposés	événements	perdus de vue	événements estimés A	événements estimés B
10	15	1		19			0,441	0,559
14	14			19	1		0,424	0,576
21	14			18	1		0,438	0,563
24	14	2		17			0,903	1,097
25	12			17	1		0,414	0,586
28	12	1		16			0,429	0,571
29	11			16	1		0,407	0,593
51	11			15	1		0,423	0,577
59	11	1		14	1		0,880	1,120
60	10	1		13			0,435	0,565
63	9			13	1		0,409	0,591
65	9	1		12	1		0,857	1,143
68	8			11	1		0,421	0,579
total		**7**			**9**		**6,88**	**9,12**

Au total $X^2 = \frac{(O_A - E_A)^2}{E_A} + \frac{(O_B - E_B)^2}{E_B} = 0{,}004$

Pour α = 5 % et ddl = 1, X^2 théorique vaut 3,84.

On ne peut rejeter l'hypothèse nulle d'absence de différence entre les 2 courbes. La survenue de complications est la même dans les groupes fumeurs et non-fumeurs.

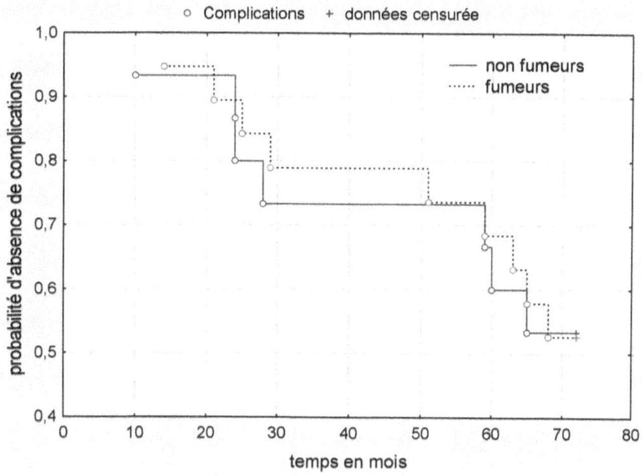

Le graphe montre la superposition des courbes jusque 72 mois.

Ex 37 : La survenue de complications est-elle la même dans les groupes R+ et R-

Le raisonnement est le même que pour la question précédente, il n'y a ni perdus de vue ni abandon.

	Groupe R -			groupe R+				
temps de participation	exposés	événements	perdus de vue	exposés	événements	perdus de vue	événements estimés A	événements estimés B
10	36	1		30			0,545	0,455
12	35	1		30			0,538	0,462
14	34			30	1		0,531	0,469
21	34	1		29			0,540	0,460
23	33	1		29			0,532	0,468
24	32	2		29	1		1,574	1,426
25	30			28	1		0,517	0,483
28	30	1		27	1		1,053	0,947
29	29	1		26			0,527	0,473
32	28			26	1		0,519	0,481
35	28			25	1		0,528	0,472
36	28	1		24			0,538	0,462
41	27			24	1		0,529	0,471
51	27	1		23			0,540	0,460
52	26			23	1		0,531	0,469
56	26			22	1		0,542	0,458

59	26	1		21	1		1,106	0,894
60	25	1		20			0,556	0,444
63	24	1		20			0,545	0,455
65	23	2		20	1		1,605	1,395
68	21			19	1		0,525	0,475
73	21			18	1		0,538	0,462
90	21			17	1		0,553	0,447
100	21			16	1		0,568	0,432
105	21			15	1		0,583	0,417
108	21			14	1		0,600	0,400
132	21	1		13			0,618	0,382
158	20			13	1		0,606	0,394
182	20			12	1		0,625	0,375
189	20			11	1		0,645	0,355
210	20			10	1		0,667	0,333
217	20			9	1		0,690	0,310
275	20			8	1		0,714	0,286
289	20			7	1		0,741	0,259
total		**16**			**24**		**22,569**	**17,431**

Au total $X^2 = \frac{(O_A - E_A)^2}{E_A} + \frac{(O_B - E_B)^2}{E_B} = 4,44$ et P =0,035,

Pour α = 5 % et ddl = 1 le X^2 est significatif (X^2_t = 3,84).

La comparaison des deux groupes est significative et le risque de survenue de complications est plus élevé dans le groupe R+ avec un risque relatif égal à 1,9 [(24/17,4)/(16/22,6)].

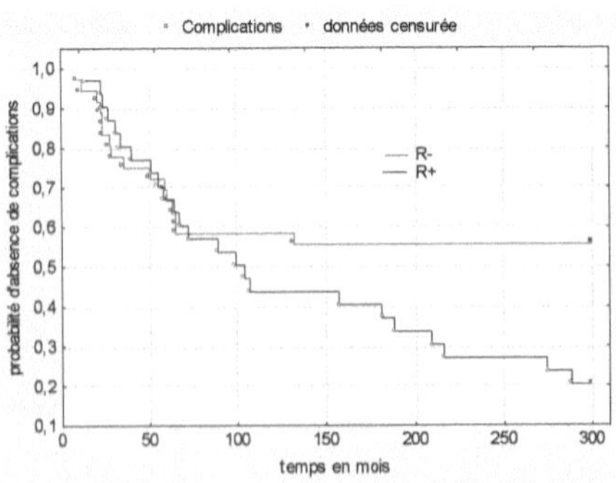

Le même type de comparaison pourrait être réalisé avec d'autres facteurs de classement comme hypercholestérolémie ou non, hommes ou femmes ou en distinguant plus de 2 groupes : hommes et femmes, fumeurs ou non …

La comparaison pourrait aussi être réalisée en combinant les facteurs comme tabac, hypercholestérolémie, sexe … dans un modèle multiparamétrique.

QCM 134 Le tabac influence-t-il la survenue de complications chez les hommes. Pour répondre à cette question

A. Je compare le nombre de complications survenues dans chaque groupe à une répartition théorique moitié / moitié
B. Je compare le nombre de complications survenues dans chaque groupe
C. Je compare les courbes de survenue de complications
D. Je compare les courbes d'absence de complications
E. Je compte les nombres de complications dans chaque groupe

QCM 135 A la question précédente je trouve X^2 = 0,004

A. Je rejette l'hypothèse nulle qui dit qu'il y autant de complications dans chaque groupe
B. Je rejette l'hypothèse nulle qui dit que la probabilité d'absence de complication est la même dans les deux groupes
C. Je ne rejette pas l'hypothèse nulle qui dit que la probabilité d'absence de complication est la même dans les deux groupes
D. J'accepte l'hypothèse nulle qui dit que la probabilité d'absence de complication est la même dans les deux groupes
E. Je ne peux pas conclure

QCM 136 En évaluant La survenue de complications est-elle la même dans les groupes R+ et R- on trouve un X^2 = 4.44

A. Cela signifie qu'au cours du temps il y a plus de complications dans le groupe R+
B. Cela signifie qu'au bout de 289 mois la probabilité de survenue de complications est plus élevée dans le groupe R+
C. Cela signifie qu'au bout de 289 mois la probabilité d'absence de complications est plus faible dans le groupe R-
D. Ce résultat est non significatif car ddl = n – 1 soit 39
E. Aucune de ces réponses n'est exacte

QCM 137 Dans l'analyse de survenue d'événements on analyse : (Parmi les propositions suivantes, choisir celle(s) qui est (sont) exacte(s)).

A. La probabilité de non survenue d'un événement
B. La probabilité de survenue d'un événement
C. La probabilité de non survenue d'un événement en fonction du temps
D. Le temps moyen de survenue des événements
E. Toutes ces propositions sont exactes

QCM 138 Dans la méthode de Kaplan Meier la probabilité d'absence d'événements à un temps donné

A. Représente la probabilité globale de survenue d'événements pendant cet espace de temps
B. Représente la probabilité pour un individu d'absence de cet événement à un moment donné
C. Représente le temps moyen de survenue des événements
D. Représente le temps moyen sans événement
E. Représente le nombre moyen d'événements à la fin de l'étude

QCM 139 La méthode de Kaplan Meier

A. Evalue la probabilité de survenue d'événements à chaque fois qu'un événement se produit
B. Evalue la probabilité d'absence d'événements à chaque fois qu'un événement se produit
C. Evalue la rapport événements observés sur évènements pouvant se produire si l'hypothèse nulle est réalisée
D. Est basée sur un temps moyen de survenue des événements
E. Aucune de ces réponses n'est exacte

QCM 140 A propos de la méthode du log-rank

A. Le test de comparaison permet de comparer les nombres d'événements survenus dans chaque groupe
B. L'évaluation du risque relatif permet de quantifier le risque de survenue d'événement d'un groupe par rapport à l'autre
C. Elle permet de comparer les temps moyen de survenue d'événements
D. Elle permet de comparer les probabilités d'absence d'événements dans chaque groupe
E. Est indépendante du temps

QCM 141 Des chercheurs veulent comparer les efficacités relatives de 2 méthodes pour prévenir la somnolence post prandiale chez les étudiants. On partage par tirage au sort les 130 étudiants en 2 groupes. Le premier reçoit un repas équilibré (RE) mais léger avant le cours de 14 heure et le deuxième un repas riche (RR). L'événement étudié est l'endormissement (E) pendant le cours. Les 2 groupes de 65 sujets comment cent le même jour et sont suivis pendant 3 semaines.

Avec RE les chercheurs observent 1 E le 2ème jour, 1 E le 5ème jour, 3 E le 9^{ème}j, 2 E le 10ème j, 2 E le 13ème j, 1 E le 15.

Avec RR les chercheurs observent 3 E le 2ème jour, 5 E le 4ème jour, 1 E le 8^{ème}j, 2 E le 10ème j, 8 E le 13ème j, 3 E le 16 J et 4 E le 19ème j.

Dans le groupe RE 2 étudiants quittent l'étude le 3ème jour et 4 le 7ème jour

Dans le groupe RR 3 étudiants quittent l'étude le 5ème jour et 2 le 8ème jour et 5 le 17ème jour.

Évaluer l'efficacité de RE au bout de 2 semaines pleines de suivi des étudiants ? Pour répondre à cette question (alpha = 5%)

A. je peux calculer la probabilité d'absence d'événement directement à 14 jours
B. je trouve une efficacité de 1/65 soit 1,5% +/- 0.05% pour alpha = 5%
C. je trouve une efficacité de 9/65 soit 13,8 +/- 0.05% pour alpha = 5%
D. je trouve une efficacité de 10/55 soit 18,1% +/- 0,06% pour alpha = 5%
E. je trouve une efficacité de 76 à 94%

QCM 142 A la fin de l'étude comparez les efficacités des 2 types de repas pour prévenir l'endormissement

A. Les deux types de repas sont équivalents
B. Je peux utiliser la méthode du log rank
C. Un simple décompte des événements à la fin de l'étude peut me permettre de répondre
D. Le repas type RE est le plus efficace
E. Il faut tenir compte des étudiants qui abandonnent l'étude

QCM 143 à la fin de l'étude je peux conclure au risque alpha 5% que

A. Le repas RE est le plus efficace pour limiter la somnolence en cours
B. Il n'a pas de différence entre les deux groupes
C. Le repas RR limite par 2,87 fois le risque de somnolence
D. Le risque de somnolence est divisé par 3 avec le repas RE

18. Les études expérimentales ou d'intervention

Généralités :

Un essai thérapeutique, ou essai clinique ou essai d'intervention a pour but l'évaluation d'un nouveau traitement, une nouvelle technique, une nouvelle méthode d'évaluation. En pratique cette évaluation est faite sur deux ou plusieurs groupes. Il y a au moins 2 groupes dont un groupe contrôle ou témoin. Ici l'expérimentateur agit sur les sujets (le sujet prend le nouveau médicament) contrairement aux études observationnelles.

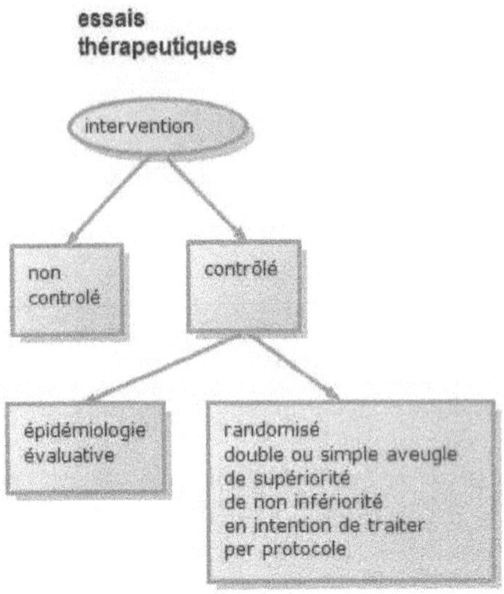

Le nouveau traitement, par exemple est comparé au traitement habituel, la nouvelle méthode est comparée à la méthode de référence. Dans le cas d'un nouveau traitement, le groupe d'étude reçoit ce traitement et le groupe de contrôle va recevoir le traitement habituel ou un placebo. Ensuite on observe les effets de ce traitement sur les sujets étudiés et on en compare l'efficacité aux effets observés dans le groupe « contrôle ».

4 éléments sont indispensables pour concevoir ce type d'étude

- Le contrôle des effets des variables : aveugle, double aveugle, randomisation, étude contrôlée avec groupe témoin. Ceci pour s'assurer de l'absence de biais pour l'interprétation des résultats.
- La répétition ou réplication : c'est la duplication ou la répétition de l'expérience pour que les résultats puissent être confirmés ou vérifiés
- La randomisation pour assurer la répartition aléatoire dans les groupes et permettre la comparabilité
- Un échantillon suffisamment grand pour identifier la plupart des effets

Les essais peuvent être répartis en 2 groupes :

- Essais sans bénéfice individuel direct : Une recherche est Sans Bénéfice Individuel Direct quand les participants ne peuvent espérer un bénéfice immédiat (Exemple : la pratique d'une nouvelle technique d'imagerie chez un volontaire sain).

- Essais avec bénéfice individuel direct (BID) : Une recherche est à BID quand on peut en attendre un bénéfice immédiat pour les personnes concernées (Exemple : efficacité d'un nouveau médicament).

Le fil conducteur de ce chapitre est l'étude : « facteurs de risque et pathologie cardiovasculaire ».

18.1 Les objectifs de l'essai

Il y a en général un objectif principal et un ou plusieurs objectifs secondaires. Il s'agit par exemple d'évaluer les performances d'une nouvelle méthode diagnostique ou bien l'efficacité d'un nouveau traitement. Dans ce dernier cas l'objectif principal sera l'efficacité comparée de ce nouveau traitement et un objectif secondaire pourrait être l'évaluation de son innocuité donc des effets secondaires possibles

Une question est posée

1. Le protocole pour y répondre est établi (calcul du nombre de sujets nécessaires pour réaliser l'étude en fonction des données connues publiées ou non, critères d'inclusion et exclusion, ...)
2. Les données sont recueillies
3. Les résultats sont analysés
4. Une étude prospective permet d'établir une conclusion de causalité.
5. Une conclusion peut être établie (type relation de causalité)

Exemple : dans l'étude « facteurs de ... » l'objectif est la comparaison de deux modalités thérapeutiques utilisées pour obtenir une diminution de la concentration de cholestérol et des complications de l'hypercholestérolémie. L'autre objectif est la recherche de facteurs associés au risque de pathologie. L'objectif secondaire est la survenue de complications.

18.2 Les éléments importants de la description d'une méthode

Dans la description de la méthode on va retrouver :

- Quel est le critère de jugement qui permet d'évaluer l'efficacité de ce traitement et quelle est la variable qui permet de montrer l'efficacité
- Où est organisé l'étude : à un seul ou plusieurs endroits
- Comment préserve-t-on la qualité du recueil de données (suivi en aveugle ...)
- Comment vont être analysés les résultats
- La constitution et la taille de l'échantillon
- Les outils statistiques qui seront utilisés

Les éléments importants de cette description sont : le critère de jugement et la façon de l'évaluer et les caractéristiques méthodologiques de l'étude.

- **Critère de jugement**

Critère qui permet de mesurer l'effet du traitement dans un essai thérapeutique ou la survenue d'un événement dans une étude épidémiologique. L'idéal est d'avoir un seul critère de jugement, dit «critère de jugement principal». Eventuellement, il peut y avoir des critères secondaires liés ou non au critère principal. Le critère de jugement est associé à un paramètre mesurable ou évaluable sur une échelle appelé **variable d'intérêt.** Celle-ci et la façon de la mesurer ou l'évaluer doivent être clairement décrits. Le critère de jugement doit avoir été défini de façon a priori et avoir été utilisé pour le calcul du nombre de sujets nécessaires à l'étude. Il s'agit donc d'une démarche hypothético-déductive. Tout critère de jugement observé a posteriori repose sur une démarche de nature inductive. Il suggère alors un effet, mais ne peut le démontrer. De même, un critère de jugement secondaire n'est pas interprétable si l'objectif de significativité n'est pas obtenu pour le critère primaire de l'étude.

Exemple pour l'essai thérapeutique « facteurs de risque et pathologie cardiovasculaire » : Le critère principal de jugement de l'efficacité était la diminution significative des concentrations des paramètres lipidiques à la fin de la période d'essai. Le critère secondaire de jugement de l'efficacité

étaient : le délai sans complications et le nombre de complications observées dans chaque. Les variables d'intérêt sont les concentrations de cholestérol, triglycérides..., et le délai de survenue de complications.

Ces critères, la façon de mesurer et la standardisation de la mesure de la variable d'intérêt éventuellement doivent être décrit dans le paragraphe méthode de l'article. Les critères de jugements sont associés à des variables dites variables d'intérêt dont la méthode de mesure doit être explicite et clairement décrite au mieux au travers d'un protocole standardisé de mesure. Ici les dosages sont réalisés selon les recommandations internationales.

Il faut différencier les critères de jugements simples (par exemple la mortalité totale), des critères de jugement combinés (par exemple la survenue du décès, d'une hospitalisation pour insuffisance cardiaque ou d'un infarctus du myocarde). Dans ce cas, de façon habituelle, €est la survenue du premier événement qui est considérée comme critère de jugement. Attention toutefois aux critères de jugement combinant des critères « durs » (mort, AVC, ...) et des critères « mous » (hospitalisation aux urgences pour douleur thoracique) qui doivent être prohibés. On additionne des critères de façon cohérente pour ne pas induire de fausses conclusions.

- **Caractéristiques méthodologiques de l'étude**

Les caractéristiques méthodologiques reprennent l'ensemble des éléments d'organisation de l'étude.

Rétrospective/prospective

Rétrospective : Qualifie un intérêt pour le passé des sujets participant l'enquête. On part à la recherche du temps passé. On étudie des données déjà recueillies :

1. Les données existent et donc sont recherchés
2. Les résultats obtenus et exploitables sont analysés
3. Il n'est pas possible d'établir une relation de causalité mais on peut simplement constater des faits

   Une étude dite rétrospective s'intéressera à la recherche de liens entre un état de santé présent et un événement antérieur. Elle repose sur l'exploitation de documents dont la fiabilité ne peut être garantie et expose à des biais de sélection et de mémorisation. Elle ne permet pas de lien de causalité.

Prospective : Qualifie une enquête dont le recueil de données se fait postérieurement à l'inclusion des patients dans l'étude. L'étude commence par un questionnement qui permet de définir un objectif. Ensuite la stratégie de l'étude est mise en place et le recrutement de l'échantillon peut commencer.

Étude randomisée

La répartition entre les deux groupes ne peut être effectuée que par tirage au sort. On parle alors d'*étude randomisée*. Toute autre méthodologie induisant des biais de sélection. La randomisation permet de s'assurer d'une répartition aléatoire dans les groupes et donc permettre la comparabilité initiale de ces groupes.

Cette comparabilité va se manifester dans le tableau des données démographiques et des caractéristiques initiales des sujets de chaque groupe par une absence de différence significative entre tous les paramètres évalués.

Exemple pour l'essai thérapeutique « facteurs de risque et pathologie cardio-vasculaire » l'étude est prospective et les groupes sont randomisés** ; **le tableau suivant présente les caractéristiques sociodémographiques des sujets. Vous pouvez le compléter à partir des résultats des différents exercices.

	Groupe Régime oui	Groupe Régime non	Significativité (P)
Sexe ratio (H/F) Nombre de femmes	13/31	19/35	0,31 (non significatif)
Poids initial			
[Cholestérol] initiale			
[Triglycérides] initiale			
Age (en années)			
Tabac (oui/non)			

Étude contrôlée

Un groupe contrôle est indispensable pour valider l'efficacité d'une procédure. En effet si une étude sur un médicament montre 90% de guérison, une approche hâtive pourrait conclure à une efficacité spectaculaire. Si, par contre, dans le groupe témoin non traité, le taux de guérison est de 100%, la conclusion sera inverse.

Le groupe contrôle peut être composé soit de sujets ne recevant qu'un traitement inactif, soit de sujets recevant un traitement de référence.

Dans tous les cas, les compositions des différents groupes doivent être similaires sur des critères de base (âge, sexe, taille, poids etc.) mais également sur la sévérité de l'affection, le stade de leur maladie afin qu'à la fin de l'étude les différences éventuelles ne puissent être attribuées qu'au traitement. Cette similitude est souvent présentée dans un tableau comparatif des données démographiques de 2 groupes (cf. tableau au-dessus).

Etude en aveugle

Il est préférable, lorsque cela est possible, que le sujet ignore à quel groupe il est assigné et s'il reçoit, par exemple une molécule active ou un placebo. On parle alors d'un *simple aveugle*. Lorsque l'expérimentateur ignore également à quel groupe est assigné le sujet, on parle d'étude en double aveugle. Le respect de ces critères permet d'éviter des biais d'interprétation en fonction de « l'intime conviction » des protagonistes. En effet, le thérapeute sera plus enclin à rechercher des effets indésirables ou motiver le patient à prendre le médicament s'il le croit efficace. Le raisonnement est le même pour le patient. Ce n'est qu'à la fin de l'étude, lorsque l'ensemble des observations est complété, que les compositions des groupes sont révélées afin d'effectuer le traitement statistique.

Exemple pour l'essai thérapeutique « facteurs de risque et pathologie cardio-vasculaire » l'étude est en simple aveugle. Compte tenu du régime le médecin peut être en aveugle mais pas le patient.

Etude ouverte

Lorsque le patient et l'expérimentateur connaissent tous deux l'appartenance à tel ou tel groupe l'étude est dite ouverte.

Étude multicentrique

Le caractère multicentrique, c'est-à-dire le fait que l'étude se déroule simultanément dans plusieurs lieux différents, est également un caractère de qualité, permettant l'étude d'un plus grand échantillon et limitant des biais de sélection géographiques, climatiques ou ethniques. Elle permet d'atteindre plus facilement la taille critique de l'échantillon et d'augmenter la représentativité de cet échantillon.

Étude en intention de traiter ou per protocole : ceci décrit la façon dont seront analysés les résultats

Tous les participants à l'étude restent étudiés dans le groupe auquel ils ont été assignés, même s'ils n'ont pas entièrement achevé le protocole, afin d'éviter un biais d'attrition, c'est-à-dire une « disparition » de l'étude de sujets ayant arrêté le protocole pour des raisons, notamment de tolérance. Dans le cas inverse où les patients sont exclus de l'analyse lorsque le protocole initial n'est pas totalement respecté, on parle d'analyse *per protocole*.

C'est ainsi que l'on différencie l'analyse en « intention de traiter » de l'analyse « per protocole » (per protocole) ou de l'analyse en « traitement reçu » :

- l'analyse en intention de traiter (ITT) consiste à analyser tous les patients dans le groupe où ils ont été randomisés ;
- l'analyse per protocole consiste à analyser un sous- groupe de la population totale, c'est-à-dire de l'intention de traiter, incluant uniquement les patients en parfaite conformité avec le protocole ;
- l'analyse en traitement reçu consiste à analyser les patients en fonction de la nature du traitement qu'ils ont réellement reçu.

Les résultats d'une étude peuvent être donnés à la fois en intention de traiter et *per protocole*, la première analyse s'approchant le plus de la réalité, la seconde d'une étude dans des conditions idéales. Toutefois, l'étude *per protocole* en réaffectant ou supprimant des patients fait perdre l'un des intérêts majeurs de la randomisation, c'est-à-dire la comparabilité des groupes. L'analyse en ITT évalue l'équivalence des stratégies thérapeutiques. L'analyse per-protocole évalue l'équivalence des traitements à l'intérieur des stratégies thérapeutiques.

Analyse en sous-groupes

Des analyses en sous-groupes peuvent être prévues notamment pour évaluer l'efficacité du traitement en fonction de caractéristiques des sujets : exemple hommes/femmes ; sujets jeunes/sujets âgés ..... le nombre de sujets nécessaire pour l'étude doit tenir compte des sous-groupes

Analyses intermédiaires

Une ou des analyses intermédiaires peuvent être prévues avant le début du recrutement. Elles permettent de décider de l'arrêt de l'étude avant sa fin théorique. En général il y a trois raisons de les prévoir :

1. La première est de pouvoir détecter au plus tôt le bénéfice du traitement afin d'éviter de traiter des patients par un placebo alors que les données amassées sont suffisantes pour conclure à l'efficacité du traitement étudié (**arrêt pour efficacité**). De plus, la confirmation au plus tôt du bénéfice apporté par un traitement permet de faire bénéficier du traitement tous les patients hors essai le plus rapidement possible.
2. La deuxième est de se donner les moyens de détecter au plus tôt un éventuel effet délétère du traitement afin de limiter le nombre de patients exposés au risque (**arrêt pour toxicité**).
3. La troisième est d'arrêter une étude dont on peut prédire avec une certitude raisonnable qu'elle ne pourra pas aboutir (**arrêt pour futilité**). L'arrêt précoce permettra de diriger les ressources vers le test de nouvelles hypothèses.

La réalisation de ces analyses posent cependant un certain nombre de problèmes méthodologiques et nécessitent une méthodologie adaptée. Un exemple de difficulté est **l'inflation du risque alpha**. En multipliant les analyses statistiques on court le risque de trouver un résultat significatif alors qu'en réalité il ne l'est pas. Pour limiter ce risque il est possible de partager la valeur d'alpha en fonction du nombre d'analyses intermédiaires (exemple pour 3 analyses intermédiaires alpha vaudrait 0,017 au lieu de 0.05.

18.3 L'échantillon et l'échantillonnage

Pour ces études la base est la constitution d'un échantillon de population, représentatif et composés de un ou plusieurs groupes. Cet échantillon est construit par tirage au sort. La randomisation doit aboutir à la comparabilité des caractéristiques des groupes que l'on va analyser.

Description de l'échantillon

Les sujets inclus et exclus doivent être correctement décrits. A partir du groupe des sujets inclus, tous ne seront pas pris en compte dans l'analyse selon la modalité choisie (per protocole, en intention de traiter). Cependant un schéma récapitulatif ou carte des flux est souvent présenté qui permet d'analyser la composition de cet échantillon au cours de l'étude.

- **Les critères d'inclusion et exclusion**

Ce sont l'ensemble des caractéristiques qui permettent de définir les caractéristiques des sujets qui pourront ou non participer à l'étude (âge, pathologies associées, ...)

Exemple pour l'essai thérapeutique « facteurs de risque et pathologie cardio-vasculaire »

Inclusion : Les patients pouvaient être inclus s'ils étaient âgés de plus de 18 ans et moins de 90 ans.

Exemple : inclusion pour participer à l'étude les sujets ne doivent pas avoir reçu de traitement depuis un an

Exemple : exclusion : étaient exclues les femmes enceintes et les sujets présentant des allergies connues aux médicaments utilisés.

Les sujets présentant tous les critères d'inclusion sont les sujets **éligibles** pour l'étude. Ensuite ne seront retenus pour la répartition ou randomisation dans les groupes que les sujets ne présentant pas de critères d'exclusion.

La répartition des sujets dans les groupes issus de la randomisation est présentée dans une figure appelée carte de flux (données de l'exercice).

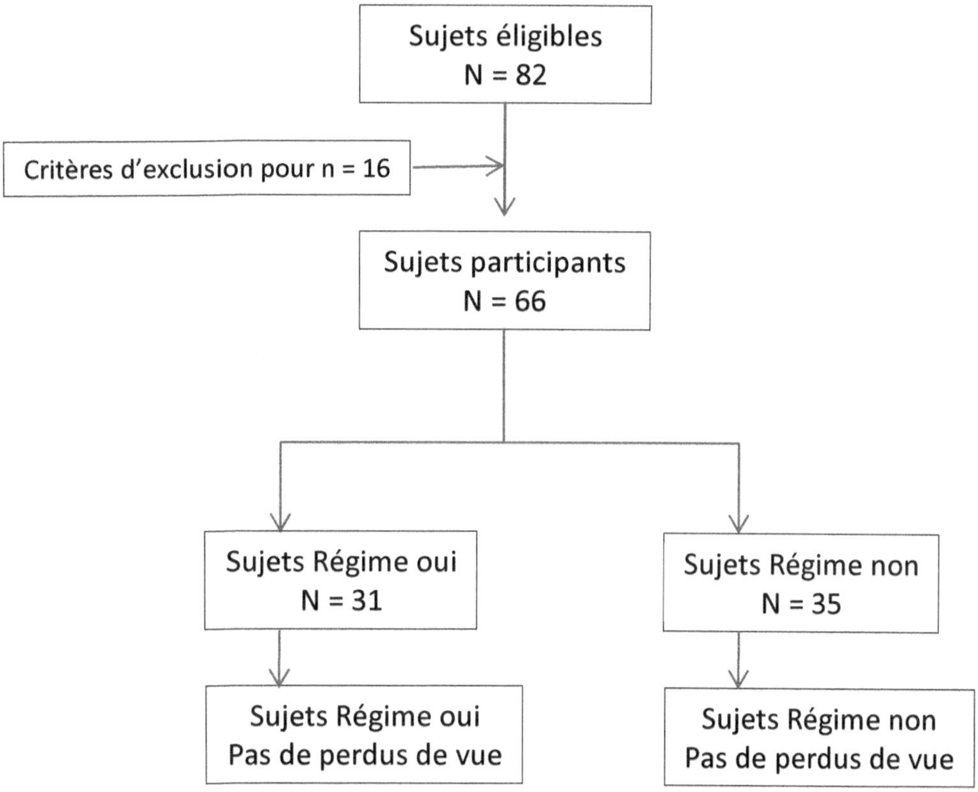

- **Le nombre de sujet nécessaire**

Dans une étude comparative, sachant comment et avec quels tests les comparaisons seront réalisé il est possible de calculer le nombre de sujets nécessaire pour que le résultat soit statistiquement significatif. Il faut alors connaitre la prévalence, la fréquence, la moyenne et l'écart type du paramètre que l'on analyse (celui qui caractérise nos critères de jugement) et le résultat que l'on souhaite obtenir (connu à partir d'études préliminaires). Ce nombre de sujets à atteindre est important pour évaluer aussi la faisabilité de l'étude.

Exemple de la comparaison d'une moyenne à une moyenne théorique ou de l'évaluation de la précision d'une moyenne :

$$\varepsilon = \frac{|m - \mu|}{\frac{s}{\sqrt{n}}} \quad \text{et} \quad n = \frac{\varepsilon^2 \text{ x } s^2}{e^2}$$

Dans l'hypothèse d'une étude où les 2 groupes comparés (groupe nouveau / groupe ancien traitement ou placebo) seraient de même taille $n = 2 \times \frac{\sigma^2}{(\mu' - \mu)^2} \varphi$ pour chaque groupe

$\varphi = (\varepsilon_{\alpha} + \varepsilon_{2\beta})^2$ pour une formulation bilatérale et $\varphi = (\varepsilon_{2\alpha} + \varepsilon_{2\beta})^2$ pour une formulation unilatérale.

Comme le montre les méthodes de calcul du nombre de sujet sont basées :

- sur le risque alpha fixé en début d'étude,
- sur la puissance souhaitée
- et sur un écart suffisant entre les deux groupes pour obtenir un résultat significatif (par exemple un écart d'efficacité). Cet écart est connu parce qu'il y a déjà eu d'autres études ou parce que l'expérimentateur a réalisé une étude préalable à son étude comparative.

- **Analyse statistique**

Le paragraphe va décrire les tests statistiques qui seront utilisées et le seuil de risque alpha choisi pour l'étude.

18.4 Evaluation des résultats de l'étude

Les résultats de l'étude correspondent à l'analyse des variables d'intérêt de nature qualitatives ou quantitatives associées aux critères de jugement qui permettent de valider l'objectif de cette étude. Ces variables d'intérêt seront analysées avec les tests décrits dans les chapitres précédents (comparaison de moyennes, test de X^2, tests non paramétriques, analyse de survie ...). L'analyse comporte le plus souvent deux temps.

L'analyse comparative des groupes : elle permet notamment de vérifier la qualité de la randomisation

L'analyse descriptive des variables d'intérêt et la comparaison des variables une à une (analyse univariée) puis une analyse multivariée ou multiparamétrique avec ajustement pour limiter les effets des biais et facteurs de confusion comme la régression logistique.

Exemple pour l'essai thérapeutique « facteurs de risque et pathologie cardio-vasculaire »

Ex 38 : pour répondre à l'objectif principal la cholestérolémie diminue –telle sous l'effet du traitement associé au régime

Il s'agit de données appariées que l'on va analyser avec un test de l'écart type ou un test de student

N = 31

md = 0,27

s^2_d = 0,26

La distribution des différences est gaussienne

ε = 3,02 et P = 0,0012

la différence est significative ; la cholestérolémie post régime est significativement diminuée.

D'autres résultats peuvent être trouvés dans les chapitres précédents.

Ex 18 : Comparer les concentrations de cholestérol dosées avant traitement des hommes et des femmes

Ce sont des données quantitatives.

Cholestérol	*N*	*Moyenne*	*Ecart type*
Femmes	*32*	*2,35*	*0,62*
Hommes	*34*	*2,32*	*0,67*

Le test est non significatif pour α = 0,05 car ε est < 1,96.

Au risque α = 5 %, on ne peut pas rejeter l'hypothèse nulle d'absence de différence entre les 2 concentrations moyennes (la significativité du test est de P = 0,88).

Ex 37 : La survenue de complications est-elle la même dans les groupes R+ et R-

La comparaison des deux groupes est significative et le risque de survenue de complications est 1,9 fois plus élevé plus élevé dans le groupe R+.

18.5 La discussion et conclusion

- Elle commence par la réponse aux objectifs. (par exemple : le nouveau médicament étudié est plus efficace que le placebo)

- Puis elle présente une analyse comparative aux résultats d'autres équipes.
- Enfin elle décrit les limites du travail notamment les biais

Un biais est une cause d'erreur d'une analyse statistique liée à la méthodologie de l'expérimentation. Il y a biais quand la différence observée entre les n groupes à la fin de l'essai est due à un autre facteur que le traitement étudié

Les biais pouvant modifier les résultats des études sont habituellement classés en trois catégories : les biais de sélection, les biais d'information ou de classement, et les biais de confusion.

Un biais de sélection est un biais lié aux procédures de recrutement des sujets de l'étude. Il est lié à une différence de composition entre le groupe traité et le groupe témoin. Si le groupe témoin est, par exemple constitué de patients de l'année précédente, il y a toutes les chances que la prise en charge médicale ait évolué entre les deux groupes. D'autre part, si la sélection se fait sur des critères objectifs (date de naissance, jour de consultation etc.), l'expérimentateur pourra deviner à quel groupe appartient le patient et le double aveugle n'est plus possible. La randomisation, ou tirage au sort est le seul moyen pour éviter un biais de sélection.

Exemple : constitution d'un échantillon à partir de l'annuaire téléphonique. Quel peut être le biais créé : exclusion d'une génération qui n'utilise que le téléphone portable et dont le nom n'est pas dans l'annuaire

Un biais d'information ou de classement est un biais résultant d'erreurs de classement portant sur la maladie ou sur l'exposition. Ces erreurs sont non différentielles lorsque la probabilité d'erreur est la même dans les deux groupes à comparer (ce type d'erreur amène toujours une sous-estimation de l'association exposition-maladie), sinon elles sont dites différentielles (la direction du biais n'est pas prévisible).

Biais de mémorisation : lors d'étude rétrospective par questionnaire, il est fait appel à la mémoire des personnes interrogées qui se souviennent plus ou moins bien de ...

Biais de suivi : Il est lié à des différences de prise en charge au niveau du groupe traité et du groupe témoin. Par exemple, si le double aveugle n'est pas respecté, il est probable que l'expérimentateur ne suivra pas de la même façon les effets secondaires manifestés par le patient recevant le placebo. Il peut y avoir des méthodes de mesure différentes entre les centres participant à l'étude

Biais de mesure : il est lié aux méthodes de mesures de la variable d'intérêt en particulier si celles-ci ne sont pas standardisées selon un protocole précis et clairement décrit.

Biais de confusion : Un facteur de confusion est un facteur qui perturbe l'association entre l'exposition étudiée et la maladie.

Un facteur de confusion est un facteur qui présente une association avec le facteur de risque examiné ou l'exposition et qui peut influencer ou provoquer également le résultat. Un facteur de confusion peut affaiblir ou renforcer une association entre l'exposition et les résultats observés. Du fait de cette confusion, un lien inexistant dans la réalité peut être suggéré, ou, au contraire, un lien réel peut être méconnu. Les méthodes d'ajustement permettent de limiter les effets des facteurs de confusion

Un effet de confusion apparaît quand la mesure de l'effet d'une exposition sur un risque est déformée par la relation entre l'exposition et d'autres facteurs qui influencent également le résultat étudié.

Un facteur de confusion doit remplir trois critères pour être identifié :

- être un facteur de risque connu pour le résultat étudié.
- être un facteur associé à l'exposition mais pas un résultat de l'exposition.
- être un facteur qui n'est pas une variable intermédiaire entre eux.

Exemple 1 : Un exemple de confusion est celui du tabagisme comme facteur confondant dans l'étude de la consommation de café comme facteur de risque de la maladie cardiovasculaire ischémique. L'étude de l'association entre la consommation de café et la maladie cardiovasculaire ischémique peut être modifiée par le tabagisme. En effet, le tabagisme est un facteur de risque connu pour la cardiopathie ischémique. Il est associé à la consommation de café, car les fumeurs sont d'habitude des consommateurs de café, mais ce n'est pas un résultat de la consommation de café. Le tabagisme n'est pas une variable intermédiaire entre la consommation de café et la maladie cardiovasculaire ischémique.

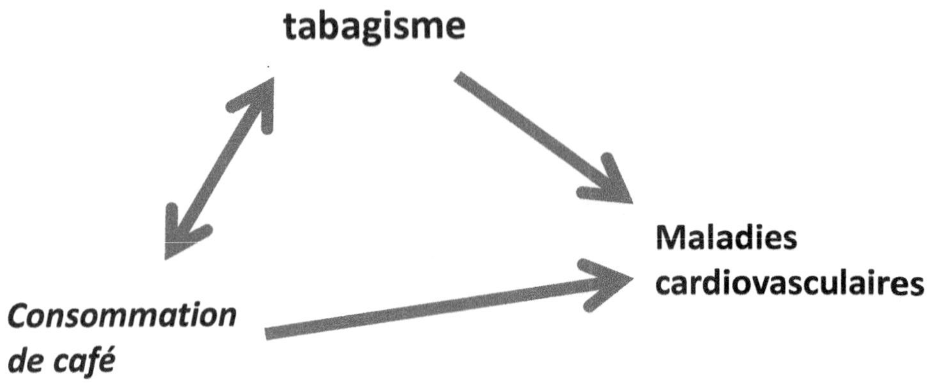

Le tabagisme est un facteur de confusion de l'association entre la consommation de café et la maladie cardiovasculaire ischémique.

18.6 Questions

QCM 144 Un facteur de confusion

A. Est un paramètre qui présente une association avec la variable d'intérêt
B. Est lié au risque alpha
C. Est lié au risque béta
D. Ne modifie pas les résultats de l'étude
E. Aucune de ces propositions n'est exacte

QCM 145 Pour un essai thérapeutique le calcul la taille de l'échantillon

A. Est basé sur une hypothèse nulle d'inefficacité du traitement
B. Est basé sur la prévalence de la maladie
C. Est basé sur le test statistique qui permet d'analyser la variable d'intérêt
D. Définit la taille minimale des groupes pour obtenir un résultat significatif
E. Est fait en fonction de la taille de la population

QCM 146 A propos de la randomisation de deux groupes associés à un essai thérapeutique Parmi les propositions suivantes, choisir celle(s) qui est (sont) exacte(s).

A. Cette méthode basée sur le tirage au sort permet de constituer des groupes comparables
B. C'est une méthode qui permet de classer des mesures par rang croissant
C. C'est un test statistique basé sur la table de l'écart réduit
D. Permettant la comparabilité elle permet de garantir l'hypothèse nulle dans la comparaison des deux traitements
E. Elle permet de diminuer la taille de l'échantillon

QCM 147 Un biais de sélection se traduit

A. Par une différence de taille entre groupe traitement et groupe de contrôle
B. Par un résultat significatif dans une étude en intention de traiter
C. Par une absence de différence entre les groupes
D. Par une augmentation de puissance de l'étude

QCM 148 Dans l'enquête facteurs de risque et pathologie vasculaire on a interrogé les patients sur la consommation de tabac. Fallait-il les interroger avant le recueil de données ou à la fin des essais de traitement ?

A. A la fin car il vaut mieux recueillir les informations sur le tabac et l'efficacité du traitement en même temps
B. Cela n'a pas d'importance car « fumeur avant – fumeur toujours »
C. Avant car la réponse n'est pas influencé par la survenue de complications
D. A la fin des essais de traitement car la réponse est plus proche de la réalité
E. Autre modalité d'obtention de l'information

QCM 149 (suite) Les chercheurs organisateurs de cette étude affirment que l'on ne peut pas imputer au tabac un rôle causal dans la survenue de complications

A. Ils ont raison car les groupes n'ont pas été tirés au sort dans des populations de fumeurs et de non-fumeurs
B. Ils ont tort car le tabac est le seul facteur qui différencie vraiment les 2 groupes R+ et R-
C. Ils ont raison car il s'agit d'une enquête d'observation
D. Ils ont raison car la taille de l'échantillon est insuffisante pour répondre à la question
E. Aucune de ces réponses n'est exacte

QCM 150 La prise en compte d'un facteur de confusion

A. Peut se faire avec la mise en place d'un groupe contrôle
B. Est facilité par l'absence de randomisation
C. Peut être facilité par les analyses multiparamétriques
D. Est gommée par la standardisation de la variable d'intérêt
E. Peut être obtenu par la réalisation d'analyses intermédiaires

19. Comment choisir un test statistique

Pour choisir le bon test, il faut se poser plusieurs questions :

1. Quel est mon objectif ? à quelle question dois-je répondre ?
2. Quel type de données ai-je collecté ?
3. ai-je un effectif suffisant pour réaliser mes tests
4. quelle est la puissance du test choisi

19.1 Choisir le bon test en fonction des données

Choisir le bon test pour comparer des données est parfois compliqué parce que ce choix se fait entre 2 types de tests : les paramétriques et les non paramétriques. La plupart des tests sont basés sur l'hypothèse de la normalité de la distribution des résultats (distribution gaussienne). Ce sont les tests paramétriques. Les tests qui ne sont pas basés sur cette hypothèse sont appelés tests non paramétriques dont les plus courants sont basés sur le classement de la variable et l'analyse des rangs.

Le choix entre paramétrique et non paramétrique est parfois facile. Si la distribution de la variable est gaussienne, il est préférable de choisir un test paramétrique.

Il n'est pas toujours facile d'affirmer le caractère gaussien d'une distribution de valeurs.

- Si dispose d'un échantillon d'une centaine de données ou plus, il est relativement facile de tester la distribution (aplatissement et symétrie) et il existe des tests formels pour le prouver (test de Kolmogorov – Smirnoff, test de Shapiro et Wilk par exemple). Mais en présence de peu de données ces tests ont peu de puissance pour discriminer entre gaussien et non gaussien.
- Il faut aussi prendre en compte la distribution du paramètre dans la population quand il est possible de la connaître et pas seulement dans un échantillon correspondant à une seule étude.
- Si la provenance de l'échantillon est large et multiple on peut plus facilement espérer observer une distribution gaussienne.

On choisira un test non paramétrique dans 3 situations,

- La variable est un score et la distribution est clairement non gaussienne
- Certaines valeurs sont éloignées des autres et même si la distribution est gaussienne il n'est pas possible d'utiliser un test paramétrique qui va minimiser la place de ces valeurs. Un test basé sur les rangs prendra vraiment en compte ces valeurs. Un tracé de dispersion permet de mettre ceci en évidence.

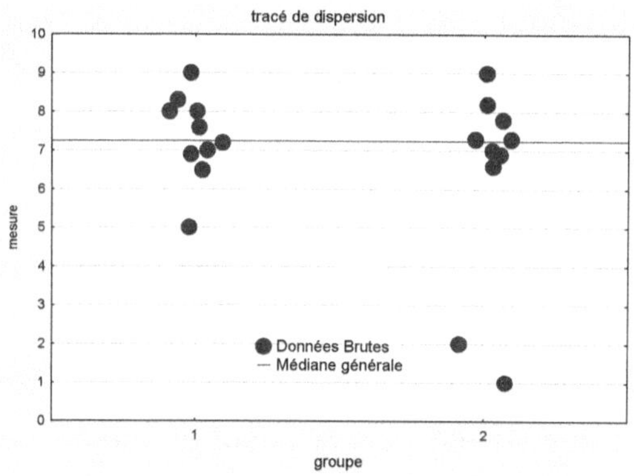

- Les résultats sont des mesures qui ne suivent pas une distribution gaussienne et il n'est pas possible de transformer les valeurs (transformation logarithmique par exemple) pour rendre la distribution gaussienne.

19.2 *Choisir entre tests paramétriques et non paramétriques*

Qu'est-ce que cela change de choisir un test paramétrique ou non ? Cela dépend beaucoup de la taille de l'échantillon, Il y a quatre situations :

- Les grands échantillons : si l'on utilise un test paramétrique alors que la distribution est non gaussienne, ce test est suffisamment robuste. Le problème est qu'il est très difficile de dire si l'échantillon est suffisamment grand car cela dépend surtout de la forme de la distribution. On ne se trompe pas beaucoup si la taille de l'échantillon est d'au moins 30.
- Les grands échantillons : que se passe-t-il si l'on utilise un test non paramétrique avec des résultats ayant une distribution normale ? Ces tests sont performants dans ce cas-la mais la valeur de P (la significativité) sera un peu trop élevée et donc la puissance du test sera plus faible.

- Les petits échantillons : un test paramétrique pour une distribution non gaussienne ne sera pas adapté et la valeur de P inappropriée.
- Les petits échantillons : si l'on utilise un test non paramétrique avec une distribution gaussienne la valeur de P tendra à être trop élevée et le test manquera de puissance.

Le risque associé à un mauvais choix est donc surtout celui de la perte de puissance du test.

19.3 Test uni ou bilatéral ?

Avec la plupart des tests il faut choisir si l'on veut calculer un risque uni ou bilatéral. Dans l'exemple du test t de Student la valeur de P est calculée sur la base de l'hypothèse nulle stipulant l'égalité des moyennes et tout écart entre les 2 moyennes est dû au hasard (par exemple A > B).

- Si l'hypothèse nulle est vraie la valeur unilatérale de P est la probabilité que les deux échantillons diffèrent dans le sens observé (A > B) par le calcul même si les moyennes des populations sont, elles, égales.
- La valeur bilatérale de P inclut la possibilité que cet écart existe dans l'autre sens (A < B). La valeur bilatérale de P est le double de la valeur unilatérale.
- Un test unilatéral est approprié si l'on peut affirmer avant le recueil de données le sens de l'écart que l'on pourrait observer. Sinon, il est préférable d'utiliser un test bilatéral. En cas de doute il faut utiliser un test bilatéral.
- Si on choisit un test unilatéral, cela doit être fait avant le recueil de résultats et le sens probable du test doit être défini. Si les résultats varient dans le sens inverse, on est autorisé à attribuer cette différence au hasard. Si l'on est interpellé par des résultats évoluant dans le mauvais sens alors il faut utiliser un test bilatéral.

19.4 Test apparié ou non apparié ?

Quand on compare 2 groupes, il faut savoir s'ils sont appariés ou non. Dans le cas de plus de 2 groupes, on utilise plus le mot « apparié » mais le terme de « répétition de la mesure ». On utilise un test non apparié quand les valeurs ne sont pas recueillies par paire ou ne sont pas croisées entre elles. En revanche si les mesures sont appariées ou répétées chez un même individu ou une même situation (exemple : avant, après) on utilise un test apparié et l'appariement doit être effectif avant le recueil de données.

19.5 Puissance d'un test statistique

L'objectif d'un test est de déterminer si une hypothèse nulle H_0 est vraie.

Par exemple lorsque l'on compare une moyenne observée m à une moyenne théorique μ.

- l'hypothèse H_0 consiste à dire que la moyenne observée m dans l'échantillon n'est pas différente de μ moyenne de la population,
- l'hypothèse alternative H_1 consiste à dire que la moyenne observée m est différente de μ,
- dire que m diffère ou ne diffère pas significativement de μ veut dire que l'on rejette ou non l'hypothèse H_0.

Définition de la puissance

- le risque α est la probabilité de rejeter H_0 si H_0 est vraie : $\alpha = P|\varepsilon| \geq 1{,}96$
- le risque β est la probabilité de ne pas rejeter H_0 si H_1 est vraie : $\beta = P|\varepsilon| < 1{,}96$ si H_1 est vraie.

		Conclusion du test	
		rejet de H_0	non rejet de H_0
réalité	H_0 vraie	α	1 - α
	H_1 vraie	1 - β	β

La puissance du test vaut par définition (1 - β), c'est la probabilité de rejeter H_0 si H_1 est vraie : $1 - \beta = P|\varepsilon| \geq 1{,}96$ si H_1 vraie

Par analogie dans l'évaluation de performances d'une méthode diagnostique on construirait le tableau suivant :

		conclusion du test	
		rejet de H_0 = test +	non rejet de H_0 = test -
réalité	H_0 vraie = groupe malade	α = Vrai Positif	1 - α = Faux négatif
	H_1 vraie = groupe témoin	1 - β = Faux Positif	β = Vrai Négatif

Calcul de la puissance

Pour calculer β on calcule d'abord l'écart réduit correspondant à 2 β (probabilité d'être supérieur + probabilité d'être inférieur à une certaine valeur) avec la formulation suivante :

$$\varepsilon_{2\beta} = \frac{|\mu' - \mu|}{\sqrt{\frac{\sigma^2}{n}}} - \varepsilon_\alpha \text{ (seulement si } \frac{|\mu' - \mu|}{\sqrt{\frac{\sigma^2}{n}}} \geq \varepsilon_\alpha \text{)}$$

A taille d'échantillon fixée le risque d'erreur β est d'autant plus petit que μ' - μ est grand et donc la puissance est d'autant plus grande. On ne peut pas fixer à priori de valeur à β sans connaître μ' c'est à dire H_1. Le risque α est fixé à priori et indépendamment de H_1. Lorsque le test est significatif on rejette H_0avec un risque α connu. Lorsque le test est non significatif on ne conclut pas que l'on rejette H_1 et on préfère ne pas conclure.

19.6 Nombre de sujets nécessaires

Il s'agit de définir de quelles tailles doivent être les échantillons pour obtenir un résultat significatif lors d'un test. A partir de la formule précédente, il est possible de définir le nombre de sujet nécessaire pour mettre en évidence une différence entre 2 moyennes ou à partir d'une différence connue le nombre de sujet nécessaire pour que cela soit significatif. Les valeurs de α doivent tenir compte du caractère uni ou bilatéral de la comparaison, Les 2 groupes sont de même taille. $n = 2 \times \frac{\sigma^2}{(\mu' - \mu)^2} \varphi^2$ pour chaque groupe

$\varphi = (\varepsilon_\alpha + \varepsilon_{2\beta})$ pour une formulation bilatérale et $\varphi = (\varepsilon_{2\alpha} + \varepsilon_{2\beta})$ pour une formulation unilatérale.

Exemple avec les données de l'exercice « facteurs de risque et .... » :

Combien faudrait-il de sujets pour montrer une diminution de 10% de la cholestérolémie sous l'effet du traitement (traitement seul ou associé au régime) ?

Dans notre échantillon de 66 personnes la cholestérolémie peut être décrite de la façon suivante :

n = 66

m = 2,33 g/L

$s = 0,64$ g/L et $s^2 = 0,41$

Une diminution de 10 % fait passer la moyenne à 2,10 g/L soit un écart de 0,23 g/L,

On fixe $\alpha = 5$ % ($\varepsilon = 1,96$) et $\beta = 10$ % ($\varepsilon_{2\beta} = 1,28$)

$n = 2 \times (1,96 + 1,28)^2 \times 0,41/0,23^2 = 163$

Des principes de calcul analogue existent pour la comparaison de 2 pourcentages, pour des études où le sujet est pris comme son propre témoin, pour une corrélation significative, pour une courbe ROC ...

Pour la comparaison de 2 pourcentages la formule est la suivante :

$$n(\text{par groupe}) = \frac{p_a \times (1 - p_a) + p_b \times (1 - p_b)}{(p_a - p_b)^2} \varphi^2$$

19.7 Exemple de choix de test

Test exact de Fischer ou test du X² ?

Pour l'analyse des tableaux de contingence de type « 2 groupes, 2 modalités » on peut utiliser soit le test du X^2 soit le test exact de Fischer. Le test exact de Fischer est le meilleur choix car il donne la valeur exacte de P. Le X^2 est plus simple à calculer mais il fournit une valeur approchée de P.

Les 2 tests sont très superposables lorsqu'il s'agit de grands nombres mais pour les petits effectifs, il faut préférer le test exact de Fischer qui est plus performant que la correction de Yates.

Régression ou corrélation ?

La régression et la corrélation sont semblables et facilement confondues. On calcule une corrélation si l'on mesure X et Y chez chaque sujet et que l'on souhaite quantifier leur lien : corrélation paramétrique de Pearson si les échantillons sont recueillis dans une population de nature gaussienne et une corrélation non paramétrique de Spearman dans les autres cas. On ne calcule pas de corrélation si la variable X n'est pas complètement aléatoire mais contrôlée.

On calcule une régression linéaire si l'on contrôle la variable X, Il ne faut pas inverser X et Y car la régression n'est pas symétrique alors que la corrélation est symétrique.

19.8 Comment choisir un test : en bref

Décrire un échantillon		
	Distribution normale	Moyenne, écart-type, intervalle de confiance, histogramme
	Distribution non normale	Médiane, percentiles, étendue, histogramme, boite à moustaches
	Caractère qualitatif	Pourcentage, écart-type

Comparer 2 échantillons indépendants		
	Distribution normale	Test F, test t de Student
	Distribution non normale	Test U de Mann-Whitney, test W de Wilcoxon
	Caractère qualitatif	Chi²
Comparer 2 échantillons appariés		
	Distribution normale	Test t de student pour données appariées
	Distribution non normale	Test T de Wilcoxon
	Caractère qualitatif	Chi² de Mac Nemar, test de concordance

Comparer plusieurs échantillons indépendants		
	Distribution normale	Analyse de la variance (ANOVA)
	Distribution non normale	Analyse de la variance de Kruskall Wallis
	Caractère qualitatif	Chi²
Comparer plusieurs échantillons liés		
	Distribution normale	Analyse de la variance pour mesures répétées
	Distribution non normale	Analyse de la variance de Friedman
	Caractère qualitatif	Test Q de Cochrane

Tester l'association entre 2 échantillons		
	Distribution normale	Corrélation de Pearson, Régression, test de linéarité
	Distribution non normale	Corrélation de Spearman
	Caractère qualitatif	test d'indépendance, Chi²
Tester l'association entre plusieurs échantillons		
	Distribution normale	Régression multiple
	Distribution non normale	Corrélation partielle de Kendall
	Caractère qualitatif	Analyse multifactorielle discriminante

Evaluer une méthode		
	Données quantitatives	Calcul de sensibilité, spécificité, valeurs prédictives positives et négatives Calcul de seuil, courbe ROC Calcul de la capacité informative, pourcentage de bien classés, indice de Youden
	Données qualitatives	Calcul de sensibilité, spécificité, valeurs prédictives positives et négatives Calcul de la capacité informative, pourcentage de bien classés, indice de Youden

Comparer les performances diagnostiques de plusieurs méthodes		
	Données quantitatives	Comparaison des capacités informatives Comparaison des courbes ROC
	Données qualitatives	Comparaison des capacités informatives Test de concordance et de discordance entre méthodes

Analyser la non survenue d'événements		
	Données qualitatives	Proportion d'événements, densité de probabilité, taux de risque, durée médiane de survenue Méthode de Kaplan-Meier Méthode actuarielle
Comparer des courbes de non survenue d'événements		
	Données qualitatives	Test du Log Rank Test de Gehan, test F de Cox Méthode du risque proportionnel de Cox

20. Corrigé des QCM

Chapitre 4 : généralités

QCM 1 : en parlant de la significativité, La valeur de P :
Réponses : A et D : A correspond à la définition donnée en effet la significativité correspond si H0 est vraie à la possibilité d'observer entre 2 groupes que l'on compare une différence qui permet le rejet de H0. La réponse C correspond à l'erreur de 1ère espèce. La significativité peut être lue dans une table.

QCM 2 : un résultat est statistiquement significatif
Réponse A,C : l'hypothèse nulle est l'absence de différence entre les deux groupes et c'est le résultat que l'on attend. Si le résultat du test ne vérifie pas l'hypothèse nulle il nous surprend. La valeur de la significativité P est comparée au risque alpha posé avant de faire la comparaison et si P est inférieure à alpha alors le résultat est significatif

QCM 3 : Quand le risque alpha vaut 5% cela signifie
Réponse c c'est la définition même du risque alpha

QCM 4 : une valeur non significative de P
Réponse A et C : une valeur de P non significative signifie que dans conditions expérimentales et d'échantillonnage il n'est pas mis en évidence de différence entre les groupes comparés au risque alpha adopté et dans ce cas on ne rejette pas l'hypothèse nulle

QCM 5 : dans le tableau de données de l'exercice page 16
Réponse B D F : en effet le sexe est une donnée catégorielle (2 catégories Femmes et Hommes) alors que la cholestérolémie est obtenue par dosage et c'est une variable quantitative continue (mesurée ici en g/L). si l'âge est une donnée quantitative les classes d'âge sont des données qualitatives on peut sans perte d'informations remplacer la classe d'âge 20 à 30 ans par une lettre A ou un nombre 1 par exemple sans perte d'informations si les catégories sont bien définies d'avance.

QCM 6 : Le risque de première espèce α
Réponse B : c'est une de ces caractéristiques, l'opérateur le définit avant de commencer son analyse

QCM 7 : à propos de la randomisation Parmi les propositions suivantes, choisir celle(s) qui est (sont) exacte(s).
Réponse A par définition la randomisation est une méthode qui permet de répartir les individus engagés dans une étude en 2 ou plusieurs groupes par tirage au sort (avec une méthode de répartition au hasard) pour conserver la comparabilité des groupes

QCM 8 : dans la représentation de données sous forme d'histogramme
Réponse B dans un histogramme le mode correspond à la catégorie la plus représentée. Ce qui est défini ce sont les caractéristiques de chaque catégorie (valeurs la plus basse et la plus grande) alors que l'effectif résulte de l'échantillon et est aléatoire. Les classes de l'histogramme sont définies par l'opérateur.

QCM 9 : Pour décrire une série de données l'étendue

Réponse B : A et D les espaces inter centiles (5 à 95 ou 25 à75) correspondent aux données non gaussiennes. C correspond à la définition de l'intervalle de confiance

QCM 10 : Dans un test d'hypothèse entre 2 groupes

Réponse A B C : ceci correspond aux définitions des 2 hypothèses

- L'hypothèse nulle ou H_0 qui est que les 2 groupes ne sont pas différents
- L'hypothèse alternative ou H_1 qui est que les 2 groupes sont différents à l'issu du test statistique de comparaison et l'un (A ou B) est alors plus grand, supérieur, ... que l'autre.

QCM 11 : Dans l'analyse d'un échantillon, laquelle de ces définitions correspond au risque alpha

Réponses B C : ceci correspond aux définitions d'alpha et de l'intervalle de confiance

QCM 12 : Lors d'une étude statistique dans quelles circonstances peut accepter une hypothèse nulle

Réponse D : on ne peut jamais accepter une hypothèse nulle dans la mesure où nos tests sont basés sur le risque alpha et cela quel que soit la façon dont l'étude est réalisée.

QCM 13 : La valeur de rejet d'une hypothèse nulle

Réponse A et D : la valeur de rejet est le risque alpha où son équivalent trouvé dans une table et est fixée par le statisticien qui valide l'étude. Elle est indépendante de la taille de l'échantillon

QCM 14 : Lors de l'analyse d'une série de données quantitatives (quelles affirmations sont justes).

Réponse A, B, C, D, E toutes ces réponses sont bonnes

QCM 15 : Lors de la comparaison de 2 groupes pourquoi choisir un test unilatéral

Réponse C : on choisit un test unilatéral lorsque dès le début de l'étude on s'intéresse à une seule hypothèse alternative ; par exemple : A est supérieur à B

QCM 16 On veut étudier un nouveau traitement contre le cancer A. Pour cela on réalise une étude pour le comparer à un ancien traitement B. On inclut 200 patients ayant un cancer colorectal, à la moitié on donne le traitement A et l'autre moitié le traitement B. On relève le nombre de patient en rémission après 1 ans : 85 % des patients du groupe A sont en rémission et 80% des patients du groupe B sont en rémission

A combien fixez-vous le risque α :

Réponse : N'importe quelle réponse est bonne car c'est un choix de l'investigateur, mais la D est la meilleure

QCM 17 (suite) Quelle est l'hypothèse nulle ?
Réponse C et D il s'agit de deux formulations de l'hypothèse nulle. La réponse E correspond à l'hypothèse alternative

QCM 18 Quelle est l'hypothèse alternative ?
Réponse E c'est l'application de l'hypothèse alternative

QCM 19 Le traitement A est-il meilleur que le traitement B ?
Réponse E : pour effectivement savoir si un traitement est meilleur que l'autre il faut réaliser un test de comparaisons des pourcentages d'efficacité des 2 traitements

QCM 20 On réalise finalement un test statistique au risque α=5% qui retrouve une significativité p= 35%, que peut-on conclure :
Réponse B : le test est réalisé et la significativité est supérieure au risque alpha posé par l'investigateur (alpha maximum de la question 16 à 10% et pour cette question alpha est fixé à 5%). Le test est non significatif et Il n'y a pas de différence significative d'efficacité de traitement car p>α

Chapitre 5 – notions de probabilité

QCM 21 : sachant que dans la population le sex ratio (rapport garçon/fille) est de 0,5, la probabilité d'avoir 4 garçons dans une famille de 8 enfants
Réponse B : pour le premier enfant il y a 2 possibilités Fille ou Garçon
Pour le 2ème enfant il y a 2^2 possibilités selon que le premier est F ou G (FF ; FG, GF, GG)
et pour 3 enfants en fonction des 2 premiers il y 2^3 arrangements possibles
la possibilité d'avoir 4 garçons parmi 8 enfants vaut $C_8^4 = \frac{8\,!}{4\,!4\,!} = 70.$
Au total la probabilité d'avoir 4 garçons parmi 8 enfants vaut $\frac{70}{256} = 0{,}27$

QCM 22 : Un des premiers signes de la grossesse est la nausée matinale. Une étude a montré que 75% des femmes enceintes ont des nausées matinales. D'autres études ont montrés que les femmes sont souvent sujettes à des troubles digestifs et que même non enceinte 10% d'entre elles ont des nausées matinales. Une femme qui a un retard de règles a, à priori, 60% de chance d'être enceinte. Quelle est la probabilité qu'elle soit enceinte si en plus elle a des nausées matinales.
Réponse B :
P€ probabilité d'être enceinte
P(N) probabilité d'avoir des nausées

P(E/N) = P(N/E) * P© / [P(N/E) * P© + P(N/nonE) * P(nonE)]

= 0.75 * 0.6 / [0.75 * 0.6 + 0.1 * 0.4] = 0.92

QCM 23 *Le* signe de Murphy est un signe classique de cholécystite. Parmi les patients consultant aux urgences pour douleur abdominale, on estime que 90% de ceux atteints de cholécystite ont un signe de Murphy positif et que 20% de ceux n'ayant pas de cholécystite ont également un signe de Murphy positif. On estime que 15% des patients consultant aux urgences pour douleur abdominale ont une cholécystite. Quelle est la probabilité pour un patient ayant un signe de Murphy positif d'avoir une cholécystite ?

Réponse B :

Soit M : avoir un signe de Murphy positif
C : avoir une cholécystite
p€= 0,15
p(M/C)= 0,90
p(M/nonC)= 0,20

$$p(M/C) = \frac{p(M/C) \text{ x p€}}{p(M/C) \text{ x p€} + p(M/nonC) \text{ x } p(nonC)} = \frac{0{,}9 \text{ x } 0{,}15}{0{,}9 \text{ x } 0{,}15 + 0{,}2 \text{ x } 0{,}85} = 0{,}44$$

un patient ayant un signe de Murphie positif a 44% de risque de faire une cholécystite

QCM 24 Des parents vous amènent aux urgences leur enfant de 4 ans car ils craignent qu'il ait avalé des comprimés du traitement pour la tension du père mais ils n'en sont pas certain (on considérera à priori, qu'il y a un risque sur deux qu'il est pris les comprimés). On sait que ce médicament donne des troubles digestifs dans l'heure qui suit dans 75% des cas d'ingestion accidentelle chez les enfants. On sait également que 5% des enfants ont spontanément des troubles digestifs. On sait qu'en cas d'ingestion de ce médicament par enfant de cet âge l'issue est fatale dans 10% des cas.

Vous gardez l'enfant en surveillance, au bout d'une heure il ne présente pas de troubles digestifs. Qu'elle est la probabilité d'issue fatale pour l'enfant ?

Réponse E : on note C le fait que l'enfant ait avalé des comprimés, D le fait d'avoir des troubles digestifs et F l'issu fatal.

D'après les données :

p€ = 0,50 d'où $p(\bar{C})$ = 0,50 (probabilité a priori)
p(D/C) = 0,75 d'où $p(\bar{D}/C)$ = 0,25
$p(D/\bar{C})$= 0,05 d'où $p(\bar{D}/\bar{C})$ = 0,95
$p(F/C)$= 0,10

Dans un premier temps, cherchons la probabilité que l'enfant ait avalé des comprimés sachant qu'il n'a pas de trouble digestif soit $p(C / \bar{D})$

D'après le théorème de Bayes :

$$p(C / \bar{D}) = \frac{p(\bar{D}/C) \times p€}{p(\bar{D}/C) \times p€ + p(\bar{D}/\bar{C}) \times p(\bar{C})}$$

$$p(C / \bar{D}) = \frac{0.25 \times 0.50}{0.25 \times 0.50 + 0.95 \times 0.50} \quad \text{et} \quad p(C / \bar{D}) = 0.21$$

On peut alors en déduire la probabilité d'issu fatale pour l'enfant sachant qu'il n'a pas de trouble digestif soit $p(F / \bar{D})$:

$p(F / \bar{D}) = p(F / C) \times p(C / \bar{D})$ soit $p(F / \bar{D}) = 0.10 \times 0.21$ et $p(F / \bar{D}) = 0.02$

QCM 25 Chez les femmes jeunes, une infection urinaire basse (cystite) est due dans 75% des cas à une bactérie appelée E. Coli. E. Coli est résistante à

l'amoxicilline (un antibiotique) dans 80% des cas. Les autres bactéries responsables de cystites sont sensibles à l'amoxicilline dans 80% des cas. Quelle est la probabilité qu'une cystite soit due à une bactérie résistante à l'amoxicilline ?

Réponse C : On note
p€=la probabilité qu'une cystite soit du à E. Coli= 0.75 donc p(nonE)=la probabilité qu'une cystite soit due à une autre bactérie=0.25
p(A)=la probabilité que la bactérie soit résistante à l'amoxicilline
p(A/E) = 0.80
p(A/nonE) = 0.20
p(A)= p(A et E) + p(A et nonE)
p(A)= p(A/E)*p© + p(A/nonE)*p(nonE)
p(A)= 0.8 * 0.75 + 0.2 * 0.25
p(A)= 0.6 + 0.05 = 0.65

QCM 26 Quelle est la probabilité qu'une cystite soit due à E. Coli ou à une bactérie résistante à l'amoxicilline ?

Réponse B :

p(E ou A) = p€ + p(A) - p(E et A)
p(E ou A) = p€ + p(A) - p(A/E)*p€
p(E ou A) = 0.75 + 0.65 - 0.6
p(E ou A) = 0.80

QCM 27 Quelle est la probabilité qu'une infection urinaire haute soit due E. Coli ?

Réponse E les informations fournies par l'énoncé ne permettent pas de répondre à la question. En effet il n'y a pas de fréquence des infections urinaires hautes

QCM 28 Quelle est la probabilité qu'une cystite résistante à un traitement pas amoxicilline soit due à E. Coli ?

Réponse E

p(E/A) = [p(A/E)*p€] / [p(A/E)*p€ + p(A/nonE)*p(nonE)]
p(E/A) = (0.8 * 0.75) / (0.8 * 0.75 + 0.2 * 0.25)
p(E/A) = 0.92

QCM 29 A 65 ans la prévalence du cancer colorectal est de 2% pour les hommes et 1,5% pour les femmes, celle du cancer du sein est de 6% pour les femmes (il n'y a pas de données pour les hommes) et celle du cancer de la prostate à 8% pour les hommes (pour les femmes, on estime empiriquement le risque à 0).

On sait que certain facteurs génétiques prédisposant au cancer du sein sont aussi prédisposant pour le cancer colorectal, ainsi une femme ayant fait un cancer du sein a deux fois plus de risque de faire un cancer colorectal.

Le cancer de la prostate et colorectal n'ont pas de lien entre eux.

Quelle est la probabilité pour un homme de faire un cancer colorectal et un cancer de la prostate ?

Réponse B P(C et P) = p€ * p(P) = 0.02 * 0.08 = 0.0016

QCM 30 (suite) quelle est la probabilité pour un homme de faire un cancer colorectal ou un cancer de la prostate ?

Réponse C : P(C ou P) = p€ + p(P) – P(C et P) = 0.02 + 0.08 – 0.0016 = 0.0984

QCM 31 (suite) quelle est la probabilité pour une femme de faire un cancer colorectal ou un cancer du sein ?
Réponse D : P(C ou S) = p© + p(S) – P(C et S) = p© + p(S) – P(C / S) * p(S) = 0.015 + 0.06 - 0.03*0.06 = 0.0732

QCM 32 (suite) quelle est la probabilité pour une femme de faire un cancer du sein sachant qu'elle a fait un cancer colorectal ?
Réponse A : P(S / C) = P(C et S) / p© = P(C / S) * p(S) / p© = 0.03 * 0.06 / 0.015 = 0.12

QCM 33 (suite) quelle est la probabilité pour un homme la probabilité de faire un cancer du sein et un cancer colorectal ?
Réponse E il manque les données du cancer du sein chez l'homme

QCM 34 On propose un dépistage du cancer colorectal par une analyse de selles (on recherche des traces de sang non visible à l'œil nu dans les selles), on appellera ce test A. 85% des personnes ayant un cancer colorectal ont un test de dépistage positif (= taux de dépistage des malades) et 95% des personnes non malades ont un test négatif.
Un homme de 65 ans vient vous consulter avec un test de dépistage positif, que lui répondez-vous concernant son risque d'avoir un cancer colorectal.
Réponse B : P(C/T+) = p (T+/C) * p€ / [p (T+/C) * p€ + p (T+/nonC) * p(nonC)]
= 0.85 * 0.02 / [0.85 * 0.02 + 0.05 * 0.98] = 0.25

Chapitre 6 – les caractères qualitatifs

QCM 35 Dans l'échantillon de population décrit dans l'exercice la proportion de fumeur, au risque α=5%, vaut
Réponse C : la proportion de fumeur peut être calculée (nombre de fumeurs/taille de l'échantillon) et vaut 56% (35 fumeurs pour n = 66) et ce pourcentage doit être exprimée avec son intervalle de confiance à 5%.

L'écart type vaut s= $\sqrt{\frac{p\,(1-p)}{n}} = \sqrt{\frac{0{,}56\,x\,0{,}44}{66}} = 0{,}061\ ou\ 6{,}1\%$ et l'intervalle de confiance est de + ou – 6,1 x 1,96 soit 12,2 %

QCM 36 Dans l'échantillon de population décrit dans l'exercice la proportion de fumeur, au risque α=5%, est comprise entre 44 et 68%. Les calculs sont possibles
Réponse E : aucune de ces réponses ne convient car l'intervalle de confiance n'est utilisable que si ses limites satisfont à la double conditions n p et n(1-p) ≥ 5 à chacune de ses bornes.

QCM 37 Dans l'échantillon de population décrit dans l'exercice la proportion de fumeur, au risque α=1%, vaut

Réponse C pour alpha = 1% dans la table de l'écart réduit ε = 2,576. L'écart type vaut s = $\sqrt{\frac{p\,(1-p)}{n}}$ soit 6,1% En appliquant la formule e = ε s = 2,576 x 6,1 = 15,7% on définit les limites de l'intervalle de confiance autour de p soit 56% +/- 15,7%

QCM 38 la précision d'un pourcentage observé dans un échantillon

Réponse B et D : la précision d'un pourcentage se calcule avec la formule **e = ε s.** Dans cette formule ε dépend directement de alpha (table de l'écart réduit) et s l'écart type (s = $\sqrt{\frac{p\,(1-p)}{n}}$) dépend de la taille de l'échantillon

QCM 39 Nous nous posons la question suivante : y-a-t-il autant d'hommes que de femmes ayant une cholestérolémie supérieure à 2 g/L. je peux faire cette comparaison parce que

Réponse C la conditions d'applications du test de X^2 ou de la comparaison de pourcentages est la suivante np et n(1-p) ≥ 5 ou effectifs théoriques supérieurs à 5.

QCM 40 Dans la population, une maladie touche 50% des jeunes adultes (20 à 30 ans) qui représentent 20% de la population. La prévalence de cette maladie est de 10% dans la population. Chez les jeunes adultes, la prévalence de cette maladie est comprise

Réponse A : la prévalence est un pourcentage et son écart type vaut $\sqrt{\frac{p\,(1-p)}{2000}}$. On ne peut le calculer car on ne connait pas la taille de l'échantillon. La prévalence de 50% est néanmoins comprise entre 40 et 60% dans le groupe des jeunes adultes. Par rapport à la population les jeunes adultes représentent 20% et la moitié est touchée par la maladie soit 10% ce qui fait une prévalence de 10% comprise entre 9 et 11%

QCM 41 Le pourcentage de difficultés scolaires à 8 ans chez les enfants nés prématurés est considéré comme étant égal à 30 %. Combien d'enfants prématurés faut-il étudier pour mesurer ce pourcentage avec une précision de ± 5 % ?

Réponse D : on pose : la précision ou e = 0,05 et p = 0,3 et pour α = 5% ε = 1,96 et on calcule cet effectif avec la formule $n = \frac{\varepsilon^2 \,x\, pq}{e^2}$

soit $n = \frac{1{,}96^2 \,x\, 0{,}3x0{,}7}{0{,}05 \,x\, 0{,}05}$ =323

QCM 42 (suite) En interrogeant à la fois les parents et les enseignants, le pourcentage de difficultés scolaires est estimé à 25 % pour les parents et 37 % selon les enseignants.(pour un même enfant, le constat de difficultés scolaires est porté à la fois par ses parents et son enseignant)

Réponse A et B : les données sont qualitatives « difficultés scolaires ou pas » sont des catégories et les données sont appariées car pour un même enfant, le constat de difficultés scolaires est porté à la fois par ses parents et son enseignant

QCM 43 Dans une ville, il y a 2 lycées A et B. Une enquête dans le lycée A montre que 2% de la population fume. On fait la même étude dans le lycée B sur un échantillon de 2000 personnes tirées au sort. Dans quel intervalle devrait se situer au risque 5% le nombre de fumeurs observé si la fréquence est la même sur les 2 lycées ?

Réponse B : on calcule l'écart type avec la formule $s = \sqrt{\frac{p\,(1-p)}{2000}} = \sqrt{\frac{0.02 \times 0.98}{n}} =$ 0,0031 si l'hypothèse nulle d'appartenance à la même population est vraie. Au risque $\alpha = 5\%$ $\varepsilon = 1{,}96$ et l'intervalle de confiance du pourcentage vaut 0,02 +/- 1,96x0,0031 soit 0,014 à 0,026 ou transformé en effectif 2000 x 1,96x0,0031 = 12,2 soit un intervalle de 40 -12,2 à 40 + 12,2 ou 27,8 à 52,2

QCM 44 (suite) En réalité on observe 22 fumeurs dans cet échantillon de 2000 personnes. Est-il possible que le caractère étudié (être fumeur) ait la même fréquence dans les 2 lycées ?
Réponse A : il est toujours possible d'observer un effectif inattendu et différent de ce que l'on attend si l'hypothèse nulle est vraie

QCM 45 (suite) Quelle était la probabilité d'observer un écart au moins aussi grand (22 malades au lieu de 40) dans l'hypothèse d'une fréquence de 2% du nombre de fumeurs dans le lycée B ?
Réponse B : Cette probabilité est la significativité du test ici on réalise une comparaison de pourcentages d'une répartition observée à une répartition théorique (pourcentage théorique de 2%).

22 malades ou 22/2000 = 1,1%

$$\varepsilon = \frac{|p0 - p|}{\sqrt{\frac{pq}{n}}} = \frac{|0{,}011 - 0{,}02|}{\sqrt{\frac{0{,}02x0{,}98}{2000}}} = \frac{0{,}009}{0{,}0031} = 2{,}90$$

Dans la table de l'écart réduit pour $\varepsilon = 2{,}90$ α est compris entre 0,01 et 0,001 soit un résultat significatif à mieux que 1%.

QCM 46 Un étudiant souhaite faire son travail de thèse sur la compréhension par les parents d'une ordonnance remise aux urgences pédiatriques. Ce travail sera mené par l'analyse d'un questionnaire remis aux parents avant la sortie des urgences. La lecture de la littérature médicale sur le sujet (peu prolixe) permet d'estimer que 25 % des parents ne comprennent pas l'ordonnance.

Le travail souhaite estimer cette fréquence à +/- 10 %, avec un risque d'erreur de 5 %. Par ailleurs, l'expérience de l'équipe montre que 1 questionnaire sur 2 donné aux parents n'est jamais récupéré. Combien de questionnaires va-t-il falloir distribuer pour mener à bien ce travail ?

Ce problème peut être résolu par :

Réponse C : l'effectif nécessaire est calculé avec la formule suivante $n = \frac{\varepsilon^2 \, x\, pq}{e^2}$ et la valeur de ε associée au risque alpha est trouvée dans la table de l'écart réduit.

QCM 47 (suite) compte tenu des informations disponibles, Le nombre de questionnaires peut être estimé à :

Réponse F : avec la formule $n = \frac{\varepsilon^2 \text{ x pq}}{e^2}$ on trouve $n = \frac{1{,}96^2 \text{ x } 0{,}25\text{x}0{,}75}{0{,}1 \text{ x } 0{,}01}$ = 72 et comme l'expérience montre que 1 questionnaire sur 2 n'est jamais récupéré il faut multiplier par 2 le nombre à recueillir pour obtenir le nombre nécessaire soit distribuer au moins 144 questionnaires.

QCM 48 (suite) Combien faudrait-il distribuer de questionnaire pour connaitre ce nombre de questionnaire à distribuer à +/- 10 questionnaires

Réponse E : $n = \frac{\varepsilon^2 \text{ x pq}}{e^2} = \frac{1{,}96^2 \text{ x } 0{,}25\text{x}0{,}75}{(10/n)^2} = \frac{0{,}72}{100/n^2}$ $n = \frac{100}{0{,}72} = 139$

Soit 278 questionnaires à distribuer compte tenu d'une précision de +/- 10 questionnaires et du fait qu'un questionnaire sur 2 n'st pas récupéré.

QCM 49 Dans une population de personnes âgées le pourcentage de cardiaques est p = 20%. On tire au sort un échantillon de 10 personnes. Le nombre maximum de cardiaque que l'on peut observer (α = 5%)

Réponse C : Même s'il y a eu tirage au sort il est toujours possible que tous soient cardiaques

QCM 50 dans cet échantillon de 10 personnes, quelle est la probabilité que le nombre de cardiaque soit supérieur ou égal à 2 ?

Réponse D : dans ce cas 2 ou 20% est la limite inférieure d'un intervalle de confiance. Les conditions d'applications à s l'usage de l'intervalle de confiance sont np et n(1-p)≥ 5 soit 10 x 0.2 = 2 qui est < 5

QCM 51 On prend au hasard un échantillon de 100 personnes issu de la même population. Au risque 5% dans quel intervalle se trouve le pourcentage de cardiaques ?

Réponse A : p = 0,2 et alpha = 5% soit ε = 1,96 et n = 100

Les limites de l'intervalle de confiance sont données par e = εs avec $s = \sqrt{\frac{p\,(1-p)}{2000}} = \sqrt{\frac{0{,}2 \times 0{,}8}{100}} = 0{,}04$ et donc e= 1,96 x 0,04 = 0,078 soit un intervalle de confiance variant de 0,2 +/- 0.078 c'est-à-dire de 12,22 à 27,78 ou 12,2 à 27,8 %.

QCM 52 Quelle est la probabilité d'observer moins de 24 cardiaques dans cet échantillon ?

Réponse D : avec la même formule e = εs ou $\varepsilon = \frac{e}{s}$ et pour alpha =5% et : p = 0,2

Pour p0 = 0,24 (24 cardiaques pour n = 100) e= 0,24 = 0,2 soit e = 0,04

On connait s = 0,04 ce qui donne ε = 1

Dans la table de l'écart réduit pour ε = 1 on a α = 0,32

La probabilité d'être en dehors de l'intervalle 0,2 ± 0,04 est de 32% soit pour un intervalle symétrique 16% d'être au-delà de cet intervalle. Il y a 16% de chances d'observer plus de 24 cardiaques et 84 % de chances d'en observer moins de moins de 24.

QCM 53 L'équipe commerciale d'un supermarché cherche à savoir si la clientèle intéressée par un nouveau produit a le même profil que la clientèle régionale pour ce produit. (le profil régional est connu par différentes enquêtes). Ce profil est le suivant : 23% de la clientèle a une opinion favorable de ce produit et est en moyenne âgée de 28 ans.

Combien faut-il interroger de client pour retrouver le même profil c'est à dire 23% de satisfaction avec une précision de +/- 12 personnes (au risque α =1%)

Réponse D : Pour alpha = 1% $\varepsilon = 2,57$ et $e = \varepsilon$ s

$(12/n)^2 = 2.57^2 * 0.23 * 0.77/n$ n = 123

QCM 54 Si on réalise un test de dépistage A à 1000 personnes atteintes d'un cancer colorectal, quelle est la probabilité d'avoir entre 840 et 870 personnes qui ont un test positif ?

Réponse C : s= racine (0.85 * 0.15 / 1000) = 0,0113

p(<84%)

e=0.85-0.84 = 0.01 d'où ε = 0.01 / 0.0113 = 0,886 d'où α= 0.38

p(<75%) = 0.38/2 = 0.19

p(>87%)

e=0.87-0.85 = 0.02 d'où ε = 0.02 / 0.0113 = 1.77 d'où α= 0.08

p(<75%) = 0.08/2 = 0.04

p(84%-87%) = 1 – 0.19 – 0.04 = 0.77 = 77%

QCM 55 On veut tester un nouveau test de dépistage. On applique ce test B à 1000 personnes atteintes d'un cancer colorectal et 900 ont un résultat positif. Quel est le taux de dépistage des malades avec ce test B avec IC95% ?

Réponse A : l'intervalle à 95% correspond à un risque alpha de 5%

s = racine (0,9 * 0,1/1000) = 0,0095

p = 0,9 +/- 1.96 s = 0,9 +/- 0,019 soit 88,1 à 91,9 %

QCM 56 (suite) L'intervalle de confiance à 90% sera

Réponse C rétrécir l'intervalle de confiance (90 au lieu de 95%) revient à diminuer la valeur de ε et donc à envisager un intervalle plus étroit ($e = \varepsilon$ s)

QCM 57 (suite) Combien faut-il recruter de patients pour cette étude si l'on veut connaitre le pourcentage de dépistage des malades avec une précision d'au moins +/- 1%

Réponse B :

$e^2=\varepsilon^2 * s^2 = \varepsilon^2 * p*(1-p) / n$

$n = \varepsilon^2 * p*(1-p) / e^2$

$n = 1.96^2 * 0.9 * 0.1 / 0.01^2 = 3457,4$ soit au moins 3458

Chapitre 7 – les caractères quantitatifs

QCM 58 la précision de la moyenne dans un échantillon
Réponse B : la précision de la moyenne est donnée par son intervalle de confiance au risque alpha = 5% c'est-à-dire moyenne +/- 1,96 écart type de la moyenne. Le calcul de l'écart type est pondéré par $\sqrt{n}$ selon la formule $m \pm 1{,}96\frac{s}{\sqrt{n}}$.

QCM 59 la précision de la moyenne dans un échantillon
Réponse A et C : la précision de la moyenne d'un échantillon dépend du risque alpha et de la taille de l'échantillon et n'a pas de lien avec la moyenne observée dans la population.

QCM 60 dans l'analyse d'un échantillon issu d'une population Parmi les propositions suivantes, choisir celle(s) qui est (sont) exacte(s).
Réponse B : La moyenne m est une bonne estimation de μ moyenne de la population. Par contre s^2 n'est pas une estimation satisfaisante de σ^2 car on calcule les carrés des écarts par rapport à m et non par rapport à μ. En effet la somme des carrés obtenus est trop faible car la somme des carrés des écarts d'une série de quantités par rapport à leur moyenne m est toujours plus petite que par rapport à n'importe quel autre nombre et donc $\sum(x-m)^2 < \sum(x-\mu)^2$.
La relation entre écart type de l'échantillon et celui de la moyenne est $\frac{1}{\sqrt{n}}$ et lorsque n est > 30 on estime que la distribution des moyennes est gaussienne.

QCM 61 lorsque n (taille de l'échantillon) est supérieur à 30
Réponse C : lorsque n est > 30 on estime que la distribution des moyennes est gaussienne. Ceci permet d'utiliser les tests comme le test de Student qui sont adaptés à cette distribution

QCM 62 Soit les capacités respiratoires de deux Populations P1, les sportifs (μ = 5, σ = 1), et P2, population normale (μ = 4, σ = 1. Quel pourcentage de la population normale a une capacité respiratoire supérieure à la capacité respiratoire moyenne des sportifs ?
Réponse C : l'écart entre la moyenne de la population de sportifs et celle de la population normale est égal à 1 donc e = 1 et e = εs et s = 1. Pour ε = 1 on a α = 32% et α/2 = 16%. 16% des sujets normaux ont une capacité respiratoire supérieure à la capacité respiratoire moyenne des sportifs

QCM 63 Dans la population des sportifs, un échantillon de 50 sujets est tiré au sort. La moyenne observée de capacité respiratoire est de 4,2. L'intervalle de confiance à 95 % pour un individu de cet échantillon :
Réponses = B + D le calcul de l'intervalle de confiance donne un intervalle [2,24 ; 6,16] et est basé sur ε = 1,96 pour α = 1% on a ε = 2,57
A = cette réponse n'a pas de sens

C = faux l'intervalle de confiance pour un individu est celui de l'échantillon et pas celui de la moyenne
E = faux, il faut : une taille de la population grande par rapport à celle de l'échantillon et n ≥ 30

QCM 64 dans l'analyse d'un échantillon issu d'une population. Parmi les propositions suivantes, choisir celle(s) qui est (sont) exacte(s).
Réponse E : toutes les propositions sont fausses. Lorsque l'échantillon a une taille supérieure à 30 sa variance pondérée avec (n-1) au dénominateur au lieu de n est une bonne estimation de la variance de la population

QCM 65 Dans une population, on se demande si la distribution des poids de naissance est une distribution normale de moyenne 3500 g et écart-type 500 g (hypothèse H0) Sur un échantillon représentatif de 160 naissances observé en 2011, la distribution des poids est la suivante :

groupe	A	B	C	D	E	F
poids	< 2500	2500-3000	3000-3500	3500-4000	4000-4500	> 4500
effectif	6	20	64	49	16	5

Compte tenu des résultats observés que vaut la probabilité d'observer un enfant de plus de 4000 g

Réponse C : L'écart entre 4000 est 3500 = 500 ce qui correspond à 1 écart type. En utilisant la formule $e = \varepsilon s$ on obtient $\varepsilon = 1$ ce qui dans la table de l'écart réduit correspond à $\alpha = 32\%$. On s'intéresse seulement au fait d'être au-delà d'un écart type et on divise le risque par deux. Il y a 16% de chances d'observer un enfant de plus de 4000 grammes.

QCM 66 Dans la population la cholestérolémie est décrite de la façon suivante moyenne = 1,67 g/L.
On tire au sort un échantillon de 300 personnes et on trouve dans cet échantillon la moyenne de 1,67 g/L avec un écart type de la moyenne égal à 0,015 g/L. Quelle est la probabilité d'observer un cholestérol > 2 g/L pour un sujet de cet échantillon ?
Réponse C : $s_m = 0.015$ soit dans l'échantillon $s = s_m$ * racine (n) = 0,26 g/L
pour une valeur de 2 g/L l'écart à la moyenne $e = 2 - 1.67 = 0.33$
$\varepsilon = e/s = 0.33 / 0.26 = 1.27$ et dans la table cela donne $\alpha = 20\%$ et $\alpha/2 = 10\%$

Chapitre 8 – comparaison de caractères à plusieurs classes

QCM 67 : un tableau de contingence
Réponse B : par définition Un **tableau de contingence** est une méthode de représentation de données découlant d'un comptage. Les données sont rassemblées dans un tableau avec le caractère auquel elles sont reliées :.soit une répartition en groupes et modalités

---

QCM 68 le test du X^2

Réponse B D : le test du X^2 est un test basé sur les effectifs observés que l'on compare aux effectifs théoriques que l'on observerait si l'hypothèse nulle est vraie. Il peut aussi être utilisé pour comparer une répartition observée à une répartition théorique comme, par exemple, celle qui serait donnée par les lois de Mendel

QCM 69 Les conditions d'applications du test du Chi² sont ?

Réponse C : le test du X^2 n'est utilisable que si les effectifs théoriques (effectifs que l'on observerait si l'hypothèse nulle est vraie) sont supérieurs ou égaux à 5 dans chaque catégorie. Si ceci n'est pas vérifié il faut avoir recours à la correction de Yates, à un regroupement de données ou au test exact de Fischer.

QCM 70 Pour répondre à la question « Y-a-t-il autant de femmes hypercholestérolémiques que d'hommes hypercholestérolémiques ? » je choisis d'utiliser un test de X^2

Réponse A C : il s'agit de données qualitatives réparties en 2 groupes (hommes et femmes) selon 2 modalités (hypercholestérolémiques ou pas hypercholestérolémiques). La comparaison de répartition des 2 groupes peut se faire avec un test du X^2. les données ne sont pas appariées car la modalité est appliquée à 2 groupes différents et pas 2 fois au même groupe.

QCM 71 Pour répondre à la question « Y-a-t-il autant de femmes hypercholestérolémiques que d'hommes hypercholestérolémiques ? » je choisis d'utiliser un test de X^2

Réponse E : le test du X^2 est un test ce comparaison de catégories composant identiques composant 2 ou plusieurs groupes. Sa condition d'application est que l'effectif théorique de chaque catégorie soit ≥ 5. Ceci n'a rien à voir avec l'effectif observé ou le nombre de 30.

QCM 72 Lors d'un test des comparaisons de plusieurs groupes (plus de 4) il est possible d'effectuer des comparaisons multiples selon la méthode de Bonferroni

Réponse C et E : dans la méthode de Bonferroni de comparaisons multiple le risque alpha choisi pour la comparaison globale initiale est partagé en autant de fractions qu'il y a de comparaisons multiples et les conditions d'applications des tests s'appliquent alors à chacune de ces nouvelles comparaisons.

QCM 73 Un agenda guide de l'étudiant a été distribué en amphi en début d'année aux 436 étudiants de PCEM1. Il y a dans cet amphi 140 garçons et 296 filles. Une semaine plus tard un questionnaire de satisfaction est remis aux étudiants. 413 l'ont rempli dont 140 garçons. La première question est la suivante : avez-vous lu l'agenda ? et 26 garçons et 34 filles ne l'ont pas lu. Y a-t-il statistiquement plus de filles que de garçons qui lisent l'agenda ?

Réponse E : il s'agit de données qualitatives avec 2 groupes (filles, garçons) et 2 modalités (lisent, ne lisent pas). L'hypothèse nulle est que les deux groupes lisent l'agenda dans les mêmes proportions te le test de comparaison va chercher si l'hypothèse nulle est rejetée ou pas rejetée ou réfutée.

QCM 74 Pour répondre à la première question vous allez faire un test. Quelles sont les conditions d'applications pour le test que vous choisissez ?
Réponse D : les conditions d'applications du test de comparaison, ici le test du X^2, sont que les effectifs théoriques de chaque catégorie soient supérieurs ou égaux à 5.

QCM 75 Concernant les résultats de votre calcul, quel est le résultat du test ?
Réponse A : ici le test choisi est le test du X^2. Pour le réaliser il faut d'abord bâtir le tableau de contingence des données

Effectifs observés			
	Garçons	filles	
Lu	114	239	353
Pas lu	26	34	60
	140	273	

Effectifs théoriques		
	Garçons	filles
Lu	119,7	233,3
Pas lu	20,3	39,7
	140	

Les effectifs théoriques sont tous supérieurs à 5. Les conditions d'application du test sont validées.

$$X^2 = \frac{(o_i - c_i)^2}{c_i} \text{ et donc } X^2 = \frac{(o_1 - c_1)^2}{c_1} + \frac{(o_2 - c_2)^2}{c_2} + \ldots + \frac{(o_4 - c_4)^2}{c_4}$$

$$X^2 = \frac{(114 - 119,7)^2}{119,7} + \frac{(26 - 20,3)^2}{20,3} + \frac{(239 - 1233,3)^2}{233,3} + \frac{(34 - 39,7)^2}{39,7}$$

$X^2 = 0,27 + 1,60 + 0,14 + 0,82 = 2,83$
Pour alpha = 5% et ddl = 1 la valeur de référence de $X^2 = 3.84$

QCM 76 La conclusion (réponse à la première question) est donc :
Réponse A : Pour alpha = 5% et ddl = 1 la valeur de référence de $X^2 = 3.84$.
Le résultat du test = 2,83 est inférieur à la valeur de référence le test est non significatif et on ne rejette pas l'hypothèse nulle qu'Il n'y a pas de différence significative dans les proportions de filles et de garçons qui lisent l'agenda

QCM 77 Y-a-t-il plus d'hypercholestérolémiques chez les hommes que les femmes s'ils sont fumeurs (données de l'exercice général)
Réponse A, B, C, D
Les groupes sont Hommes/femmes, les modalités hypercholestérolémiques ou pas et le facteur de stratification est fumeur ou non
La réponse D est obtenue par un simple test de X^2

QCM 78 A propos de la stratification
Réponse B, C, D, E cf. cours

QCM 79 Lors d'une étude prospective sur les arrêts de travail (AT), réalisée 2 ans de suite, un échantillon de 1200 personnes est tiré au sort dans la population et suivi pendant 2 ans. On veut savoir si, chaque année, les arrêts de travail sont liés aux catégories socioprofessionnelles. Pour cela je réalise
Réponse B : le test adapté pour analyser des catégories réparties en 2 ou plusieurs groupes est le test du X^2

QCM 80 (suite) Cette étude est réalisée 2 années consécutives (année A et B). Les résultats (nombre d'arrêts de travail) sont présentés dans le tableau suivant :

	Année A	Année B	
Cadres	47	40	87
Non cadres	223	192	415
	270	232	502

A propos de cette comparaison
Réponse C, E : on compare deux répartitions observées, les conditions d'applications sont vérifiées le calcul du X^2 donne $X^2=0{,}002$ qui est non significatif (ddl=1 alpha =5% et $X^2t = 3{,}84$)
Il y a autant d'arrêts de travail dans les deux catégories et donc ils ne sont pas liés à la catégorie socioprofessionnelle

QCM 81 (suite) Pour savoir si les arrêts de travail sont plus fréquents chez les hommes que les femmes
Réponse A : on ajoute une modalité supplémentaire (homme femme) je peux la prendre en compte en réalisant une stratification sur le sexe
Il n'y a pas lieu de construire 2 tableaux et de répondre individuellement sur chaque tableau celui des femmes et celui des hommes

QCM 82 En fait sur 87 cadres 38 sont des femmes dont 20 ont eu des arrêts de travail l'année A. 16 hommes cadres ont eu des arrêts de travail. Pour les non cadres 123 sont des femmes et 42 ont eu des arrêts de travail l'année A. 222 hommes non cadres n'ont pas eu d'arrêts de travail.
On se pose la question de savoir si les arrêts de travail sont plus fréquents chez les hommes. (Construisez et analysez le tableau de données)
Réponse E je fais un test de Mantel-Haenszel avec les tableaux suivants

		Cadres	Non cadres	
femmes	Arrêt	20	42	62
	Pas arrêt	18	81	99
		38	123	

		Cadres	Non cadres	
hommes	Arrêt	16	70	86
	Pas arrêt	33	222	255
		49	292	

Je trouve $X^2 = 4{,}87$ avec ddl=1 et $X^2t = 3{,}84$ pour α =5%
Les arrêts de travail sont moins fréquents chez les hommes que chez les femmes.

QCM 83 Le service de médecine du travail veut affiner les résultats et repérer si les AT (toutes catégories confondues) sont plus fréquents en 2018 chez les salariés qui ont en eu un en 2017. Sur les 1200 salariés 930 n'ont pas eu d'AT. Parmi les 270 AT de 2017, 100 ont eu un AT en 2018 et 60 n'en ont pas eu. Analysez les résultats ?

Réponse A et C : il s'agit de données appariées que l'on va analyser avec un test de X^2 adapté

$X^2 = \frac{(|a - b|)^2}{a + b}$ (a est le nombre de personnes ayant eu un AT en 2017 et pas en 2018 (a = 60) et b le nombre de personnes n'ayant pas en d'AT en 2017 mais un en 2018 (b = 270 -100 -60 = 110)

$X^2 = \frac{(60 - 110)^2}{170} = 14{,}7$ et P = 0,0001.(X^2limite de rejet = 3,84 pour α = 5%) Le test est significatif et le nombre de personnes n'ayant pas en d'AT en 2017 mais en ayant eu un en 2018 est plus important que l'inverse.la proposition E ne peut pas être solutionnée de cette façon d'autant que les causes d'AT sont multifactorielles. Avec la formulation classique du X^2 :

$$X^2 = \frac{(|60 - 85|)^2}{85} + \frac{(|110 - 85|)^2}{85} = 7{,}35 + 7{,}35 = 14{,}7$$

Chapitre 9 – le test de Guy et Bass

QCM 84 des chercheurs veulent mettre en évidence un lien entre vaccination et survenue de maladie neurologique. Ils suivent 800 personnes qui vont être vaccinées durant le mois suivant et 1000 témoins. Le suivi dure 10 ans at au bout de 10 ans les résultats sont les suivants : 192 vaccinés et 107 témoins développent une maladie neurologique. La survenue de maladie neurologique est-elle liée à la vaccination ?

Réponse B : Le tableau des proportions est le suivant

	Vaccinés	témoins
Maladie	0,642	0,358
Pas de maladie	0,405	0,595

$\mu e = 0{,}763$ et $s\mu = 0{,}031$

$0{,}703 < \mu < 0{,}823$ au risque α =5%

Il y a un lien significatif entre vaccination et apparition de la maladie neurologique. L'effectif est très grand et l'étude est prospective. Il n'y a aucune nécessité d'avoir des groupes de même taille

Chapitre 10 – étude de la concordance

QCM 85 Dans l'évaluation de la concordance la proportion d'agréments positifs

réponse Cet E : la proportion d'agréments positifs est la proportion de jugements positifs identiques pour les 2 juges (A+ B+) parmi l'ensemble des jugements au moins répondus une fois positif (A+ B+, A+ B-,A- B+) soit dans le tableau de concordance.

	A +	A -	
B +	a	b	f_1
B -	c	d	f_2
	g_1	g_2	N

P(+) = a / a+b+c
P(+) est don indépendante de d (--) et donc de l'effectif total

QCM 86 Dans l'évaluation de la concordance, la concordance aléatoire représente
Réponse B : la concordance aléatoire est basée sur le calcul des valeurs théoriques de a et d

QCM 87 La significativité d'un coefficient de concordance
Réponse C : pour évaluer la significativité d'un coefficient de concordance on le compare à un coefficient de concordance correspondant à l'hypothèse nulle d'absence de concordance c'est-à-dire à un coefficient Kappa = 0. On vérifie donc que le Kappa observé n'appartient pas à l'intervalle de confiance de ce coefficient Kappa = 0 ou que l'écart entre Kappa et 0 est supérieur à une valeur de référence donnée par la table e l'écart réduit (1,96 pour α = 5% de risque)

QCM 88 Dans l'évaluation de la concordance le taux d'efficience
Réponse A : le taux d'efficience est la proportion de jugements similaires parmi tous les jugements exprimés. Dans un tableau de contingence

	A +	A -	
B +	a	b	f_1
B -	c	d	f_2
	g_1	g_2	N

P_0 ou efficience = (a + d) / N

QCM 89 Dans l'évaluation de la concordance le test de Mac Nemar compare
Réponse C : le test du X^2 de Mac Nemar est un test de comparaison d'une répartition observée à une répartition théorique qui permet de comparer les 2 nombre de jugements discordants à une répartition théorique où ils seraient également répartis.

	A +	A -	
B +	a	b	f_1
B -	c	d	f_2
	g_1	g_2	N

$X^2_{MN} = \frac{(|b - c| - 1)^2}{b + c}$ et ce test est habituellement pondéré par une correction de Yates.

QCM 90 A propos du test Kappa de Cohen

Réponse A, C, D l'imbalance est le déséquilibre de répartition des jugements concordants ++, -- et elle impacte le calcul du coefficient Kappa. Il est possible de comparer deux coefficients Kappa par un test de l'écart réduit basé sur leur différence et la variance de leur différence. L'hypothèse nulle du test de concordance est l'absence de concordance entre les deux séries de jugements

Chapitre 11 – évaluation d'une méthode diagnostique

QCM 91 Dans une évaluation des performances d'une méthode diagnostique, la précision de la sensibilité dépend

Réponse A : la sensibilité est évaluée dans le groupe de malades c'est la proportion de Vrais Positifs (nombre de malades qui ont un test positif) dans le groupe de malades.

QCM 92 Dans une évaluation des performances d'une méthode diagnostique, la précision de la spécificité dépend

Réponse B : la spécificité est évaluée dans le groupe de témoins, c'est la proportion de Vrais Négatifs (nombre de témoins qui ont un test négatif) dans le groupe de témoins

QCM 93 Une courbe ROC

Réponse B et D : une courbe ROC d'évaluation d'une méthode diagnostique permet de représenter les variations de sensibilité et spécificité avec en abscisse (1 – spécificité) et en ordonnée la sensibilité.

QCM 94 La valeur prédictive positive d'une méthode

Réponse A la VPP ou valeur prédictive positive exprime la proportion de résultats positifs observés chez les malades (VP) parmi tous les résultats positifs dont les FP (résultats positifs chez les témoins).

VPP = VP / ((VP + FP)

QCM 95 les valeurs prédictives positives et négatives d'une méthode

Réponse B : la sensibilité et la spécificité sont calculées respectivement sur le groupe malade et le groupe témoin indépendamment l'une de l'autre et ne sont pas liées à la prévalence. Les valeurs prédictives prennent en compte VP et FP ou VN et FN et sont calculées en prenant en comptent les deux groupes et dépendent de la prévalence

QCM 96 La sensibilité d'une méthode diagnostique utilisée pour une maladie

Réponses B et D : Se = VP / (VP +FN)

	malades	témoins
test +	a	b
Test -	c	d
	Nm	Nt

QCM 97 Dans l'évaluation d'une méthode diagnostique un rapport de vraisemblance positif valant 10 signifie

Réponse C : Le rapport de vraisemblance d'un résultat X d'un test à la recherche d'une maladie M est défini par le rapport de la probabilité d'un résultat X parmi les malades (M) par la probabilité du même résultat X parmi les patients non malades (m), ces patients étant examinés dans les mêmes conditions diagnostiques.

$$\text{Soit RV} = \frac{\text{probabilité du résultat X si M}}{\text{probabilité du résultat X si m}}$$

Il y a autant de rapports de vraisemblance que de modalités de résultats pour le test. Donc, en ce qui nous concerne, il y aura deux rapports de vraisemblance : un rapport positif et un rapport négatif.

$$\text{Soit RV}(+) = \frac{\%\text{VP}}{\%\text{FP}} = \frac{\text{Se}}{1-\text{Sp}}$$

QCM 98 Dans l'évaluation d'une méthode diagnostique un rapport de vraisemblance négatif valant 1 signifie

Réponse D : Le rapport de vraisemblance d'un résultat X d'un test à la recherche d'une maladie M est défini par le rapport de la probabilité d'un résultat X parmi les malades (M) par la probabilité du même résultat X parmi les patients non malades (m), ces patients étant examinés dans les mêmes conditions diagnostiques.

$$\text{Soit RV} = \frac{\text{probabilité du résultat X si M}}{\text{probabilité du résultat X si m}}$$

Il y a autant de rapports de vraisemblance que de modalités de résultats pour le test. Donc, en ce qui nous concerne, il y aura deux rapports de vraisemblance : un rapport positif et un rapport négatif.

$$\text{Et RV}(-) = \frac{\%\text{FN}}{\%\text{VN}} = \frac{1-\text{Se}}{\text{Sp}}$$

QCM 99 La prévalence d'un événement

Réponse A : la prévalence notée P est la fréquence ou probabilité de survenue d'un événement dans une population à une date donnée alors que l'incidence (voir fréquence et incidence). Alors que l'incidence (réponse B) est la fréquence ou probabilité de survenue d'un événement dans une population par unité de temps, un an par exemple

QCM 100 On s'intéresse aux performances d'une méthode de diagnostic de la maladie X. Pour cela un échantillon représentatif de la population est constitué par tirage au sort. Dans cet échantillon, 89 malades (sur les 101 inclus) ont un test positif, contre seulement 9 sujets sains (parmi les 111 sujets sains inclus). . La prévalence de la maladie dans la population ?

Réponse E : on ne peut pas connaitre la prévalence de la population au travers d'un échantillon. On ne peut que supposer que la prévalence calculée dans l'échantillon est proche (pas différente statistiquement) de celle de la population. C'est l'hypothèse nulle

QCM 101 La sensibilité (alpha = 5%) de cette méthode pour le diagnostic de la maladie X est de :
Réponse F la sensibilité calculée vaut 0.88 avec un écart type de 0.32 ce qui donne 0.88 +/- 0.63 pour Se et son intervalle de confiance validée aux deux bornes par np > 5.

QCM 102 En réalité dans la population la prévalence est de 0,32. Notre échantillon est-il représentatif ?
Réponse A et C : c'est le tirage au sort qui assure la représentativité néanmoins à cause du risque alpha il est toujours possible d'observer une valeur différente significativement de celle de la population. Il n'est pas nécessaire de connaitre la variance de la prévalence dans la population pour la comparer à celle de l'échantillon. Cette prévalence est utilisée dans le test de comparaison comme une valeur théorique.

QCM 103 Comparez la prévalence de l'échantillon et celle de la population ?

Réponse C, la réponse E est fausse car il y a le risque alpha
H0 : la prévalence de l'échantillon n'est pas différente de celle de la population
Ce sont des données qualitatives non appariées. J'utilise un test de comparaison d'une répartition observée à une répartition théorique comme le test de X²

observé	101	111	212
théorique	68	144	212

X² =	23.6
P =	0,0000

Les conditions d'application sont vérifiées et le test est significatif. On rejette H0.
La prévalence de l'échantillon est significativement plus élevée que celle de la population. Le test du X² le test de Mac Nemar est utilisé pour les données appariées.

Chapitre 12 – comparaison de 2 moyennes

QCM 104 Avec les données de l'exercice 18 de ce chapitre, la comparaison par un test de Student est possible
Réponse B et D : une taille d'échantillon > 30 n'est pas une obligation pour le test de Student si la distribution est gaussienne dans les échantillons. Ici les deux échantillons ont n > 30 et un test de Student est possible indépendamment de la distribution du caractère dans l'échantillon

QCM 105 Dans une population, on se demande si la distribution des poids de naissance est une distribution normale de moyenne 3500 g et écart-type 500 g (hypothèse H0) Sur un échantillon représentatif de 160 naissances observé en 2011, la distribution des poids est la suivante :

groupe	A	B	C	D	E	F
poids	< 2500	2500-3000	3000-3500	3500-4000	4000-4500	> 4500
effectif	6	20	64	49	16	5

Dans cet échantillon de 160 enfants le poids moyen vaut 3540 g et la précision de cette moyenne est de 60 g. On peut dire que cet échantillon n'est pas différent de la population (au risque alpha = 5%) car
Réponse C : il s'agit de comparer une moyenne à une moyenne théorique
s_m= 30 (60/1,96) et $\sqrt{160}$ =12,65

$$t = \frac{|m - \mu|}{\frac{s}{\sqrt{n}}}$$ = (3500 – 3450)/30 = 50/30 = 1,66

pour ddl = 158 la valeur limite de rejet de t vaut 1,96 et donc le test est non significatif. L'échantillon n'est pas différent de la population

QCM 106 La même évaluation est reconduite l'année suivante en 2012, sur un groupe de 160 naissances. On veut comparer les deux échantillons

Réponses B et C ce sont des données indépendantes et quantitatives et on ne peut sans le vérifier savoir si elles sont gaussiennes

QCM 107 L'utilisation du test t de Student
Réponse A et B en fonction de la taille de l'échantillon il existe des conditions d'applications le test de Student comme le caractère gaussien de l'échantillon si n < 30

QCM 108 La comparaison du poids des hommes et des femmes conduit au résultat suivant : ε = 2,51
Réponse A et D pour alpha = 5% la valeur de référence de ε est de 1,96. Ici on trouve 2,51 qui est > 1,96 le résultat est significatif et on rejette l'hypothèse nulle. Il y a une différence entre les hommes et les femmes.

QCM 109 Dans un groupe de 100 personnes tirées au sort il y a 22 cardiaques et 78 non cardiaques. Dans la population nommée P la tension artérielle moyenne est de 127 mm Hg (écart type 23 mm Hg). Dans ce groupe de 100 personnes la tension artérielle moyenne vaut 143 mm Hg pour les cardiaques nommés C (écart type 23) et de 118 pour les non cardiaques nommés NC (écart type 23).

Les non cardiaques sont-ils différents de la population
Réponse D : pour comparer les non cardiaques à la population j'utilise un test de student car n = 78 (>30) de comparaison d'un échantillon à la population (référence théorique)

$$t = \frac{|m - \mu|}{\frac{s}{\sqrt{n}}} = \frac{|118 - 127|}{\frac{23}{\sqrt{78}}} = \frac{9}{2.60} = 3,46$$ qui est > 1,96. On rejette l'hypothèse nulle d'absence de différence entre les non cardiaques et la population
La réponse A n'a pas de sens pour cette question. La réponse B est vraie mais ne tient pas compte des intervalles de confiance. Le mieux est d'effectuer le calcul de comparaison. Pour la réponse C ce ne sont pas des données appariées. Pour la réponse E ils appartiennent effectivement à la population d'où ils sont tirés au sort mais le tirage au sort aboutit-il à un échantillon dont les caractéristiques sont les mêmes que celles de la population c'est ce que l'on cherche.

QCM 110 (suite) La comparaison des groupes C et NC (suite)
Réponse D : il faut une distribution gaussienne dans les deux groupes pour utiliser le test de Student car n <30 pour le groupe C.

QCM 111 Dans la population la tension artérielle (TA) est de 135 mm Hg. On tire au sort un échantillon de 200 personnes (100 hommes et 100 femmes). La tension artérielle moyenne des hommes est de 140 mm Hg et celle des femmes de 130 mm Hg. La variance de TA dans les deux groupes est de 36.
Parmi les propositions suivantes lesquelles sont justes

Réponse A, B, C : la variance et donc l'écart type sont identiques dans les deux groupes, la précision de la moyenne dépend de l'écart type dont le calcul comprend la taille d'échantillon au dénominateur.
A l'issue du calcul du test de student pour comparer les deux moyennes je trouve t = 11,78 qui pour α = 5% et ddl = 198 est significatif (valeur limite de t$\cong$ 1,96). On peut conclure que les hommes ont une tension artérielle significativement plus élevée

QCM 112 (suite) Pour comparer la TA des hommes et des femmes

Réponse A : le test adapté pour les comparaisons de moyennes de groupes de taille supérieure à 30 est le test de l'écart réduit ou le test de student.

Chapitre 13 – comparaison de 2 variances

QCM 113 La comparaison de deux variances

Réponse B, C, D à retrouver dans le chapitre les réponses A et C n'ont pas de sens pour répondre à cette question

Chapitre 14 – analyse de la variance

QCM 114 à propos de l'analyse de la variance.

Réponse A, B, C, D question de cours. Le nombre de degrés de liberté de la variance intergroupe est de N – c (effectif total – nombre de groupe)

QCM 115 Lors d'un test des comparaisons de plusieurs groupes (plus de 4) il est possible d'effectuer des comparaisons multiples selon la méthode de Bonferroni
Réponse C, E question de cours

QCM 116 On dispose de 5 séries de 11 mesures. Combien de fois la variance entre séries doit-elle être supérieure à la variance résiduelle pour conclure à une différence significative entre les moyennes des 5 séries de mesures au risque α = 5%

Réponse B pour N = 55 (N – c) = 50 et 5 groupes (c – 1) = 4 la valeur limite de F vaut 2,56

Chapitre 15 – test d'indépendance entre variables quantitatives

QCM 117 La corrélation d'une variable avec elle-même
Réponse E car tous les écarts sont nuls

QCM 118 à la question « Y-a-t-il un lien entre cholestérol et poids chez les sujets de plus de 70 ans ? » vous trouvez un coefficient de corrélation égal à 1,2. Cela signifie
Réponse E : le coefficient de corrélation varie toujours entre -1 et +1 et cette réponse n'est pas possible et correspond à une erreur de calcul

QCM 119 A la question « Y-a-t-il un lien entre cholestérol et poids chez les sujets de plus de 70 ans ? » vous trouvez un coefficient de corrélation égal à -0.35. Cela signifie :
Réponse C : dans l'échantillon de l'exercice n = 66 et les plus de 70 ans sont 7. Pour n = 7 (ddl = 5) la valeur limite de r vaut 0,75. Ici la corrélation est non significative et donc il n'y a pas de relation entre âge et poids chez les plus de 70 ans

QCM 120 Un coefficient de corrélation négatif entre y et x
Réponse C : le coefficient de corrélation r quantifie la relation entre 2 variables quantitatives aléatoires. Le signe + ou – associé au coefficient exprime le sens de la variation de y en fonction de x et donc quand r est négatif cela signifie que y diminue quand x augmente

QCM 121 La méthode de régression linéaire
Réponse B et D : la méthode de régression linéaire est utilisée pour analyser la relation entre y variable aléatoire et x variable contrôlée. Pour évaluer si cette relation est significative (hypothèse nulle : y ne varie pas en fonction de x) on compare la pente de la droite obtenue à une pente de valeur nulle avec le test suivant : $t = \frac{p_0 - 0}{s_{p_0}}$ à n – 2 ddl

L'équation permet de quantifier la relation entre x et y

QCM 122 pour évaluer l'agrément entre les deux méthodes de dosage du cholestérol
Réponse A et D : la corrélation s'applique à deux variables aléatoires appariées. Pour comparer deux résultats quantitatifs appariées comme dans la comparaison de 2 méthodes de dosages on utilise la corrélation intra classes avec comme hypothèse nulle l'absence de superposition des résultats.

QCM 123 Je compare les méthodes I et II de dosage du cholestérol effectuée après traitement (données de l'exercice)
Réponse B : pour cette comparaison j'utilise le coefficient de corrélation intra classes car il s'agit de comparer deux méthodes de mesure du même paramètre. Le résultat est le suivant CIC = 0,729 qui est significatif évaluation dans la table de

Pearson) mais le résultat < 0,9 ne montre pas une excellente superposition des résultats.

QCM 124 La régression multiple

Réponse A, B , D question de cours

QCM 125 le coefficient de détermination

Réponse D Question de cours : La force du modèle peut être donnée par le **coefficient de détermination R^2** (carré du coefficient de corrélation) qui est compris entre zéro et 1. Il exprime la proportion de variabilité expliquée par le modèle de régression.

Chapitre 16 – les tests non paramétriques

QCM 126 Dans les tests non paramétriques le remplacement des valeurs par leur rang

Réponse B : en remplaçant les valeurs par leur rang on perd de l'information et de la puissance dans les tests de comparaison. La moyenne observée dans l'échantillon n'est pas utilisable. La réponse C n'a ici pas de sens. Le remplacement par les rangs ne rend pas les tests plus robustes c'est l'absence de conditions d'applications autres que les tailles d'échantillons qui les rend robuste.

QCM 127 Dans le test T de Wilcoxon

Réponse C : le test T de Wilcoxon est utilisé pour comparer deux séries de données appariées lorsque la série des différences n'est pas gaussienne. Le test ne prend pas en compte les différences nulles.

QCM 128 Les tests non paramétriques

Réponse A et C les tests non paramétriques sont toujours utilisables même pour les échantillons de répartition gaussienne. Leur seule limite est les très petits échantillons (N < 5 pour le test de Kruskall Wallis ou n <6 pour le test T de Wilcoxon).

QCM 129 A propos du test des suites

Réponse D : les échantillons peuvent avoir des tailles différentes ; pour la réponse C le test utilise les valeurs observées pas leur rang. Les réponses A et B ne sont pas possibles. Le compteur est égal au minimum à 2 et le maximum dépend de la répartition des valeurs entre les 2 groupes

QCM 130 Comparer le poids des hommes non-fumeurs R- ou R+ (données de l'exercice général)

Réponse C : pour comparer au moins 2 séries de valeurs non appariées appartenant à des petits échantillons le test de KW est bien adapté

homme R- non-fumeur	102	54	59	95	91		85	51					
homme R+ non-fumeur	92	86	106	99	87		71	111	102	104	89	102	86

Le test de KW est applicable car les deux groupes ont des effectifs supérieurs ou égaux à 5
On trouve KW = 3,77 pour ddl =1 et α = 5% X^2t = 3,84
Le test est non significatif et on ne rejette pas H0
Il n'y a pas de différence de poids entre les deux groupes. L'étude est prospective le test KW est non significatif et les hommes R+ ne sont pas plus lourds que les hommes R-

QCM 131 Avec les données du QCM précédent vous réalisez le test de Kruskal-Wallis et un test de la médiane sachant que la médiane des deux groupes vaut 90,5.
Réponse Toutes les réponses sont justes

QCM 132 Une équipe de statisticiens curieux souhaite comparer deux séries de données quantitatives et utilise pour cela un test de student (conditions d'application vérifiées) et un test de kruskal-wallis. Pour les deux tests alpha vaut 5%. Les données sont les suivantes :

Réponse A et C le test de student est significatif avec la vérification de l'homogénéité des variances. Le test KW est non significatif. Pour I le choix ne se fait pas sur le résultat et la significativité obtenue. Même si les conditions d'applications sont vérifiées pour le test de student le petite taille des groupes et la dispersion des valeurs fera préférer le test KW même s'il est moins puissant. La robustesse est préférable pour les petits échantillons

KW =	**2,91**		**P =**	**0,09**
t =	**2,18**		**P =**	**0,041**
F =	**1,953**		**P =**	**0,15315**

Le test de KW n'est pas significatif et la différence de significativité s'explique par une moindre puissance du test non paramétrique. Dans une étude prospective le test statistique doit être choisi avant l'étude, comme le niveau de risque alpha. Cela n'a pas de sens de choisir le résultat significatif car que la conclusion soit significative ou non c'est l'information apportée qui compte. Compte tenu du faible effectif le bon sens veut que l'on aille vers le résultat non significatif

QCM 133 La méthode de corrélation de Spearman
Réponses C, D : le test de Spearman est un test de corrélation pour données quantitatives appariées où les données sont remplacées par leur rang

Chapitre 17 – établissement d'une courbe de survie

QCM 134 Le tabac influence-t-il la survenue de complications chez les hommes. Pour répondre à cette question
Réponse A le principe du test du log Rank est de calculer, à chaque fois qu'un événement se produit dans l'un des groupes, le nombre théorique d'événements qui se produiraient dans chaque groupe sous l'hypothèse qu'il s'en produirait

autant dans chaque groupe (H_0) et en fonction du résultat du test il sera ou non possible de conclure à l'influence du tabac sur la survenue de complications ce que ne permettra pas le comptage des événements dans chaque groupe.

QCM 135 A la question précédente je trouve X^2 = 0,004
Réponse C : la valeur trouvée pour le X^2 est inférieur à celle du X^2 de référence pour α = 5% et ddl = 1. On ne rejette pas l'hypothèse nulle d'absence de différences entre les nombres observés de complications entre les deux groupes.

QCM 136 En évaluant La survenue de complications est-elle la même dans les groupes R+ et R- on trouve un X^2 = 4.44
Réponse C : dans le test de comparaison de survenue d'événements on compare par un test de X^2 à 1DDL les nombre d'évènements survenus dans les 2 groupes. Le X^2 de référence pour α = 5% vaut 3,84. Ici X^2 trouvé est supérieur et significatif. Compte tenu des nombres respectifs d'évènements survenus dans chaque groupe on peut conclure qu'au délai de 289 jours la probabilité d'absence de complications est plus faible dans le groupe R-.

QCM 137 Dans l'analyse de survenue d'événements on analyse : Parmi les propositions suivantes, choisir celle(s) qui est (sont) exacte(s).
Réponse C et D : l'analyse de survenue d'événements analyse la courbe de probabilité d'absence d'événements et le temps moyen ou médian de survenue des événements

QCM 138 Dans la méthode de Kaplan Meier la probabilité d'absence d'événements à un temps donné

Réponse B : la méthode de Kaplan Meier analyse pour un individu la probabilité d'absence de survenue d'événements à un moment donné

QCM 139 La méthode de Kaplan Meier

Réponse B : la méthode de Kaplan Meier analyse pour un individu la probabilité d'absence de survenue d'événements à un moment donné. Cette probabilité est recalculée à chaque fois qu'un événement se produit.

QCM 140 A propos de la méthode du log-rank
Réponses A, B la méthode est une méthode de comparaison des nombres d'événements survenus dans chaque groupe en fonction du temps. Le risque relatif permet de quantifier le risque de survenue de l'événement dans un groupe par rapport à l'autre

QCM 141 Des chercheurs veulent comparer les efficacités relatives de 2 méthodes pour prévenir la somnolence post prandiale chez les étudiants. On partage par tirage au sort les 130 étudiants en 2 groupes. Le premier reçoit un repas équilibré (RE) mais léger avant le cours de 14 heure et le deuxième un repas riche (RR). L'événement étudié est l'endormissement € pendant le cours. Les 2 groupes de 65 sujets comment cent le même jour et sont suivis pendant 3 semaines.

Avec RE les chercheurs observent 1 E le 2ème jour, 1 E le 5ème jour, 3 E le 9èmej, 2 E le 10ème j, 2 E le 13ème j, 1 E le 15.

Avec RR les chercheurs observent 3 E le 2ème jour, 5 E le 4ème jour, 1 E le 8èmej, 2 E le 10ème j, 8 E le 13ème j, 3 E le 16ème j et 4 E le 19ème j.

Dans le groupe RE 2 étudiants quittent l'étude le 3ème jour et 4 le 7ème jour

Dans le groupe RR 3 étudiants quittent l'étude le 5ème jour et 2 le 8ème jour et 5 le 17ème jour.

Évaluer l'efficacité de RE au bout de 2 semaines pleines de suivi des étudiants ? Pour répondre à cette question (alpha = 5%)

réponse E . en appliquant la méthode de Kaplan Meier et construisant le tableau de probabilité d'absence d'événements. La réponse A ne prend pas en compte l'évolution de l'effectif au cours du temps

survenue à	exposés	événements	censurés	S	St	St – 2sd	St + 2sd	Etype St
2	65	1	0	0,98	**0,98**	0,95	1,00	0,015
3	64	0	2	1,00	**0,98**	0,95	1,00	0,015
5	62	1	0	0,98	**0,97**	0,93	1,00	0,022
7	61	0	4	1,00	**0,97**	0,93	1,00	0,022
9	57	3	0	0,95	**0,92**	0,85	0,99	0,035
10	54	2	0	0,96	**0,88**	0,80	0,96	0,041
13	52	2	0	0,96	**0,85**	0,76	0,94	0,046
14	50	0	0	1,00	**0,85**	0,76	0,94	0,046

La probabilité d'absence de somnolence au bout de 2 semaines est de 85% (76 à 94%)

QCM 142 A la fin de l'étude comparez les efficacités des 2 types de repas pour prévenir l'endormissement

Réponse B, D, E la méthode du log rank est adapté à ce type de questions et elle prend en compte les perdus de vue RE est le plus efficace car le test de X^2 est significatif. Le simple décompte ne permet pas de répondre car il ne tient pas compte de l'évolution des effectifs au cours du temps.

	Groupe RE			groupe RR					
temps de participation	exposés	événements	perdus de vue	exposés	événements	perdus de vue	événements estimés RE	événements estimés RR	variance de Oi – Ei
2	65	1		65	3		2,000	2,000	0,977
3	64		2	62			0,000	0,000	0,000

4	62			62	5		2,500	2,500	1,209
5	62	1		57		3	0,521	0,479	0,250
7	61		4	54			0,000	0,000	0,000
8	57			54	1	2	0,514	0,486	0,250
9	57	3		51			1,583	1,417	0,734
10	54	2		51	2		2,057	1,943	0,970
13	52	2		49	8		5,149	4,851	2,273
15	50	1		41			0,549	0,451	0,248
16	49			41	3		1,633	1,367	0,727
17	49			38		5	0,000	0,000	0,000
19	49			33	4		2,390	1,610	0,926
21	49	0		29	0		0,000	0,000	0,000
total		**10**			**26**		**18,897**	**17,103**	**8,564**

QCM 143 à la fin de l'étude je peux conclure au risque alpha 5% que

Réponses A et D le repas RE est le plus efficace (moins de somnolence) car le test de X^2 est significatif et il diminue par 3 (1/2,87) le risque de somnolence

Le risque relatif RR = 1,52/0,529 = 2,87
O_{RR}/E_{RR} = 1,52 et O_{RE}/E_{RE} = 0,529

Chapitre 18 - les essais thérapeutiques

QCM 144 Un facteur de confusion
Réponse A un facteur de confusion est un paramètre lié à la variable d'intérêt et qui va interférer dans l'analyse de cette variable au risque e fausser complétement les résultats de l'analyse

QCM 145 Pour un essai thérapeutique le calcul la taille de l'échantillon
Réponse C et D : la taille de l'échantillon est calculé pour obtenir un résultat significatif avec le test qui servira à analyser les variables d'intérêt.

Par exemple pour un risque consenti α, on a $n = \frac{\varepsilon^2\sigma^2}{i^2}$ .cette formule sera utilisé pour comparer des moyennes avec i l'écart souhaité pour rejeter l'hypothèse nulle lors de l'analyse de la variable d'intérêt.

QCM 146 A propos de la randomisation de deux groupes associés à un essai thérapeutique Parmi les propositions suivantes, choisir celle(s) qui est (sont) exacte(s).
Réponse A : la randomisation est une méthode de répartition au hasard (par tirage au sort) des individus entre 2 ou plusieurs groupes pour maintenir la comparabilité des groupes

QCM 147 Un biais de sélection se traduit
Réponse A : le biais de sélection va aboutir à un déséquilibre entre les groupes prévus initialement car certains sujets ne seront pas classés dans le bon groupe. Ce biais de sélection va influencer le résultat de l'essai.

QCM 148 Dans l'enquête facteurs de risque et pathologie vasculaire on a interrogé les patients sur la consommation de tabac. Fallait-il les interroger avant le recueil de données ou à la fin des essais de traitement ?
Réponse C : il est toujours préférable de recueillir les informations au démarrage de l'étude pour éviter l'installation de facteurs de confusion.

QCM 149 : Les chercheurs organisateurs de cette étude affirment que l'on ne peut pas imputer au tabac un rôle causal dans la survenue de complications
Réponse C : en ce qui concerne le tabac l'information est rétrospective et ne permet pas de conclusion causale ; il s'agit bien d'une enquête d'observation. Ici la taille d'échantillon est suffisante pour savoir dans quel groupe on observe le plus de complications.

QCM 150 La prise en compte d'un facteur de confusion
Réponses A, B, C : un groupe contrôle aura par randomisation les mêmes caractéristiques et la même fréquence du facteur de confusion. Les analyses multiparamétriques permettent de limiter les effets du facteur de confusion sur la variable d'intérêt. La standardisation joue sur le biais de mesure. Les analyses intermédiaires ne modifient pas les facteurs de confusion.

21. Tables statistiques

○ Table de l'écart réduit - loi normale, n > 30

La valeur de α est trouvée en additionnant la première ligne horizontale et la première colonne du tableau. La valeur de ε est trouvée à l'intersection des deux termes de cette addition.

Exemple : pour α = 5% la valeur est trouvée en faisant la somme de 0 (1ère valeur de la 1ère colonne) et de 0,05 (9ème valeur de la première ligne) soit 0,05. La valeur de ε correspondante vaut 1,96

α	0,000001	0,00001	0,0001	0,001	0,01	0,02	0,03	0,04	0,05	0,06	0,07	0,08	0,09
0	4,917	4,414	3,891	3,290	2,576	2,326	2,170	2,054	1,960	1,881	1,812	1,751	1,695
0,1	1,645	1,645	1,644	1,640	1,598	1,555	1,514	1,476	1,440	1,405	1,372	1,341	1,311
0,2	1,282	1,282	1,281	1,279	1,254	1,227	1,200	1,175	1,150	1,126	1,103	1,080	1,058
0,3	1,036	1,036	1,036	1,034	1,015	0,994	0,974	0,954	0,935	0,915	0,896	0,878	0,860
0,4	0,842	0,842	0,841	0,840	0,824	0,806	0,789	0,772	0,755	0,739	0,722	0,706	0,690
0,5	0,674	0,674	0,674	0,673	0,659	0,643	0,628	0,613	0,598	0,583	0,568	0,553	0,539
0,6	0,524	0,524	0,524	0,523	0,510	0,496	0,482	0,468	0,454	0,440	0,426	0,412	0,399
0,7	0,385	0,385	0,385	0,384	0,372	0,358	0,345	0,332	0,319	0,305	0,292	0,279	0,266
0,8	0,253	0,253	0,253	0,252	0,240	0,228	0,215	0,202	0,189	0,176	0,164	0,151	0,138
0,9	0,126	0,126	0,126	0,124	0,113	0,100	0,088	0,075	0,063	0,050	0,038	0,025	0,013

○ *Table du t de Student*

Pour cette table le nombre de degrés de liberté varie selon le test réalisé

ddl α	0,05	0,01	0,001
1	12,71	63,66	636,58
2	4,30	9,93	31,60
3	3,18	5,84	12,92
4	2,78	4,60	8,61
5	2,57	4,03	6,87
6	2,45	3,71	5,96
7	2,37	3,50	5,41
8	2,31	3,36	5,04
9	2,26	3,25	4,78
10	2,23	3,17	4,59
11	2,20	3,11	4,44
12	2,18	3,06	4,32
13	2,16	3,01	4,22
14	2,15	2,98	4,14
15	2,13	2,95	4,07
16	2,12	2,92	4,01
17	2,11	2,90	3,97
18	2,10	2,88	3,92
19	2,09	2,86	3,88
20	2,09	2,85	3,85
21	2,08	2,83	3,82
22	2,07	2,82	3,79
23	2,07	2,81	3,77
24	2,06	2,80	3,75
25	2,06	2,79	3,73
26	2,06	2,78	3,71
27	2,05	2,77	3,69
28	2,05	2,76	3,67
29	2,05	2,76	3,66
30	2,04	2,75	3,65
31	2,04	2,74	3,63
32	2,04	2,74	3,62
33	2,04	2,73	3,61
34	2,03	2,73	3,60
35	2,03	2,72	3,59
36	2,03	2,72	3,58
37	2,03	2,72	3,57
38	2,02	2,71	3,57
39	2,02	2,71	3,56
40	2,02	2,70	3,55
41	2,02	2,70	3,54
42	2,02	2,70	3,54
43	2,02	2,70	3,53
44	2,02	2,69	3,53
45	2,01	2,69	3,52

ddl α	0,05	0,01	0,001
44	2,02	2,69	3,53
45	2,01	2,69	3,52
46	2,01	2,69	3,51
47	2,01	2,68	3,51
48	2,01	2,68	3,50
49	2,01	2,68	3,50
50	2,01	2,68	3,50
51	2,01	2,68	3,49
52	2,01	2,67	3,49
53	2,01	2,67	3,48
54	2,00	2,67	3,48
55	2,00	2,67	3,48
56	2,00	2,67	3,47
57	2,00	2,66	3,47
58	2,00	2,66	3,47
59	2,00	2,66	3,46
60	2,00	2,66	3,46
61	2,00	2,66	3,46
62	2,00	2,66	3,45
63	2,00	2,66	3,45
64	2,00	2,65	3,45
65	2,00	2,65	3,45
66	2,00	2,65	3,44
67	2,00	2,65	3,44
68	2,00	2,65	3,44
69	1,99	2,65	3,44
70	1,99	2,65	3,43
71	1,99	2,65	3,43
72	1,99	2,65	3,43
73	1,99	2,64	3,43
74	1,99	2,64	3,43
75	1,99	2,64	3,42
80	1,99	2,64	3,42
85	1,99	2,63	3,41
90	1,99	2,63	3,40
95	1,99	2,63	3,40
100	1,98	2,63	3,39
150	1,98	2,61	3,36
200	1,97	2,60	3,34
300	1,97	2,59	3,32
400	1,97	2,59	3,32
500	1,96	2,59	3,31
1000	1,96	2,58	3,30
10000	1,96	2,58	3,29
100000	1,96	2,58	3,29

○ *Table du X^2*

Le nombre de degrés de liberté du test est calculé avec la formule :

ddl = (nombre de modalités – 1)x(nombre de groupes – 1),

Ce résultat est toujours au moins égal à 1

ddl	α	0,9	0,5	0,3	0,2	0,1	0,05	0,02	0,01	0,001
1		0,016	0,455	1,074	1,642	2,706	3,841	5,412	6,635	10,827
2		0,211	1,386	2,408	3,219	4,605	5,991	7,824	9,210	13,815
3		0,584	2,366	3,665	4,642	6,251	7,815	9,837	11,345	16,266
4		1,064	3,357	4,878	5,989	7,779	9,488	11,668	13,277	18,466
5		1,610	4,351	6,064	7,289	9,236	11,070	13,388	15,086	20,515
6		2,204	5,348	7,231	8,558	10,645	12,592	15,033	16,812	22,457
7		2,833	6,346	8,383	9,803	12,017	14,067	16,622	18,475	24,321
8		3,490	7,344	9,524	11,030	13,362	15,507	18,168	20,090	26,124
9		4,168	8,343	10,656	12,242	14,684	16,919	19,679	21,666	27,877
10		4,865	9,342	11,781	13,442	15,987	18,307	21,161	23,209	29,588
11		5,578	10,341	12,899	14,631	17,275	19,675	22,618	24,725	31,264
12		6,304	11,340	14,011	15,812	18,549	21,026	24,054	26,217	32,909
13		7,042	12,340	15,119	16,985	19,812	22,362	25,471	27,688	34,527
14		7,790	13,339	16,222	18,151	21,064	23,685	26,873	29,141	36,124
15		8,547	14,339	17,322	19,311	22,307	24,996	28,259	30,578	37,698
16		9,312	15,338	18,418	20,465	23,542	26,296	29,633	32,000	39,252
17		10,085	16,338	19,511	21,615	24,769	27,587	30,995	33,409	40,791
18		10,865	17,338	20,601	22,760	25,989	28,869	32,346	34,805	42,312
19		11,651	18,338	21,689	23,900	27,204	30,144	33,687	36,191	43,819
20		12,443	19,337	22,775	25,038	28,412	31,410	35,020	37,566	45,314
21		13,240	20,337	23,858	26,171	29,615	32,671	36,343	38,932	46,796
22		14,041	21,337	24,939	27,301	30,813	33,924	37,659	40,289	48,268
23		14,848	22,337	26,018	28,429	32,007	35,172	38,968	41,638	49,728
24		15,659	23,337	27,096	29,553	33,196	36,415	40,270	42,980	51,179
25		16,473	24,337	28,172	30,675	34,382	37,652	41,566	44,314	52,619
26		17,292	25,336	29,246	31,795	35,563	38,885	42,856	45,642	54,051
27		18,114	26,336	30,319	32,912	36,741	40,113	44,140	46,963	55,475
28		18,939	27,336	31,391	34,027	37,916	41,337	45,419	48,278	56,892
29		19,768	28,336	32,461	35,139	39,087	42,557	46,693	49,588	58,301
30		20,599	29,336	33,530	36,250	40,256	43,773	47,962	50,892	59,702

o *Table du coefficient de corrélation*

Pour l'évaluation du coefficient de corrélation ddl = n – 2 (n est le nombre de couples de valeurs x, y).

ddl \ α	0,1	0,05	0,02	0,01
1	0,9877	0,9969	0,9995	0,9999
2	0,9000	0,9500	0,9800	0,9900
3	0,8054	0,8783	0,9343	0,9587
4	0,7293	0,8114	0,8822	0,9172
5	0,6694	0,7545	0,8329	0,8745
6	0,6215	0,7067	0,7887	0,8343
7	0,5822	0,6664	0,7498	0,7977
8	0,5490	0,6319	0,7155	0,7646
9	0,5210	0,6021	0,6851	0,7348
10	0,4970	0,5760	0,6581	0,7079
11	0,4760	0,5529	0,6339	0,6835
12	0,4570	0,5324	0,6120	0,6614
13	0,4400	0,5139	0,5923	0,5411
14	0,4250	0,4973	0,5742	0,6226
15	0,4120	0,4821	0,5577	0,6055
16	0,4000	0,4683	0,5425	0,5897
17	0,3880	0,4555	0,5285	0,5751
18	0,3780	0,4438	0,5155	0,5614
19	0,3680	0,4329	0,5034	0,5487
20	0,3590	0,4227	0,4921	0,5368
25	0,3230	0,3809	0,4451	0,4869
30	0,2960	0,3494	0,4093	0,4487
35	0,2740	0,3246	0,3810	0,4182
40	0,2570	0,3044	0,3578	0,3932
45	0,2420	0,2875	0,3384	0,3721
50	0,2300	0,2732	0,3218	0,3541
60	0,2100	0,2500	0,2948	0,3248
70	0,1950	0,2319	0,2737	0,3017
80	0,1820	0,2172	0,2565	0,2830
90	0,1720	0,2050	0,2422	0,2673
100	0,1630	0,1946	0,2301	0,2540

○ *Table de F (α = 5 %, comparaison de variances)*

Le test de Fischer est basé sur le rapport de 2 variances et la valeur théorique de F est trouvée à l'intersection de la colonne indiquant l'effectif pondéré (N_a – 1) ou (N – c) du groupe dont la variance est au numérateur A et de la ligne indiquant l'effectif pondéré (N_b–1) ou (c – 1) du groupe dont la variance est au dénominateur.

	N_a – 1 ou N - c											
N_b - 1	1	2	3	4	5	6	7	8	9	10	11	12
1	161,4	199,5	215,7	224,5	230,1	233,9	236,7	238,8	240,5	241,8	242,9	243,9
2	18,51	19,00	19,16	19,25	19,30	19,33	19,35	19,37	19,38	19,40	19,40	19,41
3	10,13	9,55	9,28	9,12	9,01	8,94	8,89	8,85	8,81	8,79	8,76	8,74
4	7,71	6,94	6,59	6,39	6,26	6,16	6,09	6,04	6,00	5,96	5,94	5,91
5	6,61	5,79	5,41	5,19	5,05	4,95	4,88	4,82	4,77	4,74	4,70	4,68
6	5,99	5,14	4,76	4,53	4,39	4,28	4,21	4,15	4,10	4,06	4,03	4,00
7	5,59	4,74	4,35	4,12	3,97	3,87	3,79	3,73	3,68	3,64	3,60	3,57
8	5,32	4,46	4,07	3,84	3,69	3,58	3,50	3,44	3,39	3,35	3,31	3,28
9	5,12	4,26	3,86	3,63	3,48	3,37	3,29	3,23	3,18	3,14	3,10	3,07
10	4,96	4,10	3,71	3,48	3,33	3,22	3,14	3,07	3,02	2,98	2,94	2,91
11	4,84	3,98	3,59	3,36	3,20	3,09	3,01	2,95	2,90	2,85	2,82	2,79
12	4,75	3,89	3,49	3,26	3,11	3,00	2,91	2,85	2,80	2,75	2,72	2,69
13	4,67	3,81	3,41	3,18	3,03	2,92	2,83	2,77	2,71	2,67	2,63	2,60
14	4,60	3,74	3,34	3,11	2,96	2,85	2,76	2,70	2,65	2,60	2,57	2,53
15	4,54	3,68	3,29	3,06	2,90	2,79	2,71	2,64	2,59	2,54	2,51	2,48
16	4,49	3,63	3,24	3,01	2,85	2,74	2,66	2,59	2,54	2,49	2,46	2,42
17	4,45	3,59	3,20	2,96	2,81	2,70	2,61	2,55	2,49	2,45	2,41	2,38
18	4,41	3,55	3,16	2,93	2,77	2,66	2,58	2,51	2,46	2,41	2,37	2,34
19	4,38	3,52	3,13	2,90	2,74	2,63	2,54	2,48	2,42	2,38	2,34	2,31
20	4,35	3,49	3,10	2,87	2,71	2,60	2,51	2,45	2,39	2,35	2,31	2,28
21	4,32	3,47	3,07	2,84	2,68	2,57	2,49	2,42	2,37	2,32	2,28	2,25
22	4,30	3,44	3,05	2,82	2,66	2,55	2,46	2,40	2,34	2,30	2,26	2,23
23	4,28	3,42	3,03	2,80	2,64	2,53	2,44	2,37	2,32	2,27	2,24	2,20
24	4,26	3,40	3,01	2,78	2,62	2,51	2,42	2,36	2,30	2,25	2,22	2,18
25	4,24	3,39	2,99	2,76	2,60	2,49	2,40	2,34	2,28	2,24	2,20	2,16
26	4,23	3,37	2,98	2,74	2,59	2,47	2,39	2,32	2,27	2,22	2,18	2,15
27	4,21	3,35	2,96	2,73	2,57	2,46	2,37	2,31	2,25	2,20	2,17	2,13
28	4,20	3,34	2,95	2,71	2,56	2,45	2,36	2,29	2,24	2,19	2,15	2,12
29	4,18	3,33	2,93	2,70	2,55	2,43	2,35	2,28	2,22	2,18	2,14	2,10
30	4,17	3,32	2,92	2,69	2,53	2,42	2,33	2,27	2,21	2,16	2,13	2,09
40	4,08	3,23	2,84	2,61	2,45	2,34	2,25	2,18	2,12	2,08	2,04	2,00
50	4,03	3,18	2,79	2,56	2,40	2,29	2,20	2,13	2,07	2,03	1,99	1,95
100	3,94	3,09	2,70	2,46	2,31	2,19	2,10	2,03	1,97	1,93	1,89	1,85
1000	3,85	3,00	2,61	2,38	2,22	2,11	2,02	1,95	1,89	1,84	1,80	1,76
10000	3,84	3,00	2,61	2,37	2,21	2,10	2,01	1,94	1,88	1,83	1,79	1,75

○ *Table de F (α = 5 %, comparaison de variances)*

	$N_a - 1$ ou $N - c$													
$N_b - 1$	13	14	15	16	17	18	19	20	30	40	50	100	1000	10000
1	244	245	245	246	246	247	247	248	250	251	251	253	254	254
2	19,4	19,4	19,4	19,4	19,44	19,44	19,44	19,45	19,46	19,47	19,48	19,49	19,49	19,50
3	8,73	8,71	8,70	8,69	8,68	8,67	8,67	8,66	8,62	8,59	8,58	8,55	8,53	8,53
4	5,89	5,87	5,86	5,84	5,83	5,82	5,81	5,80	5,75	5,72	5,70	5,66	5,63	5,63
5	4,66	4,64	4,62	4,60	4,59	4,58	4,57	4,56	4,50	4,46	4,44	4,41	4,37	4,37
6	3,98	3,96	3,94	3,92	3,91	3,90	3,88	3,87	3,81	3,77	3,75	3,71	3,67	3,67
7	3,55	3,53	3,51	3,49	3,48	3,47	3,46	3,44	3,38	3,34	3,32	3,27	3,23	3,23
8	3,26	3,24	3,22	3,20	3,19	3,17	3,16	3,15	3,08	3,04	3,02	2,97	2,93	2,93
9	3,05	3,03	3,01	2,99	2,97	2,96	2,95	2,94	2,86	2,83	2,80	2,76	2,71	2,71
10	2,89	2,86	2,85	2,83	2,81	2,80	2,79	2,77	2,70	2,66	2,64	2,59	2,54	2,54
11	2,76	2,74	2,72	2,70	2,69	2,67	2,66	2,65	2,57	2,53	2,51	2,46	2,41	2,41
12	2,66	2,64	2,62	2,60	2,58	2,57	2,56	2,54	2,47	2,43	2,40	2,35	2,30	2,30
13	2,58	2,55	2,53	2,51	2,50	2,48	2,47	2,46	2,38	2,34	2,31	2,26	2,21	2,21
14	2,51	2,48	2,46	2,44	2,43	2,41	2,40	2,39	2,31	2,27	2,24	2,19	2,14	2,13
15	2,45	2,42	2,40	2,38	2,37	2,35	2,34	2,33	2,25	2,20	2,18	2,12	2,07	2,07
16	2,40	2,37	2,35	2,33	2,32	2,30	2,29	2,28	2,19	2,15	2,12	2,07	2,02	2,01
17	2,35	2,33	2,31	2,29	2,27	2,26	2,24	2,23	2,15	2,10	2,08	2,02	1,97	1,96
18	2,31	2,29	2,27	2,25	2,23	2,22	2,20	2,19	2,11	2,06	2,04	1,98	1,92	1,92
19	2,28	2,26	2,23	2,21	2,20	2,18	2,17	2,16	2,07	2,03	2,00	1,94	1,88	1,88
20	2,25	2,22	2,20	2,18	2,17	2,15	2,14	2,12	2,04	1,99	1,97	1,91	1,85	1,84
21	2,22	2,20	2,18	2,16	2,14	2,12	2,11	2,10	2,01	1,96	1,94	1,88	1,82	1,81
22	2,20	2,17	2,15	2,13	2,11	2,10	2,08	2,07	1,98	1,94	1,91	1,85	1,79	1,78
23	2,18	2,15	2,13	2,11	2,09	2,08	2,06	2,05	1,96	1,91	1,88	1,82	1,76	1,76
24	2,15	2,13	2,11	2,09	2,07	2,05	2,04	2,03	1,94	1,89	1,86	1,80	1,74	1,73
25	2,14	2,11	2,09	2,07	2,05	2,04	2,02	2,01	1,92	1,87	1,84	1,78	1,72	1,71
26	2,12	2,09	2,07	2,05	2,03	2,02	2,00	1,99	1,90	1,85	1,82	1,76	1,70	1,69
27	2,10	2,08	2,06	2,04	2,02	2,00	1,99	1,97	1,88	1,84	1,81	1,74	1,68	1,67
28	2,09	2,06	2,04	2,02	2,00	1,99	1,97	1,96	1,87	1,82	1,79	1,73	1,66	1,65
29	2,08	2,05	2,03	2,01	1,99	1,97	1,96	1,94	1,85	1,81	1,77	1,71	1,65	1,64
30	2,06	2,04	2,01	1,99	1,98	1,96	1,95	1,93	1,84	1,79	1,76	1,70	1,63	1,62
40	1,97	1,95	1,92	1,90	1,89	1,87	1,85	1,84	1,74	1,69	1,66	1,59	1,52	1,51
50	1,92	1,89	1,87	1,85	1,83	1,81	1,80	1,78	1,69	1,63	1,60	1,52	1,45	1,44
100	1,82	1,79	1,77	1,75	1,73	1,71	1,69	1,68	1,57	1,52	1,48	1,39	1,30	1,28
1000	1,73	1,70	1,68	1,65	1,63	1,61	1,60	1,58	1,47	1,41	1,36	1,26	1,11	1,08
10000	1,72	1,69	1,67	1,64	1,62	1,60	1,59	1,57	1,46	1,40	1,35	1,25	1,08	1,03

o *Table de Hartley*

On calcule $L = \frac{N-K}{K}$ ou N est l'effectif total et K le nombre de groupe

On calcule ensuite le rapport entre la plus grande variance et la plus petite et si ce rapport est supérieur à une valeur théorique indiquée (trouvée à l'intersection des valeurs de L et K) pour un seuil de 5 % on rejettera l'hypothèse d'homogénéité des variances et si, il est nettement inférieur à la valeur indiquée pour un seuil de 10 % on acceptera l'hypothèse d'homogénéité.

	K=2		K=3		K=4		K=5		K=6	
L | α	0,05	0,1	0,05	0,1	0,05	0,1	0,05	0,1	0,05	0,1
2	39	19	87,5	42,5	142	68,9	202	98,0	266	128
3	15,4	9,3	26,6	16,	36,8	23,1	46,9	29,4	55,1	35,4
4	9,6	6,4	14,8	10,2	19,2	13,5	23,1	16,4	26,7	19,0
5	7,2	5,1	10,4	7,6	12,9	9,6	15,3	11,4	17,3	13,0
6	5,8	4,3	8,1	6,2	10,0	7,7	11,6	9,0	12,9	10,1
7	5	3,8	6,8	5,3	8,1	6,5	9,3	7,4	10,3	8,3
8	4,4	3,4	5,9	4,7	7,0	5,6	7,9	6,4	8,6	7,1
9	4	3,2	5,2	4,2	6,1	5,0	6,9	5,7	7,6	6,2
10	3,7	3	4,8	3,9	5,5	4,6	6,2	5,1	6,7	5,6
12	3,3	2,7	4,1	3,4	4,7	4,0	5,2	4,4	5,6	4,8
15	2,9	2,4	3,5	3,0	3,9	3,4	4,3	3,7	4,6	4,0
20	2,5	2,1	2,9	2,6	3,3	2,9	3,5	3,1	3,7	3,3
30	2,1	1,8	2,4	2,1	2,6	2,3	2,8	2,5	2,9	2,6
60	1,7	1,5	1,8	1,7	1,9	1,8	2,0	1,9	2,1	2,0
∞	1	1,0	1,0	1,0	1,0	1,0	1,0	1,0	1,0	1,0

	K=7		K=8		K=9		K=10	
L | α	0,05	0,1	0,05	0,1	0,05	0,1	0,05	0,1
2	333	161	403	196	475	232	550	269
3	63,8	41,2	72,1	46,9	80,5	52,4	87,4	57,8
4	29,9	21,5	33,2	23,9	36,2	26,0	38,5	28,2
5	19,1	14,5	20,7	15,8	22,2	17,2	23,6	18,2
6	14,1	11,1	15,0	12,0	16,1	12,8	17,0	13,6
7	11,1	9,0	11,9	9,7	12,6	10,3	13,2	10,9
8	9,3	7,7	9,9	8,2	10,4	8,5	10,8	9,1
9	8,1	6,7	8,6	7,1	8,9	7,5	9,3	7,9
10	7,2	6,0	7,6	6,4	7,9	6,7	8,2	7,0
12	5,9	5,1	6,2	5,3	6,5	5,6	6,7	5,8
15	4,9	4,2	5,1	4,4	5,2	4,6	5,4	4,8
20	3,9	3,4	4,0	3,6	4,1	3,7	4,3	3,8
30	3,0	2,7	3,1	2,8	3,2	2,9	3,2	3,0
60	2,2	2,0	2,2	2,1	2,3	2,1	2,3	2,1
∞	1,0	1,0	1,0	1,0	1,0	1,0	1,0	1,0

○ *Table de U de Mann et Whitney*

	n_1																		
n_2-n_1	**2**	**3**	**4**	**5**	**6**	**7**	**8**	**9**	**10**	**11**	**12**	**13**	**14**	**15**	**16**	**17**	**18**	**19**	**20**
0			0	2	5	8	13	17	23	30	37	45	55	64	75	87	99	113	127
1			1	3	6	10	15	20	26	33	41	50	59	70	81	93	106	119	
2		0	2	5	8	12	17	23	29	37	45	54	64	75	86	99	112		
3		1	3	6	10	14	19	26	33	40	49	59	69	80	92	105			
4		1	4	7	11	16	22	28	36	44	53	63	74	85	98				
5		2	4	8	13	18	24	31	39	47	57	67	78	90					
6	0	2	5	9	14	20	26	34	42	51	61	72	83						
7	0	3	6	11	16	22	29	37	45	55	65	76							
8	0	3	7	12	17	24	31	39	48	58	69								
9	0	4	8	13	19	26	34	42	52	62									
10	1	4	9	14	21	28	36	45	55										
11	1	5	10	15	22	30	38	48											
12	1	5	12	17	24	32	41	50											
13	1	6	11	18	25	34	43												
14	1	6	12	19	27	36	45												
15	2	7	13	20	29	38													
16	2	7	14	22	30	40													
17	2	8	15	23	32														
18	2	8	16	24	33														
19	2	9	17	25															
20	3	9	18	27															
21	3	10	19																
22	3	10																	
23	3	11																	
24	4	11																	
25	4																		
26	4																		

○ *Table de W de Wilcoxon*

Table de Wilcoxon : table des valeurs limites de W_0 pour α= 5 %

	n_y				
n_x	4	5	6	7	8
3	6,18	6,21	7,23	7,26	8,28
4	11,25	11,29	12,32	13,35	14,38
5		17,38	19,41	20,45	21,49
6			26,52	28,56	29,61
7				37,68	39,73
8					49,87

○ *Table de T de Wilcoxon*

Table des valeurs limites de T pour un risque α égal à 5 %

Effectif n	T
6	0
7	2
8	4
9	6
10	8
11	11
12	14
13	17
14	21
15	25
16	30
17	35
18	40
19	46
20	52

○ ***Table de Wald (pour α = 5%)***

Sur la première ligne l'effectif du groupe 2

Sur la première colonne l'effectif du groupe 1

n1\ n2	2	3	4	5	6	7	8	9	10	11	12	13	14	15	16	17	18	19	20
4			2																
5		2	2	3															
6		2	3	3	3														
7		2	3	3	4	4													
8	2	2	3	3	4	4	5												
9	2	2	3	4	4	5	5	6											
10	2	3	3	4	5	5	6	6	6										
11	2	3	3	4	5	5	6	6	7	7									
12	2	3	4	4	5	6	6	7	7	8	8								
13	2	3	4	4	5	6	6	7	8	8	9	9							
14	2	3	4	5	5	6	7	7	8	8	9	9	10						
15	2	3	4	5	6	6	7	8	8	9	9	10	10	11					
16	2	3	4	5	6	6	7	8	8	9	10	10	11	11	11				
17	2	3	4	5	6	7	7	8	9	9	10	10	11	11	12	12			
18	2	3	4	5	6	7	8	8	9	10	10	11	11	12	12	13	13		
19	2	3	4	5	6	7	8	8	9	10	10	11	12	12	13	13	14	14	
20	2	3	4	5	6	7	8	9	10	10	11	11	12	12	13	13	14	14	15

Imprimé en France par CPI
en juin 2019
Dépôt légal : juillet 2019
N° d'impression : 153490